건강 생리화학

천 병 수 박사
유 진 형 박사
공저

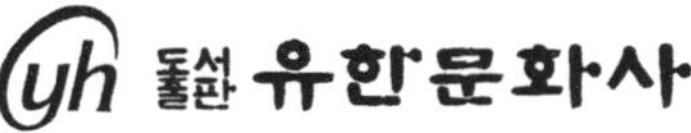

머리말

우주비행사의 도시락이 지구상의 병원균 미생물을 우주에 퍼뜨리지 않을까 염려하는 배려에서 예측된 식품과 식생활의 건강에 대한 생리 화학적 견해를 도식화하여 식생활 안전성 대책을 미리 이해할 수 있도록 까지 식생활의 신개념 도입과 생리적 견지에서 화학적 도식의 중요성이 오늘날에 유전자를 터치하면서 최고의 생명 과학적 토대를 만든 계기가 되었다.

최근 식생활과 환경의 발달에 의한 조류 인플루엔자, 다이옥신, 알레르기, 미세먼지 등 공해문제 등과 유전자전환 식품의 안전성 문제, 구제역 균 검출에 이르기까지 생명의 안전성을 위협하는 사례들은 해가 갈수록 늘어나고 있는 실정이다. 이러한 원인 등은 식생활 환경정비, 기업의 컨트롤 타워 문제, 세계 환경보존 문제 등은 오늘날 지구가 당면한 세계 공통적 과제로 부각되었으며, 결국 인간은 이러한 유해성 인자로부터 인간의 생명과 안정성을 지키지 않으면 안 되는 세계적 공동 과제로 현실적으로 큰 난관에 직면하게 되었다.

지금까지는 정부기관에 의해 최종 제품의 안전성을 검사하는 방법을 실시해 왔지만 식생활과 인간 생리적 건강을 개선하고 안전성 유지를 위해서는 이러한 방법만으로는 어려우며, 세계 공동체에 대한 지구를 보존하는 방어벽을 넓혀야 된다는 구조로 바뀌고 있다. 따라서 이러한 위해를 방지하고 예방하기 위해서는 가장 효과적인 방법은 현장에서 어떻게 다각적으로 대처예방을 할 것인가, 어떻게 하면 인체 생리를 화학적인 견지에서 이해 대처할 수 있는가에 관심을 가지고 생명의 존재감을 중시하는 대비 체계들을 일원화하여 구체적으로 생리 화학적 견지에서 쉽게 전달할 필요성이 있다고 생각되어 이 책을 집필하게 되었다.

식료품과 식자재의 원료, 가공 유통공정 과정에서도 모니터링 시스템이 자연적으로 구축될 수 있도록 세계적 흐름에 동참하는 의미에서 관리자와 현장 작업자는 물론 식생활 개선으로 각종 질환에 대한 대처법까지 다양하게 생리 화학적으로 식생활의 습관과 위해 분석법에 대한 생명 공학적 생리 시스템의 화학적 모니터링을 인식할 수 있는 시스템을 도입, 최선의 대비책을 여러 방면으로 소개했다.

이 저서는 일반 제조업자는 물론 기초의학, 생화학자, 식품학, 식품공학을 전공하는 학생에 이르기까지 광범위하게 응용되리라 생각한다. 오늘날 식생활 습관의 올바른 인식으로 건강을 자율적으로 지킬 수 있도록 식자재와 질환별 대책에 대해서도 종래의 서적과는 차별을 두어 화학적 생리작용을 약리적으로 구체적으로 파헤치며 내 건강을 지킬 수 있는 방법을 제시한다.

일상생활 속에서의 식품과 자재들을 소개하고, 인체에서 어떻게 화학적으로 생리적 역할을 하는지 각 단원별로 학습 목표와 핵심 포인트를 알기 쉽게 정리하였으며, 현장에서 사용되는 기기분석 및 설명을 간단한 핸드북 형식으로 구성하여 일반적인 응용에까지 도움이 될 수 있도록 지침을 제시하였다. 또한 올바른 식습관과 위해분석은 물론 센싱 시스템에 관한 지식도 추가로 삽입하여 대학교재로서 그 쓰임의 폭을 넓혔다. 마지막으로 이 저서의 편찬에 있어서 많은 조언과 아낌없는 성원으로 일관하여 주신 유한문화사 천승배 사장님께도 깊은 사의를 표합니다.

공저자 대표 천 병 수 박사

차 례

제 1 장 식생활은 식습관에서 건강이 좌우된다. / 15

제 2 장 생활습관이 현대병을 만든다(1)〈당뇨병〉 / 47

제 3 장 생활습관이 성인병을 만든다(2) 〈비만, 고지혈증, 운동치료법〉 / 69

제 4 장 암의 원인과 극복법 및 암 대처 식습관 / 87

제 5 장 보리 건강과 식생활 개선 / 103

제 6 장 우리 인체의 구성 요소와 생화학적 작용 / 125

제 7 장 당질과 무기질의 역할과 생리 / 147

제 8 장 우리 생체의 구조와 각 기관별 역할 / 167

제 9 장 우리 인체의 효소작용과 보효소로서의 비타민 / 185

제 10 장 한국인의 쇠고기 콩과 인체의 부가 호르몬 작용 / 199

제 11 장 암과 세포생리 / 217

제 12 장 우리나라 대표적 식생활 식자재의 우수성과 건강 / 229

제 13 장 식품의 공정 및 위생 / 253

제 14 장 환경기술의 기본과 센싱 노하우 / 259

부 록 : 위해분석 중점관리 시스템 / 283

식품위생법 / 293

제 1 장

식생활은 식습관에서 건강이 좌우된다.

Ⅰ. 학습목표

1. 식생활과 건강의 연관성
2. 일상생활 속에서의 식습관의 중요성
3. 건강하게 살아가는 식생활 개선법

Ⅱ. 학습내용

1. 식습관과 식생활의 이해

1.1 건강과 식생활

사람은 누구나 건강하게 오래 살기를 원한다. 사람의 건강을 유지해 주기 위한 조건들을 알아보자.

1) 적합한 식사를 하는 것이다.

개인의 신체적 조건, 활동량, 주변 환경에서 용이하게 구할 수 있는 식품의 종류, 어떻게 먹는 것이 잘 먹는 것인지에 대한 올바른 지식 등이 합쳐져서 적합한 식사가 구성된다. 인간의 성장발달과 건강유지를 위해서 영양이 잘 공급되어야 한다는 것은 우리 모두가 잘 알고 있다. 세계적으로 볼 때 지구상의 많은 곳에서는 먹을 것이 모자라거나 위생상태가 좋지 않아 또한 오염된 식품으로 인한 질병으로 많은 이들이 죽어가고 있으며, 다른 많은 곳에서는 식품의 섭취가 잘못되어 생기는 여러 질병으로 막대한 의료비의 지출, 생산능력과 개인의 행복이 축소되고 있다.

2) 사람은 누구나 건강하게 오래 살기를 원한다.

우리의 건강증진과 질병예방에 있어 적합한 식사와 좋은 영양의 유지는 대단히 중요하다. 적합한 식사란 자기의 신체적 조건, 활동량, 식품에 대한 올바른 지식 등이 합쳐져서 적합한 식단이 구성된다. 즉, 식습관은 각 가정의 경제수준과 전통적인 관습, 교육수준, 정서적 환경, 사회관습 등에 따른 차등과 식품섭취 상황에 의해 형성된다.

우리나라는 최근 경제발전과 산업화, 도시화 및 국제 문화교류 등에 의한 사회생활의 변화로 인하여 식생활 양상도 과거에 비하여 현저히 달라지고 있다. 잘못된 식생활의 서구화로 인하여 성인병 환자가 급격히 증가하고 있으며, 심지어 어린이와 청소년층에서도 성인병이 늘어나고 있다. 각종 성인병을 예방하기 위해서는 식생활을 재정립해야 하며, 우리의 전통음식을 발전시키고 계승하여 과학적이고 합리적인 구조개선이 시급할 것이다.

3) 성인병은 식원병이라고 불리기도 한다.

식원병은 식생활의 습관이 잘못되어 그것이 원인이 되어 생기는 병을 뜻한다. 식생활 개선은 인간의 생명을 유지하고 건강을 지키는 가장 기본이 된다고 말할 수 있다.

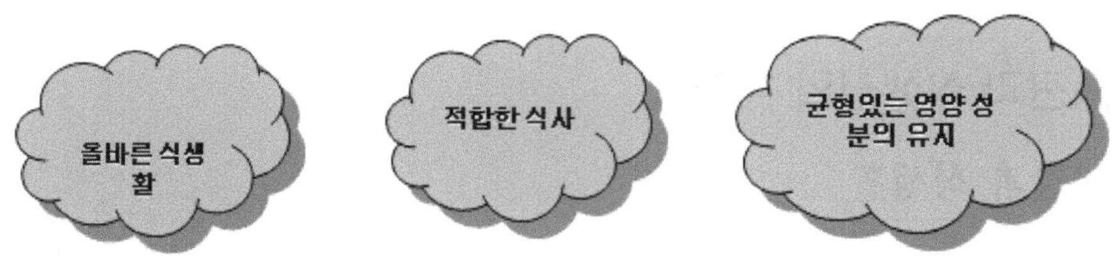

1.2 식생활 건강지표

식생활에 의해 인간 각자의 건강을 유지하는 지표로 개인 각자의 식습관을 들 수 있다.

1) 주식과 부식을 확실히 나눈다.

밥, 된장국, 김치를 50～60%로 늘리고, 무침이나 나물 위주의 채소를 20～30%, 해조류와 두부, 견과류 5～10%, 어패류를 5～10% 등 고단백을 겸비한 물질을 섭취해야 된다.

2) 우리 땅에서 난 제철 식품을 먹는다.

제철에 자란 채소는 알맞은 기후와 일조량, 영양이 뒷받침돼 맛이 좋고 병충해에 강하다. 다시 말해 값도 싸지만 제철에 잘 익은 싱싱한 재료를 섭취할 수 있기 때문이다.

3) 백미를 버리고 현미로 바꾼다.

현미에는 식이섬유가 백미보다 9배가 많아 변비를 해소시켜 주고, 불필요한 콜레스테롤이나 당분을 배설시키고 장을 튼튼하게 하는 작용을 한다. 또 현미밥을 먹으면 빨리 먹거나 과식하는 습관도 고쳐진다.

4) 채소 반찬을 늘 상에 올린다.

채소는 껍질째 조리하는 것이 식재료 전체의 영양분을 모두 흡수 할 수가 있다. 밭에서 나는 야채도 있지만 바다에서 나는 김, 다시마, 꼬시래기, 모자반, 파래, 톳 등의 해초도 있다. 고기 먹는 날은 한 달에 한두 번이면 충분하다.

5) 버리는 것 없이 통째로 먹는다.

무는 뿌리가 양이라면 잎은 음이어서 골고루 통째로 섭취할 때 음양 한쪽에 치우치지 않고 균형된 성분을 모두 섭취 가능하다. 약간 부족한 듯한 밥상은 음식 낭비를 줄일 뿐 아니라 소식함으로써 건강의 균형과 비만을 예방할 수 있다.

6) 우유, 치즈 대신 두유, 두부를 먹는다.

두부에는 두뇌 발전에 좋은 양질의 식물성 단백질과 몸에 이로운 필수 지방산이 풍부할 뿐만 아니라 섬유질도 웬만한 채소 이상으로 풍부해 성인병 예방에도 탁월하여 동물성보다 식물성 고단백이 인체에 이롭기 때문이다.

7) 간식은 자연식으로 먹는다.

설탕을 줄이고, 자연에서 생산된 자연식은 비타민과 미네랄이 풍부해 스트레스에 대한 저항력을 높이고, 콜레스테롤 수치의 상승을 억제하는 효과가 있다.

8) 자연차를 마신다.

탄산음료로 칼로리를 보충하지 말자. 다만 평소에 차를 즐긴다면 보리차, 현미차 같은 곡물 차나 녹차, 오미자차, 결명자차, 구기자차 등 칼로리가 없는 전통차를 마신다.

9) 즐겁게 감사하며 천천히 씹어 먹는다.

음식 자체도 중요하지만 건강에 더욱 중요한 것은 음식을 대하는 우리의 태도다. 천천히 잘 씹어 먹으면 타액이 충분히 분비되어 면역력이 높아지고, 병을 예방하는 장점이 있다.

10) 우리 가족만의 먹거리 탑을 만든다.

이상의 원칙을 토대로 자신의 가정에 맞는 먹거리 탑을 만들자. 먹거리 탑은 건강한 식생활의 지표가 되기도 하고, 실천을 독려하는 자극제가 되어 건강한 식생활을 위해 꼭 필요한 도구다

1.3 한국인의 바람직한 식생활 실천법

한국인 건강을 위한 식생활 지침은 최근 급증하고 있는 만성 퇴행성질환의 예방과 국민 보건의식 향상을 위해 제정되었다. 이 지침은 구체적 실천방안을 예시하고 있는데 세부 내용은 다음과 같다.

1) 여러 가지 식품을 골고루 먹는다.

① 다양한 식품을 선택하여 먹음으로써 체내에서의 역할이 다른 여러 영양소가 균형을 이루어 과부족 되는 일이 없도록 한다.

② 비타민, 무기질이 많은 채소, 과일 및 해조류를 충분히 먹는다.

③ 우리나라 국민들에게 부족하기 쉬운 칼슘과 리보플라빈(비타민 B_2)을 많이 함유한 우유, 또는 우유가공 식품을 먹는다.

④ 지방의 섭취는 전 섭취 열량의 20% 정도로 한다.

⑤ 백미보다는 현미를, 쌀밥보다는 잡곡밥을 많이 먹는다.

2) 정상체중을 유지할 수 있도록 알맞게 먹는다.

① 적절한 열량 섭취와 알맞은 활동으로 섭취열량과 소비열량의 균형을 이루어 정상체중을 유지한다.

② 어릴 때 너무 과다한 열량섭취를 피함으로써 소아비만을 예방한다.

③ 올바른 식습관 형성으로 과식, 결식이나 폭식을 하지 않도록 한다.

④ 열량만 많이 있는 단 음식, 자극성이 많은 청량음료 등의 섭취를 절제한다.

⑤ 체중(kg)/신장(m^2)의 수치가 20～25 범위를 유지하도록 한다.

3) 음식은 되도록 싱겁게 먹는다.

① 고혈압 등 많은 질병의 위험요인인 소금의 과다섭취를 줄여서 질병예방에 힘쓴다.
② 소금을 하루에 10g 이하로 섭취하도록 노력한다.
③ 가공식품이나 저장식품의 염도를 필요 이상으로 높이지 않는다.
④ 다양한 재료와 조리법으로 소금의 과다섭취 요인을 줄인다.

4) 과음을 삼가한다.

① 지방간, 간 경변 등의 원인이 되고, 간암의 위험요인이 되는 알코올의 섭취를 줄인다.
② 과음은 알코올의 체내작용과 식욕을 저하시키고, 다른 식품 중의 영양소 흡수를 방해하여 영양의 균형을 깨뜨린다.

5) 식사는 규칙적으로 즐겁게 한다.

① 식사는 일상생활의 원동력이므로 하루에 세 끼를 규칙적으로 하고, 즐거운 식사를 통하여 생활의 안정을 얻는다.
② 음식은 천천히 잘 씹어서 먹는다.
③ 식사시간을 늘여 가정생활의 구심점으로 하여 가족 간의 대화와 화합의 시간으로 한다.

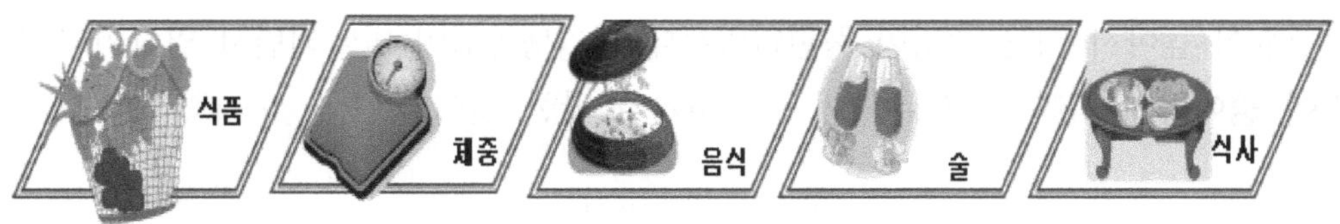

1.4 올바른 식생활과 건강법

예를 들어, 엽산은 녹색 잎, 채소 및 효모, 간, 콩 및 일부 과일에 많이 함유된 비타민 B로서 임신 전 여성이나 임신 초기 여성들은 척추이분증 등의 선천성 기형 예방을 막기 위해 엽산을 섭취하라는 녹황색 식물이 권장되어 왔다.

1) 하루에 세 번 물 마시기

아침에 일어나서 조반 전에 큰 유리컵으로 한 잔, 오후 3시에 한 잔, 밤에 자기 전에 한 잔을 마시며, 한 잔의 물을 마시는 데 천천히 약 3분간에 걸쳐서 마시는 것이 좋다. 물도 어엿한 미네랄 영양소이다. 인간의 인체는 약 3～4리터의 물로 되어 있으며, 그 수분의 12～20%가 손실되면 생명이 위태로워진다.

2) 우리 식생활의 문제점

우리나라에서 가장 많이 팔리는 약이 소화제이며, 병원을 찾는 환자 중 대다수가 위장병 환자라는 사실은 이젠 놀랄 일도 아니다. 우리의 식생활에서 시급히 고쳐야 할 위장병 상비법에 대해 알아보자.

(1) 흰쌀밥 중심의 주식을 고쳐야 한다.

원래 쌀도 씨앗의 일종이기 때문에 건강식품인데, 쌀을 정백하여 눈을 깎아버리고 흰쌀을 만들어 먹는 데서 병이 생기기 시작했다. 흰쌀도 영양분이 들어 있긴 하나 생명이 들어 있지 않기 때문에 그것만 먹게 되면 결국은 식원병이 된다. 쌀밥을 줄이고 그 대신 밀, 보리, 감자, 옥수수 등 잡곡밥으로 대처한다.

(2) 밑반찬이 위암의 원인이 된다.

우리나라와 일본이 세계에서 위암 발생률이 제일 높은데, 그 원인으로 밑반찬이 제기되고 있다. 중국 음식이나 서양 음식에 맨입으로 먹을 수 없는 밑반찬이 있는가를 생각해 볼 필요가 있다. 노르웨이는 세계 최장수국의 하나로, 원래 해산물을 많이 잡는 수산국이다. 생선을 소금에 절여 염장어로 많이 만들어 먹을 때는 위암에 의한 사망률이 높아서 평균 수명이 형편없었는데 전기냉동업이 발달되면서 염장어의 소비량이 줄어듦에 따라 평균 수명이 높아지기 시작한 것이다.

(3) 소금 섭취량이 너무 많아 성인병을 유발한다.

소금 섭취량이 적을수록 고혈압과 동맥경화증 예방에 좋다는 것은 이젠 누구나 다 아는 상식이다. 그런데 소금의 하루 섭취량이 우리는 30g이고, 일본은 20g이다. 왜 우리나라의 소금 섭취량은 우리의 입맛이 짠 음식을 좋아하기 때문이라기보다는 국물이 많은 탕류 음식이 많고, 김치, 깍두기 등의 절임 반찬을 너무 많이 먹기 때문이다.

(4) 식사 때에 먹는 국물류의 액체 섭취량이 너무 많다.

국물류에 의해 소화액이 희석되어 소화불량이 생기고, 섭취하는 음식의 양이 많아지므로 위가 확장되며, 액체와 음식을 삼키면 씹는 횟수가 부족하게 된다.

(5) 동물성 단백질 섭취량이 아직도 적다.

육식 편중이 나쁘기 때문에 요즘 미국에서는 식물성 단백질인 두부를 비롯하여 콩으로 만든 음식을 많이 섭취한다. 우리는 아직도 동물성 단백질 섭취량이 평균적으로 모자란다. 사람들 중에는 콜레스테롤을 무서워하여 계란을 기피하는데 그럴 이유가 하나도 없다.

콜레스테롤은 인체에 절대적으로 필요하며 성호르몬, 세포막, 담즙 등의 생성을 위해서 없어서는 안 되는 영양소이다. 다만 필요 이상으로 많아서는 안 된다는 것뿐이다. 과다 섭취로 인한 고지혈증이 되면 동맥경화증, 고혈압 등이 생기기 때문이다. 동물성 단백질원으로는 쇠고기, 돼지고기, 닭고기, 계란, 우유, 생선 등 크게 여섯 가지를 들 수 있다. 그런데 우리나라는 유독 쇠고기를 선호하기 때문에 없어도 먹을 바엔 쇠고기를 먹는다는 생각으로 동물성 단백질 섭취량이 늘지 못하고 있다.

쇠고기 한 근 값이면 계란 100개를 살 수 있다는 계산을 왜 못 할까. 우리가 무엇보다도 먼저 섭취해야 할 동물성 식품으로는 생선(되도록이면 잔생선류), 우유, 계란, 동물 내장 등의 순서로 돼지고기와 닭고기의 소비를 늘려 값싼 고단백질로 전환해야 될 필요성이 있다.

3) 식욕이 없을 때

식욕을 돋우기 위해 비타민제를 복용할 경우 식사 때마다 비타민 B 복합체 정제 50mg 짜리를 1개씩 먹고, 비타민 B_{12} 2,000mg을 아침식사 때 먹는다.

■ 영양결핍과 보충법(식욕 충전법)

① 단백질 결핍 : 육류, 생선, 콩, 땅콩 등을 충분히 섭취해야 한다.

② 비타민 A 결핍 : 생선, 계란노른자, 간, 버터, 녹황색 채소를 충분히 섭취해야 한다.

③ 비타민 B_1 결핍 : 효모, 현미, 보리, 돼지고기, 콩, 감자 등에 많이 들어 있다.

④ 비타민 C 결핍 : 귤, 토마토, 감자 양배추 등에 많이 들어 있다.

⑤ 비오틴(비타민 H) 결핍 : 비타민 B 복합체의 일종이다. 모자라면 머리가 백발 또는 대머리가 된다. 피부습진도 생기기 쉽다. 과일, 효모, 쇠고기, 간, 계란 노른자, 우유, 현미 등을 많이 섭취한다.

⑥ 인의 결핍 : 우유, 치즈, 쇠고기, 생선, 콩 등을 섭취해야 한다.

⑦ 나트륨의 결핍 : 쇠고기, 돼지고기, 치즈, 생선 등에 많이 들어 있다. 일부러 소

금을 넣지 않더라도 이런 음식을 통하여 필요한 만큼의 나트륨은 충족된다.

⑧ 아연의 결핍 : 남자의 전립선에 아연이 많이 포함되어 있기 때문에 정력과 관계가 깊다. 아연이 부족하면 남자의 생식기의 고환이 위축되며, 따라서 정력도 감퇴된다. 아연은 채소, 곡류, 보리, 호박씨, 해바라기씨 등에 많이 들어 있다.

4) 살찌는 식사란

탄수화물, 동물성 단백질, 지방질 등의 칼로리 높은 식품을 많이 섭취하고, 채소나 과일처럼 칼로리는 적으면서도 포만감을 느끼게 하는 식품은 되도록 먹지 않도록 한다. 사람의 몸도 가계부와 같아서 수입과 지출이 균형이 잡혀야지 수입보다도 지출이 많으면 적자가 될 수밖에 없다. 그렇다면 먹는 것을 늘리면 되지 않겠느냐고 할 수 있겠지만, 먹어도 살이 찌지 않는다든가 먹어야 되겠다고 생각은 하지만 먹을 수 없는 경우도 있으므로 그런 원인을 제거해야 한다.

식욕이 없어서 먹을 수 없는 경우나 위장병이 있어 소화불량일 때, 또는 신경질적이어서 살이 찌지 않는 경우, 호르몬 분비 이상으로 살이 찌지 못하는 경우 등을 원인으로 들 수 있는데, 그와 같은 원인을 치료에 의해서 없애야 하는 것은 말할 나위도 없다. 이와 같은 원인이 없이 살이 오르지 못하는 경우에는 탄수화물, 동물성 단백질, 지방질 등의 칼로리가 높은 식품을 많이 섭취하도록 하고, 채소나 과일처럼 칼로리는 적으면서도 포만감을 느끼게 하는 식품은 되도록 먹지 않도록 한다.

식생활을 규칙적으로 하고, 식욕도 없는 사람은 식사의 장소와 분위기, 식기 등을 변화시켜서 의도적으로 식욕이 생기도록 노력한다. 또 식사 전에 과일즙을 마셔서 구연산이 위액의 분비를 촉진시킴으로써 식욕을 증진시키는 것도 좋다.

신경성 때문에 살이 찌지 못하는 사람은 칼슘을 충분하게 섭취하도록 한다. 칼슘은 신경을 진정시키는 작용이 있기 때문이다. 칼슘이 많은 음식으로는 우유, 미역, 멸치 등이 있다. 식생활을 규칙적으로 하며 신경 쓰는 것을 적게 하면 식욕도 생기고 살도 찌게 되는 것은 군대에 들어간 청년들이 살찌는 것을 봐도 알 수 있다. 한 가지 알아둘 것은 신경통 약 중에 부신피질 호르몬이 들어 있는 것을 복용하면 살이 찌는데, 실제로는 살이 찌는 것이 아니라 부작용 때문에 살이 부어서다.

1.5 건강을 지키기 위한 올바른 식생활 습관

현대 사회를 식원병의 시대라 한다. 잘못된 식생활이 원인이 되어 질병이 증가하는 것을 말하는 것으로, 대표적으로 당뇨병과 같은 질병을 들 수 있다. 당뇨병은 성인병의 백화점이라 부를 정도로 모든 질병을 불러들일 수 있는 길목에 있다 할 수 있는데 앞으로 당뇨병 천만명시대가 도래한다고 한다.

우리 몸은 적절한 당질 식품의 섭취를 통해 일정하게 혈당을 유지해서 지속적으로 에너지를 생산하며 생명활동을 유지한다. 그러므로 혈당을 일정하게 유지하는 일은 아주 중요한 것이다. 하지만 끼니를 굶었다가 폭식을 하거나 흰쌀밥, 흰 밀가루, 흰 설탕과 같이 빠르게 소화되는 당분이나 섬유질이 부족한 식사를 하게 되면 혈당이 빠르게 올라갔다가 혈당이 또 빠르게 떨어지는 혈당의 롤링(rolling) 현상이 심하게 일어나게 된다.

우리 몸은 혈당이 많이 올라가게 되면 혈액의 점도가 높아져 혈액의 흐름이 느려지고 따라서 영양소의 공급도 느려지며 에너지 생산에 차질을 불러오게 된다. 뿐만 아니라 혈당이 너무 떨어지게 되어도 뇌와 신경세포, 피 세포의 기능은 가장 먼저 떨어지게 된다. 우리 몸은 혈당이 너무 올라가도 스트레스고, 너무 내려가도 스트레스가 된다는 것이다. 우리 몸은 이러한 스트레스 환경에서 벗어나기 위해 혈당이 올라갔을 때에는 혈당을 빨리 떨어뜨리기 위해 인슐린 분비를 증가하게 되고, 혈당이 떨어졌을 때에는 혈당을 올리기 위해 아드레날린이라고 하는 스트레스 호르몬의 분비를 증가시킨다.

우리는 서구의 잘못된 영양학적 지식으로 인해 밥보다는 고기, 반찬이 더 중요하다고 생각하고 있지만, 우리 몸을 잘 살펴보게 되면 가장 중요한 것은 밥이고, 규칙적인 식생활 습관이다. 혈당을 일정하게 안정적으로 유지하기 위해서는 섬유질이 많아 천천히 소화 흡수되는 음식으로 도정과 정제율이 적은 자연 상태의 곡식을 주식으로 삼아야 한다. 흰쌀밥, 흰 밀가루, 흰 설탕이 많이 들어 있는 음식들은 혈당을 일정하게 유지할 수 없다. 현미와 통밀, 각종 잡곡 등은 섬유질이 풍부해서 혈당을 일정하게 유지하는 데 도움을 줄 뿐만 아니라 비타민, 미네랄과 같은 태워주는 영양소들을 풍부하게 가지고 있기 때문에 에너지 효율이 좋은 식품들이다.

일상적으로 외식을 해야 하는 현대인들에게 현미 잡곡밥과 같은 음식을 먹는 일은 쉬운 일은 아니지만, 가장 중요한 사실은 전 세계적으로 가장 알레르기를 일으키지 않는 안전한 곡식으로 평가되고 있는 쌀밥을 먹는 것이고, 규칙적인 식생활 습관을 갖도록 노력하는 것이다. 대체로 혈당은 식후 4～5시간이 경과하게 되면 80mg/dl 수준으로 저하되게 되는데, 이때 다음 식사를 해서 혈당을 유지하는 것이 중요하기 때문이다. 식사를 제때 못하게 되면 몸에서는 누가 나를 열 받게 하지도 않았는데 내가 먹은 밥과 불규칙한 식생활 습관 때문에 스트레스 호르몬이 나와 혈당을 올리게 되고, 한편으로 혈당을 올리기 위해 커피, 청량 음료수, 담배, 과자, 아이스크림, 간식 등 기호식품과 고 칼로리 식품 등에 대한 욕구가 강렬해진다.

아침 식사는 뇌와 신경의 원활한 기능을 유지하기 위해서도 중요한 문제라고 할 수 있지만, 규칙적인 식사 습관을 유지하는 데 있어서도 아침 식사는 더욱 중요하다. 아침 식사를 거르는 현대인들은 오전 중에 허기짐을 면하기 위해서 샌드위치, 김밥, 커피, 가당 우유 등과 같은 간단한 칼로리 보충 식품 등을 찾게 되지만, 이런 식생활 습관이 당분의 대사와 일정한 혈당 유지를 어렵게 만들며, 점심 식사를 허겁지겁 폭식할 가능성을 높이고, 이는 곧 또 혈당의 오르내림을 심하게 반복하게 하며, 오후 시간에 더 빨리 허기짐을 불러오게 된다.

현대인에게 있어 아침식사를 비롯한 규칙적인 식사 습관은 일의 효율을 높여 줄 뿐만 아니라 체력과 면역기능을 향상시키고, 체중 조절을 통한 비만의 예방과 당뇨병과 같은 성인병, 현대인의 우울증을 비롯한 정신 쇄약 증상 등을 예방과 치료하는 데 있어 아주 중요한 문제라고 할 수 있다.

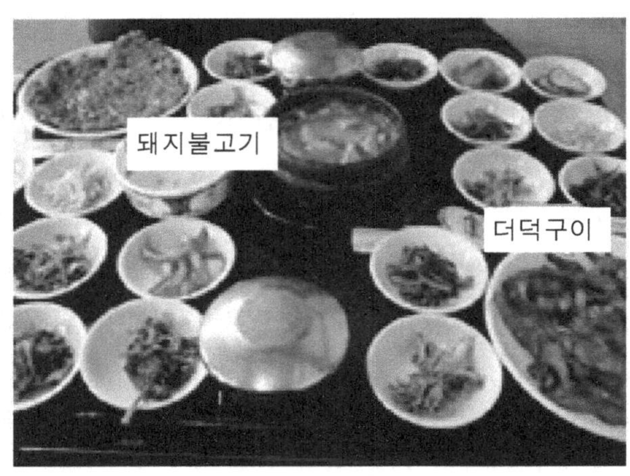

2. 식생활에 대한 일반적 지식

2.1 우리의 식생활 문제

식생활 변화에 따른 한국인의 영양문제로 인류는 식품의 섭취가 인간의 건강에 중요한 역할을 한다는 것을 이해하고, 식품속의 여러 구성물질의 조화와 균형을 이룰 때 건강이 유지된다는 것을 이해한다.

1) 오늘날 식생활 변화에 따른 한국인의 영양문제는 무엇일까?

인스턴트식품, 냉동식품, 간이식품 등 새로운 식품산업기술에 따른 신제품 개발은 우리 식생활의 양상을 변화시키고 있으며, 관광산업은 더욱 식품산업과 외식산업의 붐을 가속화 시켜 우리 식생활에 많은 영향을 미치게 하였다.

최근 20년 사이 곡류의 소비가 줄고 육류의 소비는 증가 추세이며, 식물성 식품의 섭취소비는 감소하고 동물성 식품의 소비는 증가되어 탄수화물, 지방, 단백질의 섭취율 변화는 점차 바람직한 방향(탄수화물 : 단백질 : 지방 = 65 : 15 : 20)으로 변화되었으며, 탄수화물에서 주로 취하던 에너지의 비율이 감소하면서 단백질, 지방의 에너지 비율이 높아지고 있다. 매일 우리 몸에 필요한 40여 종의 영양소를 공급하기 위하여 하루 세 끼 식사를 규칙적으로 하되 매 끼니마다 단백질군, 칼슘군, 무기질 및 비타민군, 당질군, 지방군 등 다섯 가지 기초 식품군을 골고루 섭취해야 한다는 것은 자명한 사실이다.

2) 한국인의 영양문제로는

첫째, 일부 영양소의 부족을 들 수 있다.

국민영양조사 보고서에 의하면 평균 영양 권장량에 대한 영양소 섭취 비율 중 에너지, 칼슘, 비타민 A가 부족하게 나타나고 있어 성장기 어린이, 노인, 임신부, 수유부, 갱년기 여성 등 무기질이 다량 요구되는 영양 취약집단에 이들 영양소의 섭취를 위한 식사개선이 요구된다.

둘째, 영양부족과 영양과잉 계층의 공존이다.

총 열량이 영양권장량의 75% 미만 섭취가구 24.2%로 약간 감소한 반면, 125% 이상 섭취가구는 12.2%로 증가하여 영양부족과 영양과잉의 계층 간 격차 분포도가 높아지고 있다. 농촌 산간지역, 도시 영세지역 등 낙후지역은 영양결핍으로 만성적 영양불량, 체중부족, 발육부진이 나타나고 있어 새로운 영양문제로 제기되고 있다.

셋째, 어린이 청소년의 식습관 변화이다.

서구화된 어린이, 청소년의 입맛이 특정 식품을 선호하고 이를 식사대용으로 함에 따라 일부 영양소의 결핍, 육류 등 동물성 지방과다에 따른 고 칼로리의 식사로 영양의 불균형을 초래하고, 도시형 생활문화로 인한 운동부족, 결식, 편식, 간식, 야식 등 불규칙한 식생활은 여러 영양문제를 가져온다.

3) 식생활 문제에 따른 희귀 질환

갑자기 배가 아프고 설사를 하며 변비까지 생기기도 하는 병, 3개월 이상 이 같은 증상이 지속되어 병원에서 각종 검사를 받아 아무 이상이 없다는 결과를 통보받아도

괴로운 증상에 계속 허덕이게 하는 병, 이것이 과민성 장 증후군이다. 그 진단도 특별한 방법이 없고 각각의 증상과 내시경 등을 종합, 운동 및 감각기능 조사 등을 통해 판단할 수밖에 없는 쉽지 않은 병이다. 이 병은 장(腸)의 통증 감각이 비정상적으로 예민해지게 하는데 스트레스, 불안, 우울 등의 심리적 요인이 증상 악화는 시킬 수 있으나 이 병의 근본 원인은 아니라는 것이다.

① 칼로리가 높은 음식을 가급적 먹지 않는다.
② 탄산가스가 든 음료를 포함, 음료수 섭취를 줄인다.
③ 흡연이나 술을 제한한다.
④ 식사를 천천히 한다.
⑤ 지방질을 최대한 적게 먹는다.

2.2 식생활과 질환 대처법

영양 상태에 따라 영향을 크게 받는 생리현상으로는 임신, 성장발육, 노인의 활동력, 질병의 지속 및 회복을 들 수 있다. 한편, 영양 상태를 향상시킴으로써 치료될 수 있는 증세나 예방될 수 있는 질병의 종류도 다양하여 심장질환, 비만증, 당뇨병, 소화기 장애, 빈혈, 고지혈증, 골다공증, 간장 질환 등이 포함된다.

1) 비만증

비만증은 에너지, 즉 열량 영양소의 과다한 섭취로 인하여 에너지의 축적이 적정한 도를 초과한 경우로 당질 또는 지질의 잉여분이 체지방으로 전환되어 축적되고, 그 축적량이 체중의 25～30%에 이르면 비만이라고 간주한다. 비만은 생리적 문제 외에도 외관상의 단점, 불편, 능력의 한계, 질병, 사망 등 문제점을 야기한다. 비만은 모든 질병의 근원으로 일반 질병발생은 말할 것도 없이 각종 암, 고혈압, 당뇨, 동맥경화증, 담석증, 지방간 등 수많은 질병과 연관이 있다.

건강하고 아름다운 모습을 위한 비만 예방 식사요령은 다음과 같다.

① 설탕이나 꿀과 같이 단순 당질을 많이 사용한 식품이나 음식을 피한다.
② 육고기류에 붙은 기름은 조리 전에 제거한다.
③ 기름이 많이 들어가는 조리법은 피한다.
④ 음식은 싱겁게 조리한다.
⑤ 가공식품보다는 열량이 적은 식품을 직접 조리해서 먹는다.
⑥ 술을 피한다.

⑦ 외식을 할 때는 분량을 적절히 조절하고, 식품을 골고루 섭취할 수 있는 것을 택한다.

2) 당뇨병

당뇨병은 비만증과 관계가 있고 성별, 연령, 식습관과 관계가 있는 것으로 알려져 있다. 정상체중을 유지하는 것이 당뇨병 예방에 가장 중요하며, 이를 위해서는 식사 조절 및 적절한 운동이 필요하며, 식사를 균형 있게 적절한 양을 규칙적으로 섭취해야 한다.

3) 동맥경화증

연령, 성별, 유전, 환경적 요인이 모두 관계된 것이지만 식습관과도 관계가 있다. 흡연은 동맥경화를 촉진시키는 중요한 원인으로 금연해야 하며, 혈액 내 콜레스테롤이 높을수록 동맥경화는 증가되어 콜레스테롤이 많은 달걀의 노른자, 생선의 껍질, 간, 오징어, 새우, 굴 등의 음식을 적절히 조정하여야 한다.

또한 동맥경화증은 고혈압, 당뇨병과도 관련이 있으므로 염분의 섭취를 줄이도록 노력해야 하고, 표준 체중을 유지하도록 하여야 하며, 지나친 음주는 혈압을 상승시키므로 삼가는 것이 좋다.

4) 고혈압

고혈압과 식사와의 상관관계는 소금을 많이 섭취한 동물이나 사람에서 혈압이 상승한다는 사실이다. 일본과 한국인에 고혈압이 많은 것은 식염 섭취량 과다에 의한 것으로 지금보다 약간 싱겁게 하자는 범국민 운동의 전개도 필요하다. 염분의 과잉 섭취는 뇌졸중, 위암 발생과도 관계가 있다고 알려져 있다. 대량 음주자에게 고혈압의 위험이 증대하는 것은 명백하다.

염분 섭취를 줄이려면 다음 사항을 철저히 지킨다.

① 조리할 때 소금, 된장, 고추장 등을 줄일 것
② 식탁에서 소금을 더 넣지 말 것
③ 절인 식품의 섭취량과 횟수를 줄일 것

5) 뇌졸중

뇌혈관 장애로 인한 질환 및 사고의 총칭으로 일반적으로는 뇌혈관 순환 장애가 일어나 갑자기 의식장애와 함께 신체의 하반신에 급격한 마비를 일으키는 뇌혈관 병을 말한다. 뇌졸중의 발생 원인은 동맥경화증, 고혈압, 당뇨병, 고지혈증, 흡연 및 부정맥이다.

뇌졸중을 예방하기 위한 식사관리법은 다음과 같다.

① 콜레스테롤이 풍부한 음식이나 지방 유제품의 섭취를 줄인다.
② 음식을 조리할 때 식물성 기름을 사용한다.
③ 가능한 섬유소가 많은 야채류의 음식을 섭취한다.
④ 과다한 염분은 동맥경화증과 고혈압에 연관되어 있으므로 지나친 염분의 섭취를 피한다.
⑤ 단 음식을 주의한다.

6) 암

암이 발생하도록 작용하는 즉 발암인자를 자극하는 것 중에 제일 중요한 원인으로 음식을 지적할 수 있으며, 약 35%의 암 원인이 식생활에 연유되어 있다. 우리가 일상생활에서 섭취하는 음식이 암 발생의 원인이 되는데, 그 중에도 제일 문제가 되는 것이 짠 음식으로 과다한 소금이든 음식은 암을 유발하기 쉽다.

또 태우거나 높은 온도로 조리한 음식은 항상 암을 유발할 수 있으며, 대부분의 발효음식이 문제가 된다. 우리나라에 위암이 대단히 많은 이유가 잘못된 식습관에 연유되어 있음을 누구나 짐작할 수 있을 것이다. 콜레스테롤이 많은 음식은 대장암, 유방암의 발생을 높이며 흡연은 폐암 뿐 아니라 구강암, 식도암, 후두암, 췌장암 등 전신적으로 암 발생률을 증가시킨다.

암 예방을 위해서는

① 균형된 영양을 섭취하고
② 과식을 피하며
③ 술, 담배는 적당량 조절
④ 비타민은 적당한 양을
⑤ 섬유질은 많이 섭취하며
⑥ 짠 것은 약간 적게
⑦ 뜨거운 것을 식혀서 먹고
⑧ 눌거나 탄 음식은 피하며
⑨ 지방은 조심스럽게 그리고 적게 섭취하고
⑩ 매일 변화가 있는 식생활이 권장된다.

7) 통풍(고뇨산혈증)

통풍에는 비만, 고지혈증과 관련이 있다. 통풍은 비만자이며 미식가에 호발하는 사치스런 병으로 받아들여져 왔으며, 고열량 섭취와 고지방식과 고 단백식 섭취에 관계가 있고, 국민경제와 식생활의 개선과 통풍발생과는 관계가 깊다.

8) 빈혈증

조혈에 필요한 영양소로는 철분, 단백질, 엽산, 비타민 B_{12} 등을 들 수 있지만 영양성 빈혈의 대부분은 철 결핍성 빈혈이다. 빈혈을 예방하는 식생활로는 철분이 많은 식품, 동물성 단백질 식품, 비타민이 풍부한 식품을 충분히 섭취해야 하며, 결식하지 않고 하루 세 끼를 규칙적으로 식사하고 가공식품에 편중되지 말고 신선한 자연식품을 이용하여 식단을 꾸미는 것이 중요하다. 또한 적당한 운동을 하여 식욕부진이 되지 않도록 주의하여야 한다.

2.3 식생활 개선으로 독 제거

몸에 나쁜 독소를 배출해 내고 더 이상 축적되지 않도록 하기 위해서는 우리의 식생활을 되돌아볼 필요가 있다. 유해물질을 견디어 낼 수 있는 면역력 있는 몸을 만들기 위한 식생활 속 원칙을 예를 들면 다음과 같다.

1) 안전한 식품을 골라 먹는다.

식품은 농약이나 첨가물을 쓰지 않은 천연 제품을 고른다. 곡류나 야채, 과일은 유기농 마크가 붙은 것이나 제철의 것을, 어패류는 자연산을 먹는다. 또한 육지와 가까운 바다에서 잡은 해산물은 가급적 삼가는 게 좋다. 조미료나 가공식품도 원재료가 유기 재배된 것인지, 유전자 조작된 것은 아닌지 확인한다. 가정에서는 좋은 재료를 직접 조리하여 먹도록 한다. 정성 담긴 음식이 우리 몸에 비 영양소의 유효 성분이나 항산화 성분을 제공할 수 있다.

2) 잘 씹으면 독이 줄어든다.

몸 속 유해물질은 주로 장이나 간에 의해 해독된다. 간은 유해물질을 산화시키거나 환원시키고 물에 녹기 쉽게 만들어 소변 등으로 배출한다. 또 혈액 속의 바이러스나 독소, 식품 첨가물, 죽은 적혈구 등을 소화시킨다. 장은 최대의 면역 조직으로 장기 점막의 면역에 직접 영향을 미친다. 따라서 장상태가 중요하다.

그 외에 독소 분해 기능을 가진 것이 바로 '침'이다. 음식물 자극에 의해 나오는 자극 타액에는 소화효소 외에 세균을 죽이거나 바이러스에 반응하는 다양한 면역 항체와 활성산소를 제거하는 효소가 있다. 음식을 30회 이상 씹어서 충분한 타액이 분비되면 해독 효과를 높일 수 있다. 그 밖에 기억력 향상, 치매 예방, 스트레스 발산, 영양소의 충분한 흡수, 발암물질 작용 억제 등의 효과도 기대할 수 있다.

3) 원칙 식품 손질에 신경 쓴다.

유해물질로부터 완벽하게 차단된 식품을 찾는 것이 거의 불가능한 시대이다. 그렇다면 꼼꼼하게 손질하여 안심할 수 있도록 만드는 과정이 필요하다. 채소 잔류 농약은 잎채소의 경우 흐르는 물에 씻어서 뿌리 부분을 제거하고 적당히 자른다. 그 다음 1분간 데쳐 물기를 제거하고 바깥쪽 잎을 버린다. 감자는 껍질을 벗기고 흐르는 물에 씻고, 단호박 종류는 흐르는 물에 1분간 씻고 쪄 낸 다음 그 물을 버린다. 농약을 제거하기 위해 우리는 겉껍질에 존재한 생리활성 물질을 버리고 배만 채우기 위한 식사를 하는 격이 된다.

2.4 식생활에 따른 신체 건강과 항상성

우리 인체는 항상 정상상태를 유지하려는 성질을 갖고 있다. 혈압을 예를 들어보면 스트레스를 받거나 운동을 하게 되면 혈압이 급히 올라가지만, 안정을 취하거나 휴식을 취하면 증가된 혈압이 정상혈압으로 되돌아오게 된다. 맥박도 마찬가지로 주위환경의 변화에 따라 빨리 증가되다가도 휴식을 취하면 다시 안정시의 맥박으로 되돌아오게 된다.

인체의 체온은 37℃ 정도다. 더운 곳에 가거나 운동을 하면 체온이 증가하게 된다. 이 체온이 계속 올라가면 살아남을 수가 없게 된다. 땀은 왜 나는가. 이는 땀을 통해 열을 발산하므로 증가되는 체온을 내리기 위함이다.

이와 같이 우리 인체는 누가 시키지 않아도 정상으로 되돌리기 위해서 끊임없이 노력하고 있으며, 이와 같은 성질을 생체항상성(Homeostasis)이라고 한다. 또한 우리가 기쁜 일 만나면 즐거워하게 되고, 보고 싶은 사람을 만나면 반가와 하는 그 마음이 정상적인 마음이며, 우스운 얘기를 들으면 웃고, 슬픔 얘기를 들으면 눈물을 짓는 것이 정상인의 마음인 것이다. 만약 모든 이가 웃고 즐기는데 성을 낸다든가, 웃을 자리가 아닌데 웃는다면 이것이 비정상이 아니겠는가. 건강을 항상 유지하고 질병에서 해방되기 위해서는 우리 인체의 체온은 정상으로 유지하려는 이 특성에 맞추어 몸을 잘 관리하는 것이 중요하다.

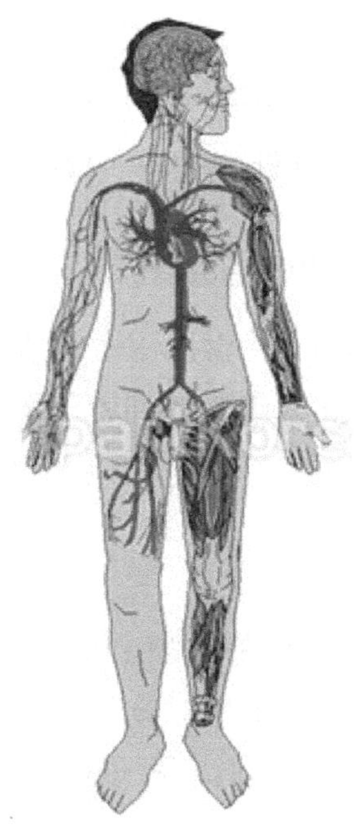

생체의 항상성 유지

2.5 오래 살기 위한 건강 운동법

운동은 건강에 좋다. 그래서 많이 하면 할수록 건강은 더욱 좋아진다. 그러나 우리는 어느 정도가 적당한 운동이며, 어떻게 하는 것이 가장 효과적인 방법이며, 어떻게 하면 가장 안전한 선택인가를 언제나 생각해야 한다. 자신의 육체적, 정신적 상태를 고려하여 그때그때 적용하는 요령과 원칙을 익혀 두어야 하겠다. 다음 14가지 원칙은 이를 위하여 간단히 기술하고 각 항목별로 좀 더 자세하게 소개해 보고자 한다.

(1) 지구력, 근력, 유연성을 기르자.

우울증과 불안증상을 완화시키고, 기분을 상쾌하게 한다. 또한, 스트레스에 대한 저항능력이 높아진다.

(2) 최대 맥박수의 60%에 달하는 운동을 30분간, 1주 3회는 되도록 계획하자.

골프나 볼링처럼 숨이 차거나 맥박이 빨라지지 않는 비교적 가벼운 운동을 하는 사람이라도 수영, 사이클링 또는 줄넘기 등의 다른 기본 스포츠 종목을 추가로 선택함으로써 지구력 향상을 위한 기틀을 마련할 수 있다.

(3) 운동시간 선택이 중요하다.

식사 후 최소한 2시간 경과 후에 운동을 하거나, 운동 전후에 충분한 수분 공급, 오전·오후 시간 선정 등을 자신의 생활 습관과 여건에 가장 알맞게 배정해야 한다.

(4) 약간 피로를 느낄 만큼의 운동량이 필요하다.

스스로 보통 일상의 운동보다 '약간 더' 많은 운동은 부상과 질병을 유발할 수 있지만 약간의 초과 운동이야 말로 운동 효과를 최대한으로 얻을 수 있다. 이 약간의 느낌은 본인만이 안다.

(5) 근육의 기억력을 이용하자.

어떠한 운동에서든 중요한 것은 올바른 기량이다. 어떠한 운동에서든 중요한 것은 올바른 기량이다. 기량이 좋으면 운동 효과도 좋을 뿐만 아니라 부상도 적고 내용도 좋아진다. 좋은 기량은 반복되는 근육 훈련으로 근육의 기억 속에 순간적 운동 감각을 입력할 수 있다.

(6) 길항근 운동에 관심을 갖자.

어느 한 관절을 움직이는 데는 두 가지 근육이 필요하다. 하나는 펴는 신전근, 하나는 구부리는 굴곡근이다. 운동에 따라 대부분 한 가지 근육만 필요하다. 이 때 나머지 근육에 대한 특별한 근력강화 운동 등의 배려를 해야 한다. 두 가지 근육의 근력 차이가 크면 부상 발생 요인이 된다. 그래서 때로 뒷걸음질이 좋다고 하는 얘기들을 하게 되는 것이다.

(7) 운동 순서를 지키자.

스트레칭, 지구력 운동 또는 웨이트 트레이닝 등 목적에 따라 순서를 정해야 한다.

(8) 꾸준히 사용하지 않으면 손실이 크다.

사용하지 않으면 그만큼 약해지는 것이 인체다. 일류 선수도 3~4주만 쉬면 다듬어 두었던 컨디션이 엉망이 된다. 잘 되던 운동이 힘들고, 아무렇지도 않던 운동량으로 숨이 차고, 근육이 아프면 다시 새롭게 계획을 세워 시작해야 한다.

(9) 충분하고 적당한 준비 운동을 종목에 맞춰 개발하자.

어느 운동이나 준비 운동이 동일한 것은 아니다. 가벼운 체조 몇 번으로 끝난 것이 아니다.

(10) 운동 후 정돈의 중요성을 인식하자.

정리운동은 준비 운동 못지않게 중요하다.

(11) 강약 리듬에 맞는 운동 계획을 갖자.

강한 운동을 한 다음날 약한 내용의 계획 수립은 일류 선수들의 성공적 훈련 계획에서도 그 효과가 입증된 바 있다.

(12) 지나친 운동이 지속되어 있는지 살피자.

지나친 운동이 계속되거나 휴식을 갖지 않으면 부상 위험이 매우 높아진다.

(13) 안전한 운동 장비와 시설을 이용하자.

(14) 의학적으로 위험하거나 조심스러운 증세에 대한 지침을 따르자.

규칙적 진단을 통하여 운동으로 인한 화를 부르지 않도록 하여야 한다.

3. 건강과 식생활의 지역별 구조변화

3.1 우리의 식생활 문화

전 세계가 하나의 생활권이 되어가고 있는 요즈음에도 지역적, 문화적 특성이 가장 잘 나타나며, 강한 보수적 경향을 갖고 있는 것이 식생활이기 때문에 단기간에 큰 변화를 이루는 것은 매우 어려울 것이다. 그 동안의 낭비적인 식문화가 개선되기 위해서는 우선 우리 식문화의 진정한 의미를 알고 잘못된 부분을 고치도록 해야 할 것이다.

1) 음식을 남기는 것을 예의로 생각하는 인습

대가족 제도 아래에서의 농경사회였던 예전의 우리 사회에서는 부녀자들의 덕목으로 음식을 항상 넉넉히 장만하여야 잘 산다고 했다. 예전에는 상물림이라는 것이 있어서 집안의 웃어른이 식사를 한 뒤에 아녀자들이나 아랫사람들이 이 상을 물려서 남은 음식에 밥과 국만을 추가로 가지고 와서 식사를 했다.

윗사람은 음식을 남겨서 다음 사람이 먹을 수 있게 배려를 하였으며, 음식을 남김없이 먹어버리는 것은 아랫사람에 대한 배려가 부족한 것으로 여겼다. 또한 남는다 해도 여물통에 모아 가축을 기르는 생활양식이 일반화 되어 있어 많은 식구와 주위 사람들에게 고루 식사를 하게 하려면 음식 장만을 담당하는 안주인의 손이 커야 잘 산다는 인습이 생기게 된 것이다.

2) 푸짐한 상차림

손님을 대접할 때 상위에 놓이는 음식의 가짓수로 손님 대접의 정도를 나타내었기 때문으로 여겨졌다. 고려도경(高麗圖經)을 보면 개경에 개설한 여관에서 접객을 할 때 상객(上客)에게는 다섯 상(床), 중객(中客)에게는 세 상(상), 하객(下客)에게는 함께 먹게 차린다고 했다. 즉 귀한 손님일수록 음식의 가짓수가 많게 상을 받아야 제대로 대접을 받았다고 믿게 되었던 것이다. 이와 같이 푸짐한 상차림과 많은 음식을 상위에 차려내는 공간전개형(空間展開形)의 식사 체계는 먹거리가 충분치 않은 사회에서 더욱 강조되었으며, 손님과 음식을 대접하는 주인과의 신뢰를 깊게 하고 사회적 권위를 높이는 데에는 적절한 방법이었으나 음식의 낭비와 음식의 제 맛을 보기 위해서는 적절하지 못하였다.

3) 경조사 때의 과다한 상차림

결혼식을 끝낸 후에 폐백 및 피로연 음식, 약혼식, 환갑이나 어른의 생신상차림 등이 보통 중산층 사람들에게는 부담이 될 정도로 사치스럽게 행해지고 있다. 특히 폐백음식은 시댁의 어른들에 대한 예의라고 생각하여 정성껏 만들고 있으나 시간적, 경제적, 능률적인 면에서 재고할 필요가 있다.

4) 음식을 여럿이 같이 먹는 식습관

한 그릇에 담긴 음식을 여럿이 같이 먹는 식사 습관은 우리의 전통적인 대가족 단위에서라면 음식을 같이 나누어 먹음으로써 가족끼리의 유대감과 결속을 다지는 역할을 한다고 하겠으나, 현대와 같은 개인 중심의 사회와 외부와의 접촉이 빈번한 사회구조에서는 비위생적이고 우리의 식문화를 세계화하는 데 가장 걸림돌이 되는 식습관이라고 할 수 있다.

5) 전통 식문화의 단절과 식사 예절의 부재

우리는 훌륭한 식생활 전통이 있었음에도 불구하고 일제 수탈기와 전쟁 등으로 오늘날 이를 계승 발전시켜 내려오지 못한 역사적 아픔을 갖고 있다. 또한 짧은 기간에 급변하는 사회의 변화에 맞는 새로운 가치관의 확립과 사회규범이 이루어지지 못하였음을 지적하지 않을 수 없다.

6) 외식문화와 음식물의 과소비

요즘에는 식사로서 패스트 푸드(fast food : 편의식품)를 찾는 경향이 늘고 있다. 이에 더해 바쁜 현대인의 생활과 맞벌이 부부의 증가는 우리의 아침식사 패턴까지도 햄버거나 샌드위치 등 외식으로 해결하는 경우가 많아져 아침이면 온 가족이 밥상에 둘러앉아 오순도순 이야기를 나누며 식사를 하는 우리 고유의 식습관을 파괴하고 있어 심각한 문제가 아닐 수 없다.

오늘날 우리의 식생활에서 또 하나의 만연된 풍조는 소득증대에 따른 식품의 과소비 내지 낭비하는 습관이다. 지난 세월 '보릿고개'라 불리는 춘궁기가 있었음을 까마득히 잊은 듯 음식을 과소비하는 풍조가 일고 있다. 이러한 식생활의 풍조는 과학적 근거가 전혀 없는 강장식품, 건강식품 등이 비싼 가격으로 팔리는 이유가 되기도 한다. 또 하나 간과할 수 없는 것은 식생활의 사치에 따른 문제이다. 음식점에서 필요 이상으로 많은 음식을 주문하여 다 먹지 못하고 남길 경우, 남은 음식이 그대로 다른 손님의 상에 오를 수도 있으므로 비위생적이고 불결하고, 그것들이 그대로 쓰레기통으로 들어갈 경우 결과적으로 음식 값이 비싸지게 되므로 소비자의 부담만 가중되기 마련이다.

3.2 동양의학적 식생활이란? (한방의학적 중심)

동양의학은 기의 역학으로 짜여진 동양적 우주관을 바탕을 발전하여 오행을 모든 분류의 기준으로 삼고 또한 오행으로 사물을 분류하였으니, 이것이 바로 오행귀류이며 질병의 진단과 치료 및 예방의학으로써의 양생 또한 오행귀류를 기본으로 이용하고 있다.

오행이란 우주 간의 다섯 가지 원기로서 木, 火, 土, 金, 水로 대표되며, 상극과 상생의 이치로 우주만물을 지배한다. 삼라만상은 오행의 상극과 상생의 조화로써 생성되는 현상인 것이다. 동양의학적 식이요법은 천지에 오행이 있으니 간, 심, 비, 폐, 신의 오장이 상응하고, 사 방향에 상응하는 이목구비가 있고, 중앙토가 있어 혀가 있다. 곡물과 가축, 과일, 채소 및 나물류도 예외 없이 천지의 오행에 상응한다. 오색과 오미, 오과, 오채 등은 상응하는 오행에 치료에 유효하게 이용할 수 있다.

해당 장부와의 결부를 통하여 양생과 오행귀류도에서의 오미는 오장에 들어가는 다섯 가지의 맛을 말한다. 신맛은 간을 기르므로 이미 간 기능이 항진된 간질자의 경우에는 신맛을 싫어한다. 같은 이치로 심 실자(심장의 기능이 항진되어 있는 사람)는 쓴맛을 싫어하고, 비 실자는 단맛을 싫어하며, 폐 실자는 매운맛을 싫어한다. 또한 신 실자는 짠맛을 싫어한다. 해당 장기가 허한 자는 반대로 장기를 길러주는 맛을 좋아하게 된다. 그러므로 간 허자(간 기능이 허약한 사람)는 신맛을 좋아한다. 그리고 섭취한 신맛은 간을 길러 줌으로써 간 기능을 항진시켜 조화를 이루게 된다.

닭고기와 보리, 살구 그리고 부추는 간 허자에게 좋은 음식이다. 쓴맛과 양고기, 수수, 은행, 염교는 심 허자에게 좋다. 일반적으로 중화적정을 위해서 모든 음식물을 골고루 먹어야 한다. 그러나 특정 장기가 허약한 사람은 해당 장기의 기능을 보해 주는 음식물을 위주로 섭취하면 양생에 도움이 되며, 나아가 이상적인 식이요법이 되는 것이다. '소식장수'라는 말이 그 뜻을 내포하고 있듯이 대식가는 쉽게 단명 한다. 그 이유 중에 하나는 음식물의 소화과정에서 생성되는 부산물에 의한 자가 중독이 노화현상을 촉진시키기 때문이다. 그러나 중독성 물질의 독성은 중화가 이루어지면 화학반응을 통하여 소멸된다.

그러나 체질 또는 질병의 특성상 특정 음식물을 선호하기도 하지만, 습관이나 특정 음식물에 대한 선입관 또는 특정 음식물에 연관된 추억 등이 특정 음식물을 선호하거나 기피하게 만들기도 하며, 자신의 체질에 맞지도 않을 뿐더러 더욱이 유해한 음식을 선호하고 상식함으로써 질병을 키우기도 하므로 입맛에 당기는 이유는 몸이 그것을 필요로 하기 때문이라는 이론은 모순이다. 과식하는 이유 또한 입맛이 당기는 이유가 주원인인데 몸은 과식을 결코 필요로 하지 않는다. 또한 신체는 특정 음식물에 대하여 과민반응 또는 거부반응을 일으키기도 하므로 음식물 알레르기라고 일컫는 것이다.

자신에 맞지 않아 알레르기라는 형태로 거부 반응을 일으키는 음식을 입맛이 당긴다고 함부로 먹는다면 결국 장부 기능상의 이상을 일으켜 질병을 일으키고, 지속적으로 섭취하여 더욱 악화시키면 고질병 또는 불치의 병인이 되는 것이다. 반면, 자신의 선후천적 장부허실 구조에 따라 음식물을 잘 선별하여 섭취하면 건강을 증진시키고, 나아가 질병을 예방, 치료하여 무병장수의 목적을 이룰 수가 있다. 생명은 몸 안의 혈기가 끊임없이 순환하고 고루 퍼짐으로써 유지되고 있다.

섭취한 음식물은 소화가 이루어지면 체내에 흡수되어 활력소로 사용될 수 있도록 온 몸에 배분된다. 소화 작용이란 음식물이라는 고분자 화합물을 체내에서 흡수될 수 있는 형태의 저분자 화합물로 분해하는 일이다. 물리적 소화와 화학적 소화가 융합되어 다량의 물이 요구되는 화학반응을 일으킴으로 '가수분해작용'이라 한다.

소화흡수 작용에 대한 고전의 견해를 살펴보면 고전에서는 '곡물의 정미인 순수 정미한 곡기가 얻어지며, 그 곡기가 조화되고 변화되어 빨갛게 된 것이 혈이다'라고 하였고, 혈과 기는 원래가 하나인 것이지만 그 나타나는 방법을 달리하며, 몸 안에서는 음양의 관계(혈 = 음, 기 = 양)로 작용한다고 한다.

부언하면, 혈은 혈액을 의미한다. 동양의학에서 혈과 기는 영(營)과 위(衛)의 2기의 이름으로 바뀌어서 언급되어 왔다. 영(營)이란 음식물에서 얻어지는 정기 가운데 영양의 바탕으로 경락 속을 전전하며 전신을 돈다. 위(衛)도 음식물에서 얻어지는 정기이지만 그 성격이 날렵하고 매끄럽다. 그리하여 경락의 바깥을 달리면서 외사를 막아내기도 하고, 체온과 땀샘의 조절을 관장한다. 양자는 혈액 속의 백혈구와 적혈구의 기능과 유사하다고 할 수 있다. 영(營)과 위(衛)는 혈과 기와 같은 음양 관계에 있으며, 후에 영기는 영혈이라고 불리우며, 혈과 동일시되어 진다. 기혈영위는 인체의 생리기능을 담당하면서 경락을 통하여 전신을 빠짐없이 순행한다.

곡기가 충당되지 않는 원기란 충전이 되지 않는 축전지(Battery)에 비유될 수 있다. 그리고 기의 순환으로 인한 신진대사가 원활히 이루어지지 않는 일은 발전기(Generator)가 제대로 작동되지 않는 자동차가 주행하는 경우에 비유가 될 수 있을 것이다. 결과는 자명한 것이다. 무병장수를 위해서는 몸 안의 기를 조절하고 정기를 보양함과 함께 남아도는 사기를 제거시키고, 또한 원기를 북돋아 조화된 기가 원활하게 순환할 수 있도록 하는 일도 배제되어서는 안 된다. 그러므로 도가의 양신법과 도인 호흡법, 식이요법 등이 함께 고려되지 않은 양생법은 총체적인 방법이 될 수가 없을 것이니, 총체적인 양생법이란 현대식의 언어로 표현하면 정신의 안정과 적절한 운동 그리고 영양관리법이 삼위일체를 이루며 함께 조화된 기법이라고 할 수 있다.

3.3 서구식 식생활에 의한 질환

암 발생률을 보면 남성의 경우 전립선암이 211% 늘어난 것으로 조사됐다. 이어 대장암이 184%로, 그 뒤를 이었다. 여성의 경우는 갑상선암 246%, 유방암 199%, 대장암 164% 증가한 것으로 나타났다.

대장암은 남성에게서 위암, 폐암, 간암에 이어 네 번째로 많이 발생하고 있다. 여성 역시 유방암, 위암, 대장암 순으로 세 번째를 차지하고 있다. 미국에서는 남녀 모두 두 번째로 흔한 암임을 고려할 때, 생활패턴이 서구화될수록 선진국형 대장암의 발생빈도가 계속 늘어날 것으로 보인다. 대장암은 서구에서 가장 흔한 악성 종양 중 하나다. 실제 대장암이 원인인 사망률이 폐암에 이어 2위를 차지하고 있다. 또한 서구의 경우 50세에 정상이었지만 80세가 될 때까지 대장암에 걸릴 확률이 약 5%이다.

예전에는 국내의 대장암 발생이 그다지 많지 않았다. 현재도 발생률이 가장 높은 암은 위암이다. 그러나 과거 20년 동안의 통계를 살펴보면 위암이 전체 암에서 차지하는 비율이 약 14% 감소한 반면, 대장암은 203%나 크게 증가했다. 주요 암 중에서 가장 높은 증가세를 보인 것이다. 두 번째로 높은 증가세를 나타낸 유방암의 경우 증가율이 63%인 것과 비교하면 엄청난 증가율이 아닐 수 없다.

대장암 발생이 많아진 원인을 한마디로 규정하기는 어렵다. 하지만 식생활의 서구화와 과도한 영양 섭취가 문제일 가능성이 높다. 따라서 예방을 통해 대장암 발생을 낮추는 노력이 절실한 시점이다. 이처럼 유전자 돌연변이에 의한 유전성 대장암은 비교적 젊은 나이에 발병한다. 전체 대장암 환자의 75%는 유전과 관계없이 산발적으로 발생하지만, 25%는 유전과 관계가 매우 깊다. 대표적인 유전성 대장암으로는 복제실수 교정유전자 이상으로 생기는 유전성 비용종성 대장암과 대장 전체에 걸쳐 수백 개 이상의 용종이 생기고 대장암으로 진행되는 가족성 선종성 용종증이 있다.

이런 증상은 대장, 직장 또는 항문의 다른 질환일 때도 흔히 나타나는 증상이므로 정확한 검사가 필요하다. 물론 암의 일반적인 증상인 체중 감소, 식욕감퇴, 원인 미상의 피로감 또는 빈혈도 대장암에서 흔히 나타나는 증상이다. 증상의 종류와 정도는 대장의 어느 부위에 암이 발생했는지 또는 어떤 모양인지, 종양이 장을 막는지, 그리고 암의 진행정도에 따라 다양하다. 직장암에서는 대변에 피가 묻어 나오는 경우가 많고, 좌측 대장암에서는 대변에 피가 섞여 나올 수 있으며, 우측 대장(상행결장)암에서는 눈에 보이지 않을 정도의 출혈이 계속돼 빈혈이 생기기도 한다. 이런 경우 대변에 섞여있는 아주 적은 양의 피도 찾아내는 대변 잠혈검사가 진단에 큰 도움이 된다. 때로는 환자 스스로 배를 눌러 덩어리가 있음을 알아차리는 경우도 있다.

종양이 장을 막아서 장폐색증이 발생하면 복통이 심하고 배가 불러지며 장이 꿈틀거리며, 움직이는 것을 스스로 느낄 수도 있다. 좌측 대장(하행결장, 에스상 결장, 직장)암에서는 평소의 배변 습관과는 달리 변비나 설사를 일으키기도 하며, 직장이나 에스상 결장과 같이 항문 가까이에 암이 생기면 변을 보기가 힘들거나 대변이 가늘어진다.

대장암이 간으로 전이되면 오른쪽 윗배가 뻐근하게 아플 수 있다. 황달이 나타나기도 한다. 복막으로 전이되면 배 전체가 답답하고 불편하며, 때로는 복수가 차서 배가 불러지는 경우도 있다. 폐로 전이되는 경우에는 호흡곤란, 기침이 문제가 되고, 늑막으로 전이되면 흉통과 호흡곤란을 일으키기도 한다.

4. 식생활에 의한 성장, 환경, 비만과 그 대책

4.1 비만과 식생활 개선

거의 모든 사람들이 나는 일반적이라고 생각한다. 그러나 그 일반적인 식생활이 비만이나 생활습관 병을 일으킬 수 있음을 알고 있는지를 생각한다.

1) 아침식사를 거르지 않는다.

아침을 먹지 않으면 더욱 비만을 가속화 시킨다는 사실을 주지해야 한다. 전날 저녁식사 후 공복상태가 길어지면 자연히 다음 끼니의 식사량이 많아지므로 우리 몸의 췌장에서 분비되는 인슐린의 양이 안정화되지 못하고 결국 인슐린 저항성이 생기게 되며, 이는 곧 대사증후군으로 연결된다. 전날의 저녁식사 시간, 밤을 지내는 방법, 야식의 유무, 음주의 유무, 취침시간 등을 체크하고 우선 먹기 쉬운 것부터 찾아보아 밤새 길었던 공복을 한번 끊어 주는 것이 중요하다.

2) 하루 두 번 먹는 식습관의 개선

① 아침식사를 거른다.
② 빵을 먹는다.
③ 간식이 습관화 되어 있다.
④ 식사량을 줄이기 위해서 두 끼만 먹는다.
⑤ 저녁식사 중의 반주를 매우 즐긴다.
⑥ 밤늦도록 자지 않는다.
⑦ 식사시간에 대해 무관심하다.
⑧ 씨름선수, 혼자 사는 사람들, 자칭 아침에 무기력한 사람 등...

대부분 이런 경우가 많을 것이다. 하루 두 번의 식사는 비만의 중요한 원인이 되므로 꼭 개선되어야 한다.

3) 빨리 먹는 습관을 고쳐야 한다.

음식을 빨리 먹는다는 것에 대해 정확히 정의를 내릴 수는 없지만, 다음을 체크 해보아 여섯 가지 이상이 되면 식사속도가 빠른 것으로 볼 수 있을 것이다.

① 아침, 점심, 저녁 식사 중 한 번은 5분 이내에 끝낸다.
② 여러 사람과 같이 식사를 할 때 먹는 속도가 항상 1등 아니면 2등이다.
③ 아침식사는 5~10분 이내에 먹는다.
④ 식사가 나오기 까지 걸리는 시간을 무척 지루해 한다.
⑤ 식사가 끝나면 금방 자리에서 일어나고 싶어 한다.
⑥ 카레라이스나 고기덮밥 곱배기를 즐긴다.
⑦ 입에 음식을 넣고 다섯 번 이상 씹지 않는다.
⑧ 일행과 거의 얘기를 하지 않고 음식 먹기에만 열중한다.

식사 속도가 빠르면 우리 뇌의 중추에 포만감이 전달되기 전에 공복감으로 음식을 더 먹게 된다.

4) 간식에 대한 생각과 대책

식사와 간식의 구별이 애매하므로 하루에 먹는 음식을 모두 나열해서 기록해 본다. 과연 내가 얼마나 많은 음식을 먹고 있는지에 대한 인식이 필요하다. 그래서 식사 일기 등을 통해 나 자신을 개관적으로 보는 계기를 마련하는 것이 매우 중요한 일이다. 간식이 나쁜 것이 아니라 식사시간과 내용이 중요하므로 꼭 먹고 싶은 간식이 있으면 간식을 식사시간 대로 이동해 본다. 간식의 습관은 하루아침에 개선하기보다는 조금씩 줄여가야 한다. 그리고 혼자 있는 시간이 많아지거나 같이 먹는 친구가 있으면 간식하기 쉬워지므로 이에 대한 분석과 대책도 마련해 간다.

5) 공복감에 대한 대책

(1) 공복과 공복감은 엄연히 다른 것이다. 식사를 줄이기 시작하면 특히 초반에 공복감을 느끼기 쉽다.

(2) 먹고 싶을 때 기분을 달래주는 '다른 것'을 찾아본다.

음식물을 주위에서 멀리 놓아두고 하루 세끼를 규칙적으로 먹으면 '먹고 싶은' 횟수가 줄어든다. 그래도 먹고 싶으면 집중할 수 있는 다른 일을 찾아 기분을 달랜다. 단, 먹는 것 대신에 할 수 있는 행동의 조건은 다음 2가지가 있다.

첫 번째, 즐거운 일에 집중한다.

두 번째, 식사와 관계없는 것이어야 한다.

그래도 참을 수 없는 경우에는 채소나 다시마 등의 저칼로리 식품을 소량 먹는다. 이때 마요네즈나 소금 등의 드레싱을 넣지 않도록 주의한다. 맛이 없어야 많이 먹지 않기 때문이다. 공복감을 참는 것은 어려운 행동이기 때문에 성공하면 스스로 포상을 하는 것도 좋은 방법이 될 수 있다.

6) 음식 권유의 거절

식사요법을 지키기 어려운 이유 중 다른 사람의 음식 권유를 사양하지 못하거나 사교 모임 등의 장소에서 권하는 대로 먹게 되는 경우가 많다. 상대방의 마음을 상하지 않으면서 정중하게 거절하는 방법을 생각하여 미리 연습을 해 두면 도움이 된다.

4.2 한방에서의 비만

한방에서는 비만의 원인을 습(濕), 담(痰), 기허(氣虛) 등으로 기인한다고 보고 있으며, 특히 장부에서 에너지를 축적하는 장부인 간(肝), 비(脾)의 기능은 강하고, 에너지를 소모하는 장부인 심(心), 폐(肺), 신(腎)의 기능이 저하되어 비만이 나타난다고 보는데, 현대 의학적으로 얘기하자면 소화기 계통의 이상, 대사기능 장애, 내분비 계통의 이상으로 비만이 된다고 할 수 있다.

(1) 체질은 사상체질로서 태음인의 경우 전체적인 비만이 많으며, 소양인은 복부비만이, 소음인은 하체비만이 많은 편이다. 쉽게 생각하면 태음인의 경우는 10만큼을 먹으면 8 정도만 에너지로 소모하기 때문에 2 정도의 에너지가 항상 과잉 축적되기 쉬우므로 꾸준한 운동이 필요한 체질이며, 소양인은 10만큼 먹으면 10～11 정도를 에너지로 소모하기에 좀처럼 살이 찌지 않으나 나이가 들면서 게을러지면 배에만 살이 찌는 복부비만이 많다. 소음인의 경우에는 태음인처럼 에너지의 소모가 부족하여 에너지 과잉 축적이 되기 쉬운데, 특히 하체 엉덩이나 허벅지의 살이 다른 부위보다 많은 편이 된다.

(2) 음식과 관련된 것은 스트레스로 인한 폭식이나 열량이 많은 음식, 즉 튀김이나 기름진 음식을 많이 먹는 경우로 근래에 패스트푸드점이 많아지면서 피자, 햄버거, 치킨 등의 고칼로리 음식을 선호하는 사람들이 늘어나고 있다. 어려서부터 이러한 음식에 길들여진 아이들이 성인이 되어서도 식생활이 바뀌지 않아 비만이 되기 쉽게 되는 것이다. 이들 기름진 음식 속의 동물성 지방은 몸속에 축적되는 포화지방(소고기, 돼지고기 등의 동물성 기름, 버터, 쇼트닝 등)이 많을 뿐 아니라 과잉 섭취하면 콜레스테롤 수치를 올려 심장질환의 원인이 되기도 한다.

(3) 활동 감소는 말 그대로 운동부족이다. 운동에는 유산소 운동과 무산소 운동이 있는데, 우리는 축구, 농구, 스쿼시 등 과격한 운동을 하면 살이 많이 빠지리라 생각이 되지만 그렇지 않은 경우가 많다. 왜냐하면 과격한 운동이 산소의 소모보다 근육 속의 글리코겐 소모가 많은 무산소 운동이기 때문이다. 무산소 운동은 운동 후 심한 공복감을 주기 때문에 다이어트에 실패할 가능성이 높은 운동이다.

일반적으로는 아침, 저녁으로 30분 이상 걷고 뛰는 낮은 강도의 유산소 운동(예 : 조깅, 경보, 자전거 타기, 줄넘기, 에어로빅 등)을 권하는데 이는 산소를 소모하면서도 운동 후 공복감을 초래하지 않고 지방을 에너지로 사용하는 데 좋은 운동이기 때문이다.

4.3 아토피와 식생활(한방)

아토피 피부염은 문명병의 일종으로 선진국이나 공해지역, 현대화된 식생활과 주거환경 속에서 많이 발생하고 있으며, 이에 따라 우리나라도 근래 들어 급격한 증가 추세에 있다. 그 체질적, 유전적, 시대적 특성으로 난치 질환에 속하며, 서양의학적인 치료의 한계점을 드러내고 있어 각종 민간요법이나 보조식품류가 범람하고 있는 실정이다.

1) 자연친화적인 식생활 등 꾸준한 관리 필요

한방에서는 임신 중 섭생 부족에 따른 태열 조장, 그리고 잘못된 의식주를 아토피의 주원인으로 꼽는다. 특히 옳지 않은 식습관에 의한 체질 변성 및 장부 기능의 부조화로 혈액이 탁해지고 면역력이 약화된 상태에서 체내 외에 풍습열(風濕熱)의 나쁜 기운(邪氣)이 침범하여 발생된다고 본다. 시골에서 자란 아이가 선진국에 비해 후진국이 절대적으로 아토피가 적은 이유는 식습관, 주거 및 환경의 변화와 오염이 큰 요인이 되는데, 특히 비누와 세제의 사용, 공해 및 이에 따른 오존층 파괴와 강한 자외선 노출, 인스턴트 식이 및 식품첨가물의 증가, 아파트 등에서 나오는 유해독소들이 원인이 될 수 있다. 그러므로 이러한 환경적인 요인을 피하고 자연친화적인 식생활을 유지한다면 어느 정도 상태의 안정을 꾀할 수 있다.

아토피 피부염이 생기면 가려움이 심해 자주 긁게 되고, 이로 인해 피부가 벌겋게 부어오르거나 긁은 부위에 염증이 생겨 2차 감염이 오게 된다. 소아의 아토피는 증상이 호전과 재발을 반복하며, 감기나 비염 등의 질환이 자주 생기므로 이에 따른 치료법을 적절히 바꾸어 주어야 한다. 다른 치료보다 치료기간이 길며 어렵고, 섬세한 관리가 필요하다. 무엇보다 철저한 식생활 개선과 의식주의 관리가 필요하며, 스테로이드나 항히스타민제의 노출을 최소화하면서 약 3개월 이상 6개월 정도까지 꾸준한 관리를 받아야 한다.

2) 몸 안의 치료와 몸 밖의 치료를 병행한다.

한방에서는 아토피 피부염이 흔히 두 번의 자연 치유시기를 겪는다고 말한다. 첫 번째는 돌이 지나 걷기 시작하면서 땅을 밟으면서 좋아진다고 하며, 두 번째는 사춘기에 호르몬 기능이 왕성해지면서 피지 분비가 촉진되고 오장육부가 성인처럼 완성되면서 면역기능이 안정되어 아토피 증상이 없어지게 되는 것이다.

아토피의 한방적 치료는 몸 안의 치료와 몸 밖의 치료를 동시에 하는 것으로 진행된다. 몸 안의 치료는 한약(탕약과 환약)으로서 아토피의 주된 원인이 되는 습기, 열을 제거하여 가려움증을 없게 한다. 한약은 각 환자의 특징을 고려하여 체질 개선을 유도하고 태열과 혈독을 제거하여 혈액을 맑게 하는 것으로, 혈액 내 과민한 면역반응에 의한 알레르기를 개선하는 효과가 있다.

3) 갓난아기 이유식은 서두르지 않는 것이 좋다.

알레르기를 억제하는 항체는 갓난아기가 태어나서 6개월 정도 지난 후에야 조금씩 만들어진다. 드림아이한의원 전찬일 원장은 "이유식은 6개월 이후, 콩류는 10개월 이후, 계란이나 우유, 육류 등은 돌 이후에 먹이는 것이 좋다"며 그 이유로 "갓난아기는 소화기능이 아직 미숙해 단백질을 끝까지 분해하지 못한 채 흡수하므로 이유식은 서두르지 않는 것이 좋기 때문이다"라고 말한다.

아이에게 모유는 알레르기로부터 보호하는 데 최고의 식품이 된다. 모유가 부족한 경우 초유만이라도 먹여야 한다. 인스턴트식품(가공식품)의 섭취를 최소한으로 줄여야 하는 것은 당연한 일이다. 가능한 새 아파트를 피하는 것이 좋다. 시멘트와 아스팔트의 도시적, 비자연 친화적 환경, 공해와 매연 등이 아토피를 악화시킨다. 진드기나 먼지 제거를 위해 카페트를 걷고 침대 생활을 피하는 것이 좋다. 불필요한 가구를 없애 곰팡이나 먼지를 줄인다. 애완동물의 털은 알레르기의 원인이 되므로 주의해야 한다. 봉제인형, 털인형 등은 악화의 원인이 될 수 있다. 적절한 습도 유지가 필요하며, 급격한 온도 변화는 질환 악화의 원인이 된다. 피부의 자외선 노출은 증상을 악화시키므로 주의해야 한다.

4) 아토피 섭생법

① 의류는 청결하게 하며 되도록 순면을 선택하고, 동물성 섬유나 털, 염료 처리된 것은 피하는 것이 좋다.

② 베개, 침구류는 반드시 면 씌우개를 하고 청결하게 한다.

③ 세제 사용은 사용량만큼 적절하게 하고, 깨끗이 헹구어 세제가 남지 않도록 한다.

④ 아토피성 피부(태열)에는 상처가 있으면 과산화수소수로 소독을 해주고, 상처가 없는 건조한 부분은 아토피 전용 로션을 발라야 한다.

⑤ 목욕은 너무 자주하지 말며, 목욕 시 부드러운 천으로 적은 양의 비누 거품을 내서 살살 문지르고 때타월이나 비누를 직접 피부에 대고 문지르는 것은 삼가야 한다.

⑥ 목욕 시 비누 사용은 하루에 한 번 정도 하고, 아토피 전용 비누 등 무자극성

윤활성(무계면 활성제) 비누를 사용해야 한다.

5) 아토피 환자가 반드시 피해야 할 음식

① 우유, 버터, 치즈, 요구르트 등의 우유 제품
② 육류(특히 기름에 볶거나 튀기거나 구운 것)
③ 등푸른생선(고등어, 꽁치, 갈치, 정어리), 장어
④ 초콜릿, 인공 색소나 첨가물, 조미료
⑤ 포테이토칩, 피자, 튀긴 음식, 과자는 가능한 적게 먹일 것
⑥ 기타 고사리 및 죽순, 라면, 마가린, 커피, 코코아

식물성 기름(참기름, 들기름, 현미유, 올리브유)는 큰 상관없이 먹을 수 있으나 단, 튀김과 같은 대량의 식물성 기름은 삼가고, 야채를 볶는 정도는 괜찮다.

6) 주로 섭취해야 할 음식

① 단백질은 식물성 위주로 한다.
② 우유 대신 유단백 덩어리가 작은 산양유를 먹도록 한다.
③ 동물성 단백질은 생선(등푸른생선 제외)을 주로 하며, 육류 섭취를 줄인다. 특히 회는 빨간 회보다 흰색 회를 주로 먹는다.
④ 식물성 지방섭취(들기름, 참기름)
⑤ 흰쌀밥보다는 현미잡곡밥 위주로 먹는다.
⑥ 야채를 많이 먹는다.
⑦ 해조류를 많이 먹는다.

4.4 키와 식생활 습관

골고루 먹으면 키가 커질 수 있고, 무조건 먹으면 오히려 비만해질 우려가 있으므로 먹는 것도 올바른 요령이 필요하다. 섭취한 모든 음식이 아이들의 키로 가는 것은 아니다.

(1) 키 성장을 촉진시키는 바른 식사법

① 식사는 하루 3끼를 제 시간에 먹는다. 한 번 식사할 때마다 30분 정도의 여유를 갖고, 한 번 씹을 때는 약 30회 정도 꼭꼭 씹어 천천히 먹는 것이 좋다.
② 키를 크게 하는 음식과 도움이 되지 않는 음식을 가려 먹는다. 시금치, 당근과 같은 녹황색 채소를 비롯해 살코기, 콩, 간 등이나 식물성 기름은 키 성장에 좋

은 음식이다. 반면 라면 같은 인스턴트 음식이나 카페인 성분이 첨가된 식품은 키 성장에 해로운 음식이다.

③ 간식이나 야식은 가급적 먹지 않는다. 주식을 소홀히 할 수 있기 때문이다.

Ⅲ. 학습정리

(1) 식생활과 식습관을 이해하고, 우리의 건강증진과 질병예방에 있어 적합한 식사와 좋은 영양의 유지는 대단히 중요하다. 적합한 식사란 자기에게 적합한 것을 뜻하며 신체적 조건, 활동량, 식품에 대한 올바른 지식 등이 합쳐져서 적합한 식사가 구성된다. 또한 좋은 영양을 유지하기 위해서는 좋은 식습관을 가져야 한다. 식습관은 각 가정의 경제수준과 전통적인 관습, 교육수준, 정서적 환경, 사회관습 등에 따른 식품섭취 상황에 의해 형성된다.

(2) 식생활 변화에 따른 한국인의 영양문제로 인류는 오랜 기간 살아오는 동안 식품의 섭취가 인간의 건강에 중요한 역할을 한다는 것을 이해하고, 식품 속의 여러 구성물질의 조화와 균형을 이룰 때 건강이 유지된다. 오늘날 식생활 변화에 따른 한국인의 영양문제는 인스턴트식품, 냉동식품, 간이식품 등 새로운 식품산업 기술에 따른 신제품 개발은 우리 식생활의 양상을 변화시키고 있으며, 관광산업은 더욱 식품산업과 외식산업의 붐을 가속화 시켜 우리 식생활에 많은 영향을 미치게 되었다.

최근 20년 사이 곡류의 소비가 줄고 육류의 소비는 증가 추세이며, 식물성 식품의 섭취 소비는 감소하고 동물성 식품의 소비는 증가되어 탄수화물, 지방, 단백질의 섭취율 변화는 점차 바람직한 방향(탄수화물 : 단백질 : 지방 = 65 : 15 : 20)으로 변화되었으며, 탄수화물에서 주로 취하던 에너지의 비율이 감소하면서 단백질, 지방의 에너지 비율이 높아지고 있다. 매일 우리 몸에 필요한 40여 종의 영양소를 공급하기 위하여 하루 세 끼 식사를 규칙적으로 하되 매 끼니마다 단백질군, 칼슘군, 무기질 및 비타민군, 당질군, 지방군 등 다섯 가지 기초식품군을 골고루 섭취해야 식생활과 건강을 유지하는 데 기폭제 역할이 될 것이다. 또한 식생활에 따른 질환들을 알아보고 그 대책 방안을 정리하였다.

(3) 전 세계가 하나의 생활권이 되어 가고 있는 요즈음에도 지역적・문화적 특성이 가장 잘 나타나며 강한 보수적 경향을 갖고 있는 것이 식생활이기 때문에 단기간에 큰 변화를 이루는 것은 매우 어려울 것이다. 그 동안의 낭비적인 식문화가 개선되기 위해서는 우선 우리 식문화의 진정한 의미를 알고 잘못된 부분을 고치도록 해야

할 것이다. 동양의학적 식습관에서는 곡기가 충당되지 않는 원기란 충전이 되지 않는 축전지 (Battery)에 비유될 수 있다. 그리고 기의 순환으로 인한 신진대사가 원활히 이루어지지 않는 일은 발전기(Generator)가 제대로 작동 되지 않는 자동차가 주행하는 경우에 비유가 될 수 있을 것이다.

무병장수를 위해서는 몸 안의 기를 조절하고 정기를 보양함과 함께 남아도는 사기를 제거 시키고, 또한 원기를 북돋아 조화된 氣가 원활하게 순환할 수 있도록 하는 일도 배제되어서는 안 된다. 그러므로 도가의 양신법과 도인 호흡법, 식이요법 등이 함께 고려되지 않은 양생법은 총체적인 방법이 될 수가 없을 것이므로 총체적인 양생법이란 현대식의 언어로 표현하면 정신의 안정과 적절한 운동 그리고 영양관리법이 삼위일체를 이루며 함께 조화된 기법이라고 할 수 있다. 무병장수 하려는 목적이 양생의 참뜻이 곧 의술이다. 원기와 곡기의 보존이란 질병 치료에 선행되어야 될 것이다. 또한 오늘날 서구식 식생활로의 변화는 대장암을 유발시키는 원인이 되기도 한다.

(4) 식생활에 의한 성장, 환경, 비만에 대한 종합적인 식생활 개선법이 필요하다.

제 2 장

생활습관이 현대병을 만든다(1)
〈당뇨병〉

Ⅰ. 학습목표

1. 식생활의 개선만이 성인병을 예방
2. 생활습관의 불균형이 건강의 불완전
3. 주요 성인병을 이해하고 대처하는 방법
4. 올바른 식단과 생화학적 현상 운동요법으로 극복하는 법
5. 올바른 식단표와 생활기록표

Ⅱ. 학습내용

1. 생활습관병이란

최근 생활습관병이란 명칭을 도입하며 식습관, 운동습관, 금연 등의 생활습관이 그의 발증, 진행에 관여하는 증후군들을 말한다. 지금까지 사용되어 온 성인병이란 명칭은 암, 뇌졸중, 심장병 등이 40~60세 정도의 한참 일하는 사람에게 많다. 이 3대 성인병에 당뇨병, 고지혈증, 비만, 고혈압, 통풍 등을 더하여 성인병이란 명칭으로 불리어지고 있다.

2. 현대인의 문명병 당뇨

2.1 당뇨병이란

1) 당뇨병과 혈당치와의 관계

(1) 당의 흐름

체내에 있어서 포도당의 흐름을 표시한 것이다. 식물 중의 당질은 단당까지 소화분해되어 십이지장에서 포도당, 과당, 솔비톨, 유당 등이 되어 흡수되어 문맥을 지나 간장에 송부되어 혈액 중에 공급되어진다. 이때 포도당 이외의 당은 간장에서 포도당으로 변환된 후 혈액 중에 송부된다. 혈액 중의 포도당은 다시 간장에 돌아오기도 하며 뇌, 근육, 지방조직에 흡수되어 에네르기원으로 쓰인다. 과다의 포도당은 간장, 근육조직에서 글리코겐으로 축적되기도 하며, 중성지방으로서 조직에 저장되기도 한다.

(2) 혈당치를 결정하는 메커니즘과 조절시스템

혈당치는 혈액에 들어가는 포도당과 나오는 포도당의 발랜스에 의해 결정된다. 그렇지만 식사를 한 후 당질을 흡수하면 혈액 중에 들어가는 포도당이 증가하여 혈당치가 상승하게 되는 것으로 혈당치의 상승을 제어하는 시스템이 작동한다. 공복 등에 의해 당의 공급이 부족하게 되고, 운동에 의해 당의 소비가 항진하게 될 경우도 혈당치를 상승시키는 시스템에 의해 혈당치의 저하가 경감되게 된다. 그리고 이 시스템은 여러 종류의 호르몬, 자율신경계에 의해 구성되어 있다. 그렇기 때문에 통상인의 혈당치는 60～160㎎/dℓ의 범위에 있다.

혈당치를 높이는 호르몬은 볼 수 있는 것에 비해 혈당치를 저하시키는 호르몬은 인슐린만이 작용한다. 이것은 우리들의 육체가 고혈당에 대해서는 비교적 적응력이 있는 것에 비해 저혈당에 대해서는 저항력이 없이 단시간에도 뇌 등에서 큰 장해를 일으키기 때문인 것이다. 혈당 조절계는 정상으로 작동하면 혈당치는 일정 범위 내에서 보존되어 무엇인가 문제를 일으키지 않지만, 정상으로 작동하지 않을 경우에는 혈당치에 이상이 생긴다. 이 중에서도 발생되기 쉬운 것이 인슐린의 부족에 의한 고혈당, 즉 당뇨병인 것이다.

2) 포도당의 흐름

(1) 식사를 한다.

(2) 음식물 중에 당분이 장에 흡수된다(흡수되어진 당분, 포도당, 과당, 솔비톨 유당 등).

(3) 간장에 보내진 전부의 당이 포도당으로 바뀌져 혈액 중으로 송출되어 진다(포도당, 소르비톨→유당, 과당→포도당).

(4) 혈액 중에 포도당은 체내에 배분되어 거기에서 분해되어 인간이 살기 위해서 에네르기로 된다(포도당의 배분→간장에 65%, 뇌에 25%, 근육에 10%, 지방

조직에 5%).

(5) 혈액에 포도당을 공급하는 인자

① 장에서 소화 흡수되어진 당류
② 간장의 글리코겐의 분해
③ 말초조직으로부터의 아미노산, 유산, 지방산 글리세롤을 원소로 한 간장에서 새롭게 만들어진 당

(6) 혈액으로부터 포도당을 제거하는 인자

① 말초조직에서 포도당이 분해되어 산화됨에 따라 탄산가스와 물이 생성된다.
② 지방조직에서의 중성지방의 합성
③ 간장과 근육에서의 글리코겐의 생성 등과의 항진
④ 신장에서의 포도당의 배설

(7) 혈당치를 조절하는 호르몬

혈당치를 하강시키는 호르몬

<식사 후> ‖

인슐린

이것이 호르몬의 움직임에서 건강한 사람의 혈당치는
60～160mg/dℓ로 유지한다.

3) 인슐린 작용 부족과 당뇨병적 대사

인슐린 분비 장해 또는 인슐린 저항성에 의한 인슐린 작용 부족이 되면 당대사에서 보여지지 않는 지질대사, 단백질 대사에도 이상이 생긴다. 이것을 당뇨병 대사라 한다. 인슐린 작용 부족이 일어나면 간장과 근육, 지방조직에서의 포도당 이용이 저하된다. 그 결과 생기는 에네르기 부족을 방지하기 위해서 체내에서는 2가지의 현상이 일어난다.

지방조직에서의 중성지방의 분해에 의한 혈중 유리지방산의 상승과 근육조직에서의 단백질의 분해에 의한 아미노산의 혈중 방출이 있다. 혈중 유리지방산과 아미노산은 간에 흡수되어 당 신생이 항진되고, 간에서의 포도당 방출이 증가하고 고혈당이 더욱 악화된다. 또한 유리 지방산을 원료로 간에서 케톤체가 생산되어 고케톤 혈증을 일으킨다. 또한 당 신생 때에 불필요한 아미노산 분자로부터 요소가 형성된다.

2.2 포도당 독성과 리포 톡시티

1) 포도당 독성

고혈당 자산이 인슐린 분비와 인슐린 작용을 제어하는 일을 포도당 독성(glucose toxicity)이라 한다. 혈당치가 상승하면 포도당 독성에 의한 인슐린 분비는 저하되고 인슐린 저항성은 증강되며, 고혈당이 더 악화되게 되는 악순환이 생긴다. 그러나 그 악순환은 치료에 의해 포도당 독성을 제거하여 소실된다. 포도당 자극에 대하여 인슐린 분비의 저하는 혈당치가 155mg/dℓ를 넣게 되면 일어난다. 그러나 그 상태에서는 또한 포도당 이외의 아미노산, 경구 혈당 저하 약, 카테골 아밀과 글루카곤 등의 호르몬의 자극에 대해서는 인슐린 분비는 유지된다. 또한 혈당치가 200mg/dℓ를 넘게 되면 포도당 이외의 자극에 대해서도 췌B세포는 반응하지 않는다. 그러므로 당뇨병 치료에 있어서는 췌B세포가 파괴되지 않는 상태에서 될 수 있으며, 초기에 포도당 독상에 의한 악순환을 끊는 일이 중요한 일이다.

2) 리포 톡시티

고혈당 자체가 인슐린 분비 장해와 인슐린 저항성을 일으키는 일은 포도당 독성에 의해 알려진 것과 같이 되었지만, 지방에 관해서도 옛날부터 Randle의 포도당 지방산 사이클로서 근육의 당과 지방의 이용이 상호간에 방어할 수 있다고 알고 있다. 그러

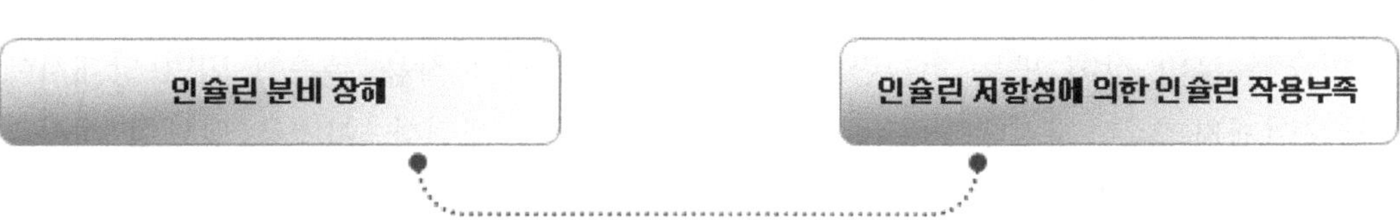

▪ 당뇨병 대사 : 당대사에서 보여지지 않는 지질대사, 단백질 대사에 이상이 생김
▪ 간장과 근육, 지방조직에서의 포도당 이용이 저하됨.

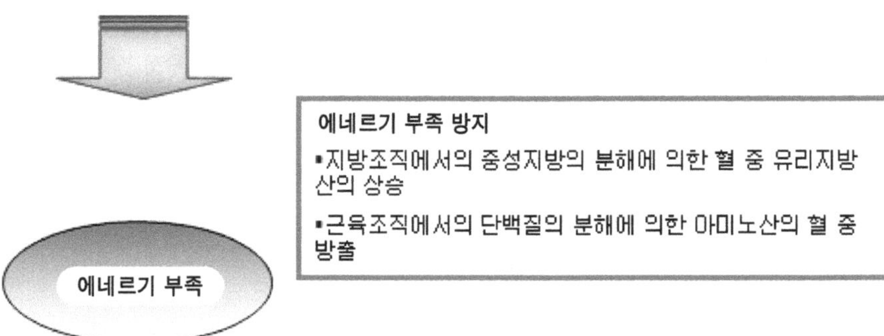

나 최근 포도당 독성의 제창자이기도 한 Unger에 의해 새롭게 리포톡시티란 계념이 제창되어 지방의 인슐린 분비와 작용에 대해서 움직이기도 한다는 관심을 불러일으키기도 했다.

(1) 지질과 인슐린 저항성

고지방식이 쥐에서 인슐린 저항성을 불러일으킨다는 것이 알려져 왔다. 그러나 지방의 종료에 의해 그 영향은 다르다. 포화지방산(식용유지), 일가불포화지방산(오레인산, 올리브유), n-6개 불포화 지방산(리놀산, 사후리유)는 간장과 근육의 인슐린 저항성을 가지고 있다. 세포막의 지방산 조성은 유전적으로 제어된 것만이 아니라 식사 중의 지방산 조성에 의해서도 좌우된다는 사실을 알게 되었다. 또한 근육의 중성지방량의 증가는 인슐린의 작용을 억제한다는 것도 알게 되었다.

(2) 지질과 인슐린 분비

지방 자극 시 단시간에서는 인슐린 분비는 증가하지만 자극시간의 증가에 의해 인슐린 분비 증가 효과는 감소하고, 자극시간이 연속으로 수일에 달하면 역으로 인슐린

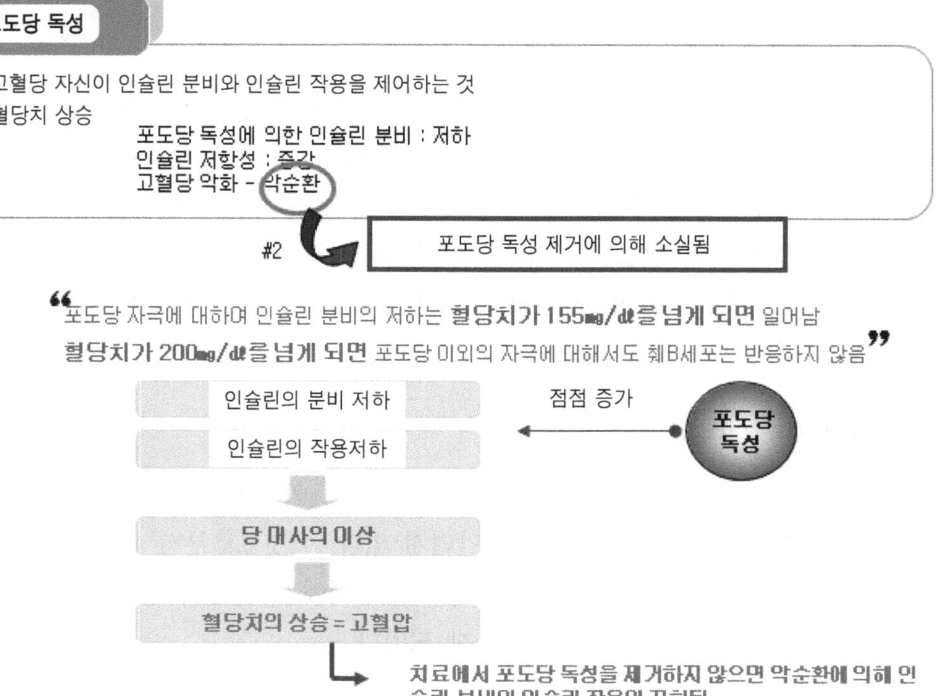

분비가 억제된다. 특히 유리 지방산 중에서도 인슐린 분비 자극 작용은 동물성 지방이 더욱 강하고, 올리브유가 그 다음으로 식물성유가 더 약하다는 사실을 알게 되었다(스케아린산, 파르마친산, 오레인산, 리놀산의순). 그 결과, 비만을 돕는 인슐린 리셉티의 down-regulation에 의해 점점 인슐린 저항성이 증강되고, 공복 시 혈당치가 상승할 것으로 생각되어 그 예방으로는 저녁식사의 동물성 지방의 제한과 운동이 중요하다고 생각된다.

3) 유전자 이상을 바탕으로 하는 특수 타입의 당뇨병

특수타입으로 구별되어지는 명확한 유전자 이상을 바탕으로 한 당뇨병은 그 많은 것이 경증이기에 임상적으로는 2형 당뇨병으로 진단된 것이 일반적이다. 그렇지만 인슐린 유전자의 변이, 인슐린 수용체 유전자의 변이, 미토콘트리아의 유전자의 변이, 간, 췌B세포의 당 운송단체(HNF4α 유전자의 변이), MODY2(HNF1α 유전자의 변이) 등이 알려지고 있다.

(1) 1형 당뇨병의 발증

1형 당뇨병은 그림에 나타난 것과 같이 특정의 HLA를 가지고 있는 것이 자기면역 그리고 바이러스 감염에 관여하여 랑게르한섬 B세포의 파괴가 일어나 인슐린 분비의 저하에 의해 발증한다.

(2) HLA와의 상관

HLA는 사람의 백혈구 표면에 존재하고 있는 조직 적합성 항원을 말하며, 사람 백혈구 항체(Human Leukocyte Antigen)의 명칭을 말한다. HLA는 당초 장기이식을 성공시키기 위해서 조직적 합성에 관한 연구를 통해 주목을 끌었지만, 현재에는 그것뿐만이 아니라 사람의 생명 유지와 면역반응 유전자 영역을 찾아내는 마크로서 질환의 진단, 치료, 예방대책, 또한 우성 유전자학에의 응용 등 임상의학의 다른 부분에 이르기까지 넓게 도입되고 있다.

(3) 자기면역의 관여

자기면역 질환으로서 유명한 것은 만성 갑상선염, 악성빈혈 등이 있다. 1형 당뇨병 일부의 것으로 이 질환과의 관련성이 알려져 있다. 이것으로부터 1형 당뇨병과 각종 장기에 대한 자기 항체에 관해서의 검사가 진행되어 항갑상선 항체, 위벽 세포항체 등의 발견 빈도가 높다는 것이 명확하게 되었다.

"1형 당뇨병은 특정의 HLA를 가지고 있는 것이 자기면역 그리고 바이러스 감염에 관여하여 랑겔한섬 B세포의 파괴가 일어나 인슐린 분비의 저하에 의해 발증함."

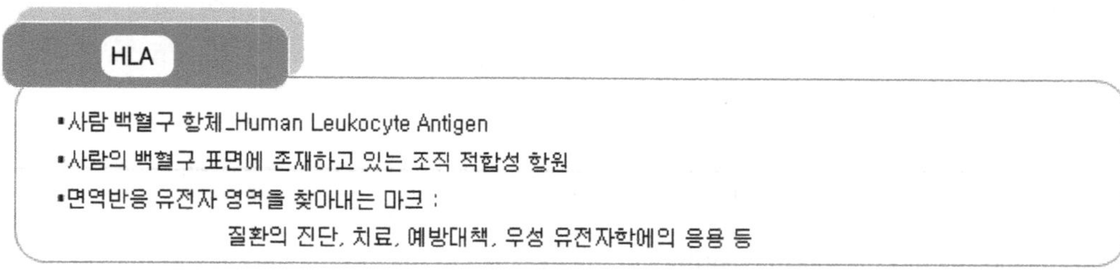

1형 당뇨병 발증과정

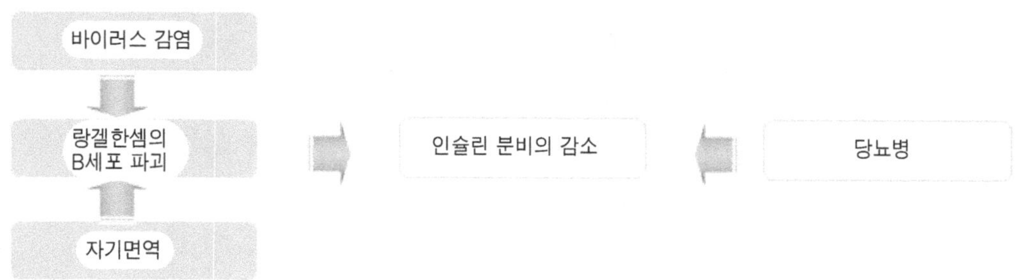

(4) 바이러스 감염

당뇨병의 발증을 생각하는 것으로 HLA, 자기항체, 그리고 바이러스 감염에 의한 3자와의 관계는 지극히 흥미진진하다. 그러나 이것으로부터 우리나라에 있어서 전부의 1형 당뇨병의 발증을 설명하고 얻을 것인가는 의문이고, 또한 이후의 연구 과제라고 볼 수 있다.

4) 당뇨병의 검사와 진단

(1) 당뇨병을 발견하기 위한 검사

① 당뇨 양성으로부터 당뇨병 진단까지

당뇨병이 발견되게 되는 동기는 대부분이 뇨 다양성이다. 당뇨병에 특유하게 되는 자각증상은 전부 고혈당에서 유래하는 것이지만, 이 자각증상을 가진 것이 아니고 초기 발현, 초기 진단이 요망된다. 그리고 뇨당 검사를 초기 당뇨병 발견을 하기 위해서는 식후 뇨당 검사가 필요하다.

② 뇨당 검사만으로는 당뇨병은 진단할 수 없다.

통상은 신자의 당 배출 역치의 160mg/dℓ를 넣으면 뇨당이 검출되게 되었지만 그러나 경종 당뇨병에서는 식후에 혈당치가 상승하여 뇨당이 검출되는 것과 같이 되지만 공복 시에는 160mg/dℓ 이하인 것이 많다. 뇨당이 음성으로 나타난 것은 적은 일이다. 신 질환을 합병한 환자와 고령자는 그 신의 당 배출 역치가 상승하여 혈당치가 160

당뇨병 발증에 관련한 바이러스

사 람	• 유행성 이하선염 바이러스 • 고꾸사끼 바이러스(B_1, B_3, B_4, B_5) • 풍진 바이러스 • 사이도메카로 바이러스
동 물	• 뇌염, 심근염 바이러스 • 고끄사끼 바이러스(B_4) • 구제역 바이러스 • 베네즈엘라 말뇌염 바이러스 • 사이도메카로 바이러스

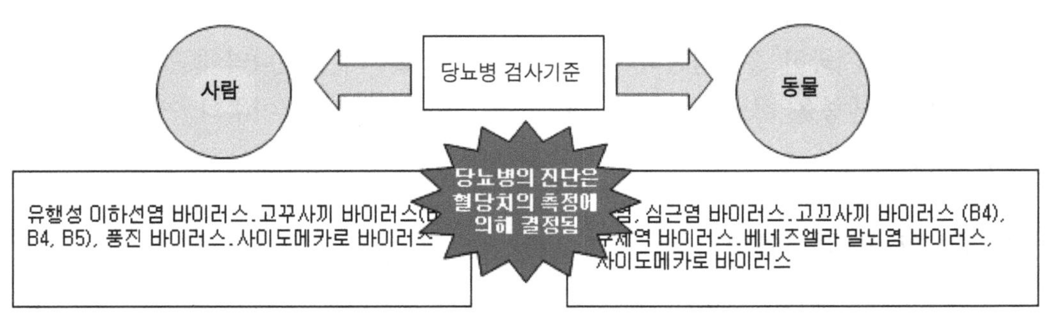

공복시 혈당치 또한 75g 당부가 시험(OGTT)
2시간치의 판정기준 (정맥혈당치, mg/dℓ, 말초내의 mmol/l)

	정상역	당뇨병역
공복시기	<110 (6.1)	≧126 (7.0)
75gOGTT 2시간치	<140 (7.8)	≧200 (11.1)
75gOGTT의 판정	양지를 넘지 않는 것 정상치	어떤 것이든 넘는 것은 당뇨병형
	정상형에도 당뇨병형에도 속하지 않는 것은 경계형이라 함	

mg/dℓ를 넘어도 뇨당은 검출되지 않는다. 역으로, 태어날 때부터 이 당 배출 역치가 적은 것에서는(협의의 신성 당뇨) 혈당치가 낮아도 뇨당이 검출되게 된다. 후천적 당 배출 역치가 저하할 경우는 임신, 부신피질 스테로이드약, 스트레스 등을 들 수가 있다. 그렇지만 뇨당 검사만으로는 당뇨병의 진단은 할 수 없고 정확한 진단에는 혈당 검사가 불가결하게 된다.

(2) 당뇨병의 진단

당뇨병의 진단은 혈당치의 측정에 의해 결정된다. 공복 시 혈당치가 126mg/dℓ 이상 75gOGTT 2시간치가 200mg/dℓ 이상, 수시 혈당치가 200mg/dℓ 이상. 무엇이든 각기 다른 날에 검사해서 2회 이상 확인되면 당뇨병으로 진단된다.

수시 혈당치 ≧200mg/dℓ (≧11.1 mmol/l)의 경우도 당뇨병이라 함.

정상형이지만 1시간치가 180mg/dℓ(10.0 mmol/l) 이상일 경우는 180mg/dℓ 미만의 것에 비교하여 당뇨병에 악화하는 위험이 높기에 경계형에 준하는 취급(경과시한 등)이 필요하다.

5) 당뇨병의 합병증

(1) 급성 합병증 - 당뇨병성

당뇨병에 있어서의 혈관의 장해
(동맥경화와 당뇨병성 소혈관 장해의 2개의 타입이 있다.)

(2) 만성 합병증 - 당뇨병성 세소혈관 장해와 동맥경화

당뇨병은 대사의 병이기도 하지만 혈관의 병이기도 한다. 그것은 당뇨병에 걸리면 전신의 혈관이 광범위하게 장해를 입는다. 그것들이 당뇨병의 합병증인 것이다. 이 합병증과 감기는 만병의 근원이라고 말하고 있지만 당뇨병 또한 만인의 근원인 것이다. 동맥경화증과 하나는 당뇨병성 소혈관 장해인 것이다.

(3) 당뇨병성 세소혈관 장해의 발증 기강

일반적으로 산이 없는 곳에서 귀상은 없다는 말이 있지만 고혈증이 없는 곳에 당뇨병성 세소혈관 장해 없다 라고도 말하고 있다. 그렇지만 이것들이 합병증을 찾아가면 꼭 고혈증에 돌입하게 된다.

여기에서 왜 신경, 눈, 신장의 합병증이 생기기 쉬울 것인가에 대해서 생각해 보자.

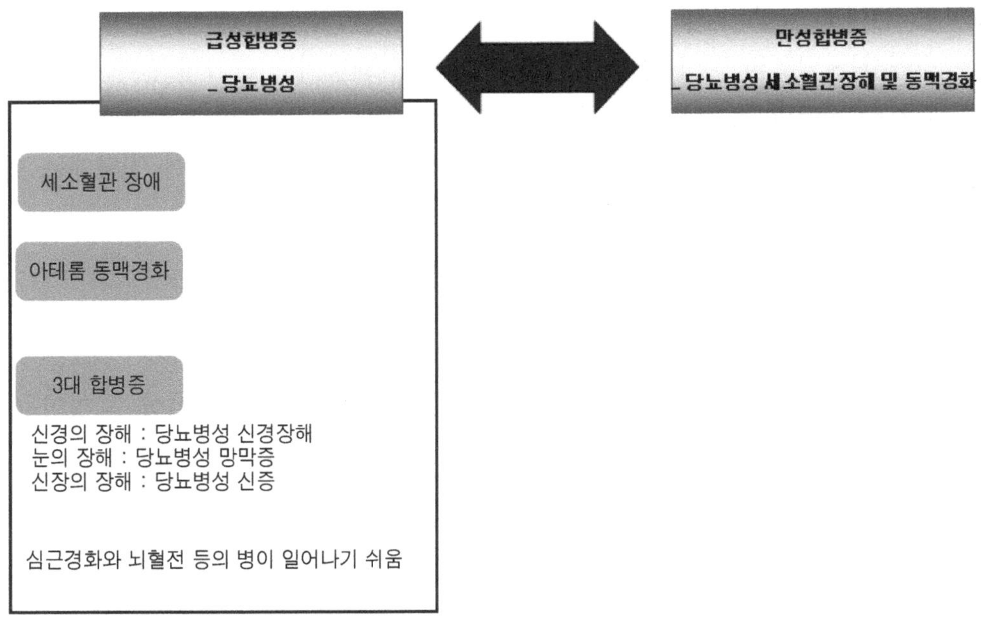

체내의 조직에는 인슐린의 도움을 받아 세포 내에 포도당을 섭취하고 조직과 인슐린의 도움이 없이는 세포 내의 포도당을 섭취할 조직이 없다.

① 프로테인키나제C(PKC) 환성의 상승

PKC 환성의 광가로 보여질 경우에는 RHr 자아실클리세롤(DAG)의 증가를 인정하고, 고혈당에 의한 DAG의 de novo 합성이 항진하며, 그 결과 PKC 환성이 상승한다고 생각한다.

② AGE의 증가

고혈당 상태에서는 단백질은 비효소적으로 당화된다. 이 반응은 멀리이드반응이라고 불리워진다. 이 반응의 초기단계 반응물질의 아마도리 화합물이 당뇨병 환자의 혈당 컨트롤의 훌륭한 지표로 되는 것이 명확하게 되었다.

③ 폴리올 대사경로의 활성화

폴리올 대사 경로는 포도당 → 솔비톨 → 과당의 2개의 단계로부터다. 이 대사경로에 있어서의 최초의 진속효소가 알토지 환운효소(aldose reductase, AR)로 통상은 그 경로를 개입한 포도당 이용은 3% 정도에 불과하다.

(4) 당뇨병성 신경장해의 특징

① 손보다 다리의 신경이 다치기 쉽다(찌릿찌릿한 감 등).

② 편방만이 아니라 조우 양방 전부 일어나기 쉽다.
③ 자율신경 실조도 많다(인포텐스, 땀 증발 이상, 배뇨 곤란, 변비, 설사, 기립성 저혈압 등).
④ 당뇨병의 병력이 길고, 당뇨병의 컨트롤이 나쁠 경우 생기기 쉽다.

(5) 똑같은 신경장해를 일으키는 알코올 의존증과 고혈당

어떤 것이든 대사 장해로서 작용하기 때문에 원인은 달라도 똑같은 증상을 나타낸다.

① 짧은 신경으로부터 긴 신경까지 다치기 쉽다(어떻게 짧은 다리라고 손보다 다리의 경우가 길기 때문에 손의 신경보다도 다리의 신경 장해가 나타나기 쉽다). 그렇지만 다리의 증상이 아니고 편측의 손에 증상이 생길 경우에는 변형성 경이증, 송근관 증후군, 후종혁대변화증과 같은 정형외과 영역의 병태를 생각하는 편이 좋다.
② 허혈성 장해는 두꺼운 신경보다는 주로 대사성 장해는 얇은 신경으로부터 일어난다. 당뇨병의 남성 환자의 혈당 컨트롤을 잃게 되는 원인으로는 알콜을 들 수가 있지만, 술을 좋아하는 가계의 당뇨병 환자가 다리의 뒤틀림을 말할 경우 알콜도 고혈당도 어떤 것이든 대사 장해로서 작용하기 때문에 그것이 혈당 컨트롤의 형태를 깨는 것이지만 알콜 때문이라는 것은 구별이 곤란하다. 또 긴 시간 정좌하면 서지 못할 정도의 다리의 이상을 알지 못하지만, 이것은 정좌에 의한 다리의 압박이 계속되면 허혈장해에 의한 위치각, 운동신경 등의 두꺼운 신경이 다치기 때문이다.
③ 신경 장해는 처음 신경의 흥분에 의해 과민 증상이 생기고, 장해가 계속되면 신경의 억제 증상이 일어난다. 당뇨병의 경우, 초기에 대사 장해가 중심적으로 일어난다. 그러기에 양측성에 얇은 신경이 다치기 쉬워지고, 양다리와 꼬이고 찌릿찌릿 하는 등의 과민 증상이 나타나기 쉽다.

당뇨병은 진행되게 되면 혈관 장해에 의한 허혈성 장해와 합병되고, 두꺼운 신경의 장해가 더해져 당뇨병성 신경장해의 병상이 복잡하게 된다.

(6) 당뇨병성 망막증

당뇨병성 망막증은 고혈당과 함께 대사 이상에 의한 망막의 혈관 내피세포, 망막색소상피세포, 혈관 벽의 주파세포의 장해에 의한 혈관 폐한에 의해 생긴다. 고혈당에 의한 망막의 대사 장해는 폴리올 대사 경로의 활성화를 중심으로 신경장해에서 서술

당뇨병성 신경장해의 증상, 소견과 장해된 신경 선이

1. 감각장해	
• 찌릿찌릿한 감 진행 • 아픔 뒤틀림 → 온통각 저하	• 얇은 선이(온통각) • 조금 두꺼운 선이(촉각)
2. 자립성 신경장해	
• 서는 것의 어려움. • 안정 시의 맥박(90분/전후) • 인포텐스, 설사, 변비, 운동 시의 맥박증가 적다. • 비뇨 장해, 위내용 배출 순연	• 가장 얇은 선이(자율신경)
3. 진통각 저하	• 두꺼운 선이(진통각)
4. 아킬레스건 반사 소실	• 두꺼운 선이
5. 신경 전도 속도 저하	• 두꺼운 선이

한 여러 종의 인자가 복잡하게 얽혀져 생긴다고 생각된다.

(7) 당뇨병성 신증

당뇨병성 신증은 신계구체의 편화성 병변에 의해 생긴다.

6) 당뇨병과 동맥경화

(1) 고혈당

고혈당 상태가 지속되면 포도당은 단백질과 비효소적으로 결합한다. 당화 LDL은 AGE를 형성하고, 마크로파아지에 섭취되기도 하고, 혈관 매트릭스도 결합하기도 하여 동맥경화 형성을 촉진시킨다.

당뇨병에 있어서의 동맥경화의 위험인자

• 고혈당 • 인슐린 • 성장호르몬 • 비 만	• 고지혈증 • 고혈압 • 혈소판 기능 이상

(2) 고중성 지방혈증

당뇨병 환자의 20~70%에 고지혈증의 합병증이 보고되고 있으며, 더욱 더 잘 인정된 지질 이상은 고중성 지방혈증이다. 그것은 고 콜레스테롤 혈증과 함께 있을 수도 없을 수도 있다. 고 콜레스테롤 혈증만이 단독으로 인정되는 것은 적지 않다. 폐경 후의 여성의 동맥경화 질환에 대해서는 독립된 위험인자라는 것이 명확하게 되었다. 그리고 중성지방에 대한 관심은 일거 높게 되었다.

(3) 고 인슐린 혈증과 인슐린 저항성

고 인슐린 혈증과 인슐린 저항성 어떤 것이 동맥경화에 강하게 관여하고 있는가는 여러 설이 있어 확실하지 않다. 지금까지 고 인슐린 혈증이 허혈성 심질환의 예지 인자인 것이 많은 성적에 의해 명확하게 되었다.

인슐린이 동맥경화를 직접 촉진하는 성적은 보고되고 있지만 인슐린의 혈관 평골근 세포증식 작용, 혈관 벽에의 콜레스테롤 축적 촉진작용, 혈관 내피세포에 있어서의 용혈계에 억제작용 등이 명확하게 되었다. 고혈압, 금연, LDL콜레스테롤, HDL콜레스테롤, 내당능, 비만도, 혈장 인슐린에서 보정하여도 똑같은 경향이 보였다. 인슐린 저항성이 동맥경화의 위험인자이다.

(4) 식후 고혈증과 대 혈관 장해

Lowe 등의 보고에서는 공복 시 혈당치가 140mg/dℓ 이하에서 식후만이 고혈당을 나타낸다는 "post-prandial diabetes"의 환자에서 콜레스테롤, 금연 고혈압 등을 컨트롤하여도 건강한 사람과 비교하여 심근경환의 위험률이 1.5배 높은 수치를 나타낸다고 한다. 대혈관의 동맥경화의 예방과 진행의 조치로 이후는 공복 시 혈당치의 컨트롤만이 만족하게 된다는 식후 고혈당을 얼마나 개선시킬 수 있는가를 주의를 기울일 필요가 있다.

3. 생활습관병과 식사, 운동요법

3.1 식사요법

1) 식사요법은 왜 어려운가?

당뇨병, 비만, 고지혈증에 걸리는 일은 일상 중에 그냥 두어 치료를 행하지 않게 되는 것으로 식사, 운동치료의 기간은 무기한이지만 어느 정도의 일정 기간만 참고

당뇨병 외래 통원환자 앙케이트 조사

먹는 것에의 관심	있다		없다
	87 (%)		13 (%)
몸을 움직이는 일	좋아함	어떤 것이든 좋아하지 않음	싫어함
	17 (%)	41 (%)	42 (%)

견디면 후에 좋아하는 것들을 먹을 수 있고, 싫은 운동은 하지 않아도 좋지 않을까 하는 것은 아니다. 과학을 기초로 한 치료 면에서의 식사, 운동을 보는 것이 아니라 식사를 맛으로 느끼고, 신체를 움직이는 기쁨을 감지하기 위한 식사, 운동 외의 기능적 측면에서도 눈을 돌릴 필요가 있다.

2) 잘 먹는 방법

현재 우리나라에 있어서 BMI 25 이상의 비만자(연령 15세 이상)은 남성 1,300만 명, 여성 1,000만 명으로 추정된다. 스트레스 환경에 있는 인간이 단 음식을 좋아하고 술을 마시고, 그 결과 비만이 되는 것은 일종의 숙명일 수도 있다. 그렇지만 비만의 예방과 치료에는 현저하게 발달한 대뇌의 개입을 얼마나 컨트롤 할 수 있는가가 중요하게 된다.

3) 다이어트를 길게 계속시키는 데는 무엇이 유효한 방법이 될까?

어떤 사람이 비만과 당뇨병에 걸리기 쉽다고 생각해 보면 비만과 당뇨병에 걸리는

잘 먹는 방법 5개조

1. 생각하는 식사에서 맛보는 식사로
2. 진품을 맛본다. — 양보다 질의 식사요법
3. 밥을 확실하게 먹는다. — 주식, 주체, 부체를 발란스를 맞추어
4. 잘 씹는 일의 중요성을 잊지 않고
5. 식사와 운동은 좋은 부부 — 살 빠진 돼지보다 잘 빠진 사슴과 같이

사람은 먹는 것을 좋아하고, 운동을 싫어하는 사람이 많다. 이 같은 전제로 식사, 운동치료법을 생각하지 않으면 과학적으로 얼마나 우수한 방법으로도 실제로는 효과가 기대할 수 있을 정도로 얻을 수 없다. 즉 먹기 좋아하는 사람에 대해서의 대책으로는 맛있는 것을 조금씩 즐기는 자세가 중요하고 맛있는 것을 피하게 하는 것이 좋다.

비만의 원인으로는 단 것, 지방질적인 것을 많이 섭취하는 것이 문제이기에 이러한 식품을 먹는 날을 한정하여 의식적으로 맛만 보는 것으로 한다. 이것은 다이어트 계속의 스트레스 온화에도 큰 힘이 되고, 어떤 경우이든 먹는 것은 질이 높은 것은 소량 맛만 보는 식이 좋다.

3.2 당뇨병과 식사요법

1) 의 의

처음에는 당뇨병의 식사요법에 관해서 기초적인 면부터 생각해 보자. 췌장B세포에의 효과와 말초조직에의 효과로 나눌 수 있다.

(1) 췌장B세포에의 효과

췌장B세포에의 효과에 대해서는 인슐린 과승 분비 또는 합성 자극의 경감을 들 수가 있다. 당뇨병 환자에서는 인슐린 분비가 저하되기 때문에 식사량을 최소한으로 감하고, 체내의 인슐린 수요를 절감하고, 췌장B세포의 부담을 하지 않으면 안 된다. 여기에서 문제가 되는 것은 인슐린의 과승 분비와 합성 자극이 정말로 췌장B세포를 폐쇄하고, 기능은 저하되어 조직학적으로는 소자상 변성 등의 변화가 되는 것과 같이 된다. 그 폐쇄성 위축은 다른 내분비 세포에는 인정되지 않은 췌장B세포의 특유한 것으로 말할 수 있다. 그렇기 때문에 췌장B세포는 다른 내분비세포와 같이 자극에 대해 한계성 없이 증식되는 것은 막을 수 있다.

당뇨병 식사요법의 의의

---

1. 췌장B세포에의 효과
   - 인슐린의 과승분비 또한 합성 자극의 경감
   - 인슐린 분비의 과승분비 또한 합성 자극의 경감
2. 말초조직에의 효과

   인슐린 감수성의 개선

---

(2) 말초 조직에 대한 효과

다음으로 말초조직에 대한 효과에 대해 생각해 보자. 당뇨병 환자에서는 근육조직, 지방조직 등의 말초조직의 인슐린 감수성이 저하되게 된다는 것이 명확하게 알려져 온 사실이다. 그 원인으로는 인슐린 작용 부족에 의해 고혈당의 유지, 혈중 유리지방산의 상승, 말초조직의 인슐린 리셉터 수 감소와 기능저하, 말초조직의 당대사 촉진 효소활성의 저하 등이 관여하고 있다고 생각해 보자.

2) 식사요법의 실제

(1) 식사요법의 현재와 과거

당뇨병 치료의 역사를 거슬러 올라가 보면, 그 옛날 인슐린 발견 이전에 있어서는 당뇨병 환자의 치료 상황은 지극히 기초적인 것에 불과했다. 당뇨병의 병태가 다량의 뇨당의 배설이랑 현상에서 보아왔기 때문에 식사요법의 목표는 그 뇨의 당을 없애는 일에 전념했다. 그러기 위해 식사의 내용에 대해서도 당질을 극단적으로 가급적 주지 않는 방법이 당뇨병 식사요법의 주를 이루고 있었다.

(2) 당뇨병의 식사요법

과 거		
뇨당을 없애는 일	**목 적**	혈관압병증의 방지
	↙ ↘	인슐린의 작용 부족의 해소
당질을 포함한 먹는 음식을	↖ ↗	영양의 발란스에 의한 식사를
엄하게 제한	**방 법**	킬분매, 팔분매로 섭취

(3) 당뇨병식은 어렵지 않다

당뇨병 환자에 식품 교환표를 이용하여 식사요법을 지도하게 되면 당뇨병의 식사요법은 그렇게 어렵지만은 않다. 확실히 당뇨병의 치료에 기본으로 식사요법과 운동요법이 잘 맞게 되면 당뇨병과 식사요법이란 치료식의 이미지가 강하게 된다.

당뇨병식의 영양조성은 단백질 15%, 지질 25%, 당질 60% 전후로 구성되어 있다. 반면, 1990년도의 국민 영양조사 결과에 의하면, 에네르기의 영양소별 구성비는 단백질 16.0%, 지질 26.5%, 당질 57.5%에 당뇨병식의 영양조성과 거의 똑같은 배합으로 구성되어 있다. 즉, 당뇨병식의 3대 영양소의 배당은 평균적인 한국인의 것과 같기 때문이다.

(4) 식사요법의 원칙

1일 총 칼로리 과승섭취의 방지와 영양소의 발랜스가 당뇨병 식사요법의 2대원칙이다. 이것에 더하여 이와 같은 식사요법을 일생동안 계속하고, 그리고 올바른 식생활을 기반으로 당뇨병의 혈관 합병증, 그 중에서도 동맥경화의 진전 방지를 위해서도 식사요법의 의의로서 높이 평가하지 않으면 안 된다.

① 총 칼로리 과승섭취의 방지
② 식사내용의 적절화 - 영향의 발랜스와 질

3) 지시 에네르기의 계산법

(1) 먼저 표준 체중을 구한다.

표준 체중(kg) = 신장(m^2) × 22(비만학회 방식)

(2) 다음으로 표준 체중으로부터의 지시 에네르기를 구한다.

지시 에네르기 = 일량(kcal) × 표준 체중(kg)

체중 1kg 상당의 일량(kcal)

- 경노동 — 25~30
- 중노동 — 30~35
- 힘든 노동 — 35~40

(현대 일반인의 70%는 경노동에 있다. 주부, 사무직은 28에서 계산, 비만자 노인은 적은 숫자를 이용하여 체중의 변화를 보면서 조절한다.)

▣ 당뇨병 입원 1주간 코스 일정표

(1) 식사는 1일 적당 칼로리를 섭취한다.
(2) 식사요법을 위해 지정된 식사 외는 먹어서 안 된다.
(3) 의사로부터 허가 있는 2일째부터 운동요법 개시한다.
(4) 식후 30분 정도 쉰 후 30분간 평지에서의 보행운동을 한다.
(5) 영양상담, 식단 지도한 경우는 보통 조리하는 가족도 참가한다.
(6) 입원 3일째부터는 1일 4회(7시, 11시, 17시, 20시 30분) 혈당 측정을 행한다.

식사요법 지도의 실제

식품의 분류	식품의 종류	1단위(80kcal)당의 영양소의 평균 함유량		
		탄수화물(g)	단백질(g)	지방(g)
주로 당질을 포함한 식품(1군)				
1	• 곡물, 감자 • 탄수화물이 많은 야채 등의 과일 • 콩(대두는 뺀 것)	18	2	0
2	• 과일	20	0	0
주로 단백질을 포함한 식품(2군)				
3	• 어패류, 고기, 달걀, 치즈 • 콩제품	0	9	5
4	• 우유와 유제품(치즈를 뺀 것)	6	4	5
주로 지방을 포함한 식품(3군)				
5	• 유지, 다지성 식품	0	0	9
주로 비타민, 미네랄을 포함한 식품(4군)				
6	• 야채(탄수화물이 많은 일부 야채를 뺀 것) • 하급류 버섯	13	5	1
조미료	• 된장, 사탕, 밀립 등			

당뇨병 1주간 코스 입원용 클리니칼 파스 (주치의 지시에 의한 리더사인을 한다.)

날 짜	/( )	/( )	/( )	/( )	/( )	/( )	/( )
병 일	입원 당일	2일째	3일째	4일째	5일째	6일째	7일째
식 사	□ E-(　　)	□ 10시 개인 영양 지도 ① (영양지도실)□	□ 복부에고를 위해 조식 기다림				
운 동		□ 운동제시 : 30분 X 3회 □ 15시 의사와 운동요법					
약 제	□ 14시 약제지도①□ (비디오실) □ 지침약 확인(유,무)□					□ 토래란G 1정□	
검사 타진 결과	□ 15시30분~ EKG.·NCV(심전도실) □ 혈당 측정 (14:00. 15:31)	□ 채혈(혈액, 혈청, 생화, 당응고, 감영, SRL) 뇨, 변□ □ 메디세후티케스□ (7:00,10:00, 11:30, 14:00, 15:30, 17:30, 20:30)	□ AM복부에고 (에고실)□ □ BS측정 7:00, 11:00, 17:00, 20:30			□ 75gGTT □ □ 5시~축뇨 (뇨단백, 뇨당정량)□ □ PM흉복부X=P□ □ BS 7:00,11:00, 17:00, 20:30	□ 5시~축요 (CCR, SRL, 생화)□ □ PM안과검진□ □ BS 7:00, 11:00, 17:00, 20:30

일시	시간	내 용	장소
/ (금)	11:00 17:00	• 아침식시는 검사 후에 먹는다. 다리의 질환 •다리의 상처에 무좀 없는지 의사가 확인한다. 당뇨병의 비디오 감상	비디오실
/(토)~ / (일)		외박(자기 트레이닝) •주말은 자택에서의 트레이닝을 위해 외박한다. •외박 중에 행동할 것 등 식사 내용은 팸플릿에 기입을 부탁한다.	
/ (월)	4:55~ 4:55 19:00	포도당 부하 검사 •7시에 혈당 측정은 중지한다. 신장의 검사(24시간의 뇨를 봉지에 담아 받는다. 랜트겐 검사(불리울 때까지 기다린다.) 간호부 외박 후는 다시 돌아온다. 당뇨병의 비디오 감상	1층 방사선과 비디오실 비디오실
/ (화)	4:55 19:00	신장의 검사(24시간의 뇨를 봉지에 모은 것) 안과검진(망막증 등의 합병증이 없는지 검사한다) 당뇨병의 비디오 감상	1층안과외래 비디오실
/ (수)	13:00 15:30 16:00 19:00	간호부와 함께 운동요법을 행한다. •운동이 될 수 있도록 복장 준비 •운동 후는 수분을 보급 인슐린 주사기의 사용법 설명한다. 약제사로부터 당뇨병의 약에 대해 설명 당뇨병 비디오 감상	특정장소 집합 모친 학급실 영양지도실 비디오실
/ (목)	10:00 12:00 15:00 19:00	영양사에 의한 영양 상담한다. 영양사로부터 식단지도 받는다. 간호부로부터 일상생활에 있어서의 주의점을 설명한다. 당뇨병 비디오 감상	영양지도실 면담실 비디오실

Ⅲ. 학습정리

(1) 생활습관 병이란 식습관, 운동습관, 금연 등의 생활습관이 그의 발증, 진행에 관여하는 증후군들을 말한다. 성인병이란 명칭은 암, 뇌졸중, 심장병 등의 40~60세 정도의 한참 일하는 사람에게 많다. 이 3대 성인병에 당뇨병, 고지혈증, 비만, 고혈압, 통풍 등을 성인병이란 명칭으로 불리워지고 있다.

(2) 통상인의 혈당치는 60~160mg/dℓ의 범위에 있다.

혈당치를 높이는 호르몬은 볼 수 있는 것에 비해 혈당치를 저하시키는 호르몬은 인슐린만이 작용한다. 이것은 우리들의 육체가 고혈당에 대해서는 비교적 적응력이 있는 것에 비해 저혈당에 대해서는 저항력이 없이 단시간에도 뇌 등에서 큰 장해를 일으키기 때문인 것이다. 혈당 조절계는 정상으로 작동하면 혈당치는 일정 범위 내에서 보존되어 무엇인가 문제를 일으키지 않지만 정상으로 작동하지 않을 경우에는 혈당치에 이상이 생긴다. 이 중에서도 발생되기 쉬운 것이 인슐린의 부족에 의한 고혈당, 즉 당뇨병인 것이다.

(3) 식사요법으로는 당뇨병, 비만, 고지혈증에 걸리는 일은 일상 중에 그냥 두어 치료를 행하지 않게 되는 것으로 식사, 운동치료의 기간은 무기한이지만, 어느 정도의 일정 기간만 참고 견디면 후에 좋아하는 것들을 먹을 수 있고, 싫은 운동은 하지 않아도 좋지 않을까 하는 것은 아니다. 과학을 기초로 한 치료 면에서의 식사, 운동을 보는 것이 아니라 식사를 맛으로 느끼고, 신체를 움직이는 기쁨을 감지하기 위한 식사, 운동 외의 기능적 측면에서도 눈을 돌릴 필요가 있다.

제 3 장

생활습관이 성인병을 만든다(2)
〈비만, 고지혈증, 운동치료법〉

Ⅰ. 학습목표

1. 식생활과 비만
2. 고지혈증의 원인과 해결책
3. 성인병 예방의 운동 요법
4. 콜레스테롤과 성인병

Ⅱ. 학습내용

1. 비 만

1.1 비만증

최근, 체중에 대한 체지방의 배분을 의미하는 체지방률을 인피던스 법에 의해 가볍게 측정할 수 있는 체지방계가 보급되고 있다. 체지방률은 청장년에서 15～18%, 여성에서 20～25%가 정상으로 판정되어 남성에서는 25% 이상, 여성에서는 30% 이상은 비만으로 판정되어 다이어트의 대상이 된다. 또한 똑같은 체지방의 증가가 인정되었어도 내장 지방과 피하지방의 어떤 것이 증가하고 있는가를 척도로 의미 부여가 틀리다는 것이 명확하게 되었다. 또한 내장 지방 축적의 경우가 피하지방의 축적보다도 당뇨병, 고혈압, 심근경한, 고지혈증과의 관계가 깊고, 치료의 대상이 된다.

2. 고지혈증

2.1 콜레스테롤

1) 혈중 콜레스테롤치는 낮으면 낮을수록 좋은가.

콜레스테롤이란 말은 많은 사람들이 머리에 떠오르는 것이 동맥경화라는 것이다. 콜레스테롤이란 인체에 나쁜 것이라는 이미지가 강하다. 그러나 정말로 콜레스테롤이 인체에서 나쁜 것이라면 혈중 콜레스테롤치는 낮으면 낮을수록 좋아야만 될 것이다. 현재 좋다고 생각되는 혈중 콜레스테롤치는 180～200mg/dℓ 전후인 것으로 생각된다.

2) 콜레스테롤의 역할

혈중 콜레스테롤치가 낮아도 질병 빈도가 증가한다는 것은 지금까지 나쁘다는 이미지가 강한 콜레스테롤이 실제로는 신체에 의해 불가결한 성분이기도 하고, 여러 가지 종류의 역할을 담당한다는 것이 증명되었다. 콜레스테롤의 역할로서는 세포막의 구성 성분인 것으로 알려지고 있다. 세포막은 건물로 말하면 지주와 같은 것으로, 콜레스테롤은 그 지주의 중요한 구성 성분인 것이 사실이다.

그리고 체내에서 콜레스테롤이 가장 많이 포함되어 있는 것이 뇌신경조직이다. 콜레스테롤에는 그 신경계의 정보망을 보호하는 역할을 담당하고 있다. 또한 콜레스테롤은 스테로이드 호르몬의 원료이기도 하다. 스트레스 상황에서는 부신피질로부터 코치졸이 분비된다. 또 혈압조절을 위해 알도스테롤이 분비되어 신장의 나트륨과 물이 재흡수 되는 것을 조절한다. 남성 호르몬, 여성 호르몬 등의 성호르몬도 콜레스테롤로부터 만들어진다. 더하여 장관에 있어서 지질성분의 분해가 완만히 행해지기 위해서는 필요한 담즙산도 콜레스테롤로부터 합성된다.

이상에서와 같이 콜레스테롤은 신체를 유지하는 데 있어서 불가결한 성분이기도 하고, 과다 섭취하지 않도록 적량의 섭취가 필요하다고 생각한다.

3) 폐경 후의 여성에 증가하는 고 콜레스테롤 혈증

혈중 콜레스테롤치는 연대에 따라 성차가 보인다. 20대에서 40대의 전반까지는 남성이 여성보다 혈중 콜레스테롤치는 조금 높다. 콜레스테롤이 여성호르몬의 합성에 다량 사용되기 때문에 여성에서는 남성과 비교하여 낮은 수치를 나타낸다. 그러나 갱년기를 맞이할 시기에는 여성호르몬의 생산이 저하하여 혈중 콜레스테롤치의 성차는 감소하게 된다. 그리고 갱년기 이후는 여성이 남성보다 혈중 콜레스테롤치는 높은 수치를 나타내게 된다. 남성에서는 여성 호르몬 합성을 위해 콜레스테롤이 다량 소비되게 되는 일이 없기 때문에 허혈성 심질환의 빈도는 남성이 여성보다 높다.

4) 중성지방도 동맥경화의 위험인자이다.

고지혈증의 하나인 기둥은 고 콜레스테를 혈장이다. 다른 한 개의 기둥인 고 트리글리세리드 혈증에 관해서는 비만, 당뇨병, 고뇨산 혈증 등 동맥경화의 관계가 깊은 질환과의 고 빈도의 합병증이 인정된다.

5) 리포단백질의 종류, 움직임, 대사

지질은 혈중에서는 리포단백질 형태로 존재한다. 리포단백의 종류, 움직임, 대사에 대해서도 간단하게 설명하면 아래 도식과 같다.

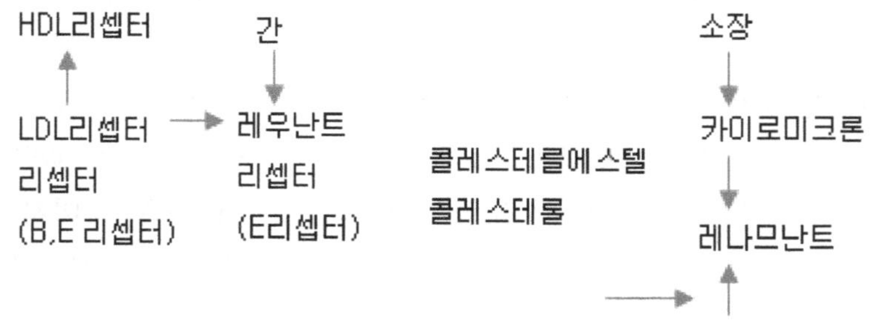

2.2 고지혈증의 식사요법

1) 콜레스테롤을 어떻게 내릴 수 있을까.

콜레스테롤(혈청 총 콜레스테롤과 LDL콜레스테롤)이 높다고 하면 먼저 식사요법을 시작하게 된다. 그럼 구체적으로는 어떻게 취급하면 좋을까. 혈청 콜레스테롤치를 낮추기 위해서는 3가지의 방법을 실행할 필요가 있다.

(1) 콜레스테롤을 만들지 않는다.
(2) 콜레스테롤을 넣지 않는다.
(3) 콜레스테롤을 축적하지 않는다.

2) 기호품에 대한 주의

(1) 사탕, 알콜

① 알콜이 당대사에 끼친 영향

알콜 음료의 혈당에의 영향을 보면 위스키는 다른 영양소를 포함하고 있지 않기에 혈당은 조금 내려가는 움직임은 있지만 정종, 맥주 등은 당질을 포함하고 있기에 그 단위 정도의 양에도 혈당치는 상승하게 된다. 그리고 인슐린도 분비된다. 위스키에서는 인슐린 분비는 인슐린 분비는 거의 나타나지 않았다.

② 2형 당뇨병과 설탕 섭취와의 관계

총 에네르기의 70%와 많은 부분에 있어서 설탕을 투여하고 있다. 확실하게 장기간에 있어서 설탕을 대량으로 투여하면 사람에 있어서도 당뇨병이 발증할지도 모르지만 그러나 이러한 가능성은 당뇨병의 성인으로서 생각할 경우에는 거의 문제가 되지 않는다.

당뇨병의 식사 내용에 대해서 역학적 연구에 의하면 당뇨병의 빈도는 고지방, 저당질식의 나라가 높다고 말하지만, Himsworth 등의 결과에서는 당질 제한에 의한 내당능은 악화되고, 당질의 투여에 의해 다시 한 번 개선하고 있다. 포도당은 빠르게 흡수되어지지만, 과당은 10%가 포도당으로 변환되고, 나머지의 90%가 과당 그대로 흡수된다. 흡수되어진 포도당의 60%가 간, 25%가 뇌, 10%가 근육, 나머지 5%가 지방조직 등 다른 조직에 흡수되게 된다. 반면 흡수되어진 과당은 거의 전부가 간에 흡수된다. 간에 흡수된 포도당, 과당은 해당계, TCA사이클을 거쳐 ATP생산에 소비되어지지만, 여분으로 남은 것은 글리코겐, 중성지방으로 변환된다.

(2) 음주와 설탕 섭취의 실제

① 음주의 실제

알콜을 음용하더라도 충분히 식사요법을 지키기만 하면 컨트롤을 깨뜨리지 않을 것이지만, 알콜을 마시면 자제심이 사라지고 또 알콜은 식용증진 작용이 있기 때문에 점점 과식해 버린다. 1일에 결정된 총 에네르기 양을 오버하게 되면 어떤 면에서도 좋지 않다.

「술은 마셔도 마셔지지 말아라」라는 옛말에서의 명언을 지키고 알콜을 일상생활의 윤활유로서 잘 이용할 수 있는 지도가 필요하다.

알 콜

알콜이 당대사에 끼치는 영향

알콜 음료의 혈당에의 영향

위스키 : 다른 영양소를 포함하고 있지 않기에 혈당은 조금 내려가는 움직임이 있음
인슐린 분비가 없음
정종, 맥주 : 당질을 포함하고 있으므로 그 단위 정도의 양에도 혈당치는 상승하게 됨
인슐린 분비

음주의 실제

알콜을 음용하더라도 충분히 식사요법을 지키기만 하면 콘트롤을 깨뜨리지 않음

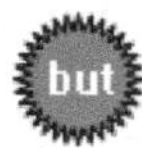

알코올 : 자제심이 사라짐
식용증진 작용 - 과식
1일에 결정된 총 에네르기 양을 오바하게 되면 어떤 면에서도 좋지 않음

② 설탕 섭취의 실제

㉠ 한국인 1인당 연간 사용량은 약 18kg

㉡ 1일 당의 평균 사용량은 약 50g

설탕의 이점과 결점

이 점	결 점
• 고 에네르기	• 비만을 조장한다.
• 흡수 좋다.	• 혈당을 급하게 높인다.
• 맛을 좋게 한다.	• 다시 섭취 과다.
• 싼 가격이다.	• 충치를 늘린다.

조미료로서 설탕 6g 이내로 되어 있지만 그 외 식품, 특히 가공식품에 쓰여지고 있는 것을 합하면 20g 정도는 어떻게든 섭취하게 된다. 여기에서 1일 30g 정도까지의 설탕 사용은 허용될 수밖에 없다.

3. 운동치료법

1) 운동의 생리효과

운동의 생리효과를 어떻게 해서든 생리효과에 결부시킬 것인가가 그 포인트인 것이다.

2) 운동의 에네르기 대사에 끼치는 영향

통상, 골격근은 에네르기원으로서 주로 지방산을 이용하고 있다. 운동 초기(5～10분 이내)에는 먼저 운동근의 글리코겐이 이용되고, 다음은 간의 글리코겐의 분해와 당신생에 의해 혈중에 포도당이 공급되어 그 포도당이 주 에네르기원이 된다. 운동을 장시간하게 되면 지방조직에 저축되어진 중성지방의 분해에 의해 공급되어진 혈청 유리지방산이 에네르기원의 중심이 된다. 또 혈청 유리지방산을 원료로 하는 간에서 케톤체가 생산되어 에네르기원의 일부가 된다.

운동 시에는 각종 호르몬의 분비도 변화된다. 운동에 의한 인슐린 감수성이 항진되고 인슐린 분비는 저하된다. 또 글리코겐, 카테골아민의 분비는 촉진되어 간의 글리코겐 분해, 당 신생이 증가하고, 혈중에의 포도당의 공급을 행한다. 또 카테골아민은 지방분해를 촉진하고 혈청 유리 지방산의 증가를 가져온다. 이것을 원료로 간의 당신생, 케톤체 생산이 증가한다. 이것으로부터 건강자의 혈당치의 저하를 방어한다.

컨트롤 양호한 당뇨병 환자에서 운동 시에는 이것들의 호르문 분비가 원만히 일어나고, 포도당의 수요와 공급의 발랜스가 유지되며, 혈당치는 저하되고, 고혈당을 개선한다.

운동의 생리효과

① 인슐린의 감수성을 높인다.
② 대사(당, 지질대사가 개선)를 활발하게 한다.
③ 심, 간 기능을 높이고, 혈액 순환을 높인다.
④ 뇌 신경기능을 활성화한다.
⑤ 근육을 단련하고 기초대사를 높인다.
⑥ 스트레스를 경감시키고, 규칙적인 생활에 의한 패턴을 만든다.

3) 걷기의 실제

(1) 걷기 업과 크린 다운을 잊지 말자

걷는 것의 업은 지배 신경과 운동근 간에 협조성을 높이기 위해 행한다. 걷기 후에는 하지와 허리의 근육과 지배 신경의 피로가 축적되어 그것을 유연하게 몸을 제 상태로 되돌리기 위해서는 크린 다운도 필요하다.

(2) 보행 시의 신체의 구부림에 대해

신체의 좌우방향의 수평과 구부림을 의식하여 보행 시에는 그 구부림이 상하로 흔들리지 않도록 주의한다. 또 전후방향의 수평 구부림을 의식하여 그 구부림이 좌우로 흔들리지 않도록 주의한다. 세근을 늘리고 가슴을 펴고, 턱뼈를 끌어당기고, 머리의 위에서 1본 방에서 끌어올리는 것과 같은 것을 감각해서 엉덩이의 구멍을 닫히는 감각으로 걷는다.

(3) 다리의 착지방법

다리의 착지는 가운데에서 발가락 끝의 순이 되도록 한다. 도보 시 착지 시에는 구두 소리를 주의하여 들으면 좋다. 착지가 바르지 못할 경우는 착지 시에 뒤틀리는 소리가 들린다. 바른 착지의 경우에는 젓가락을 탁자에 두드리는 것과 같은 소리를 한다. 특히 비가 올 경우, 낙엽 위를 걸을 때, 샌달로 보행해 보면 그것이 보다 더 강조되어진다는 테스트를 해보기 바란다.

(4) 맥박 측정의 실제

운동 강도는 보행 시의 맥박을 참고한다. 맥박 수는 20～30대에서는 110～125/분, 40대에서는 105～130/분, 50대에서는 100～125/분, 60세 이상에서는 100～120/분 정도가 적당하다.

(5) 운동은 인터벌 트레이닝의 방법을 잘 응용한다.

고령자는 근육 피로가 생겨 폼이 흩트려지기도 하여 관절과 근육을 아프게 하기도 하기 때문에 10～15분 정도 하고 5분 정도의 휴식이 효과적이다.

(6) 운동 시의 손 흔드는 법

운동 시에는 팔을 안쪽에서 바깥으로 팔을 후방으로 밀어내는 것과 같은 리듬을 취해서 그것에 맞춰 다리를 전방으로 진행하는 것과 같이 하는 것이 걷기가 쉽다.

(7) 다리의 움직임

효율적으로 앞으로 나아가기 위해서는 지면에 대한 반발력, 다리의 차는 것이 강하지 않으면 안 된다. 강하게 차고 앞으로 가기 위해서는 후방을 강하게 차는 이미지를 갖기 쉽다. 그러나 실제로는 후방을 차게 되면 빨리 걷지 못한다. 후방을 차면 반대의 다리가 착지할 때 뒤로 다리가 남게 되어 허리를 끌어들여 충분히 차는 반발력을 발휘할 수가 없다.

빨리 걷기 위해서는 지면의 연식 방향에 정 밑을 찰 필요가 있다. 걸을 때는 정 밑을 차게 되어도 몸은 먼저 앞을 향해 가고 있는 상태가 되기 때문에 앞으로 밖에 진행하지 못한다. 앞다리를 정 밑을 찰 순간에 뒷다리가 따라오면 허리가 자연적으로 앞으로 향해 걷는다.

(8) 구두에는 돈을 들여 좋은 구두를

평지를 걸을 때는 체중의 1.2～1.5배 정도의 과중이 더해지고, 조깅 시에 내리막길을 걸을 때에는 체중의 2～3배의 과중이 더하게 된다.

4. 운동의 실제

1) 발꿈치로 서는 체조

발꿈치로 서는 체조 : 하부의 근력이 저하된 환자는 근업 운동을 하는 것이 중요

(1) 다리가 약한 사람은 발꿈치로 서는 체조, 다리의 발꿈치를 올리고, 발가락으로 서는 일을 아침, 저녁 50회씩 행하고 근육을 만든다(근육이 수축하기 때문에 다리의 무거움이 풀리게 된다).

(2) 발꿈치로서는 체조가 간단하게 할 수 있으면 행한다.

① 양손을 앞에 낸다.

② 어깨 힘줄을 길게 뻗고 무릎은 구부린다. 허리(세근), 장단지(대근)의 근육이 강하게 되지 않으면 안 된다.

③ 상체가 넘어지기 때문에 물건을 드는 것과 같이 상체를 일으킨다(처음에는 잘 되지 않는다). 최초로는 10～20회부터 시작한다.

(3) 세근을 강하게 하는 운동

① 배를 대개 되어 7초만 똑같은 자세를 가진다(손과 반대축의 다리를 올린다).

② 반대축도 행한다(손과 반대축의 다리를 높이고 7초간 똑같은 자세를 유지한다).

※ 나이를 먹어 다리, 허리가 약하게 되니까 세근, 대퇴근, 하퇴근이 약하게 된다.

2) 보행의 움직임

(1) 보행 시의 실체의 상태 : 신체를 좌우 방향의 수평을 의식하고, 보행 시에는 상체가 흔들리지 않도록 주의한다. 또한 전후 방향의 수평 움직임을 의식하고 그 움직임이 좌우도 흔들리지 않게 주의한다.

(2) 다리 착지의 방법 : 다리의 착지는 뒤꿈치부터 발가락 순으로

① 허리의 좌우에 평행한 봉이 있다고 가정한다. 봉은 일상적으로 똑바로 되게 하는 것을 의식한다.

② 허리의 전후 방향에도 봉이 있는 것으로 가정한다. 봉이 상하로 되지 않게 평행하게 움직이지 않게 의식한다.

③ 착지는 발꿈치부터

※ 걷기 시작과 끝은 천천히 워밍업, 크린 다운을 한다.

3) 운동 시의 손의 흔드는 방법

(1) 운동 시의 손의 흔드는 방법 : 운동 시에는 팔을 안쪽에서 밖으로 힘줄을 후방으로 밀어내는 것과 같이 하여 리듬을 주고 그것에 맞춰 다리를 전방으로 전진하면 걷기 쉽다.

(2) 다리의 착지 : 흙을 딛을 때 다리를 치는 것과 같이 착지한다.

① 손을 가볍게 흔든다(주먹은 가벼운 것을 쥐는 감각).

② 힘줄을 돌리는 것과 같은 기분으로 리듬을 타면서 손을 흔든다.

③ 팔은 똑바로 흔들지 않고 안쪽에 넣는다.

④ 힘줄을 흔들 때 다리를 흔든다.

⑤ 착지는 흙을 딛으면서 다리를 내리는 것과 같이 효율적으로 전진한다.

⑥ 다리에 균형을 잡고 있기에 앞으로 움직이게 된다.

⑦ 팔을 의식한다.

4) 보행의 실제

① 걷기 개시 전에 워밍업 잊지 않는다.

② 걷기 시작하면 폼에 마음을 둔다.

③ 익숙하게 되면 주위와 자연에 눈을 돌린다.

④ 워밍업에 가벼운 유연한 체조 등은 지배신경과 운동근의 협조성을 높이기 위해 10분 정도 실시한 후 걷기를 개시한다.

⑤ 보행 시에는 보행의 폭, 손 흔들기, 다리의 굽히는 정도를 때때로 의식하면서 가벼운 땀이 날 정도로 스피드를 내어 걷는다.

⑥ 습관이 되면 끝내기도 자연적으로 몸에 익숙해져 4계절의 변화를 즐기면서 걸을 수 있다.

걷기의 실제

1 걷기 업과 크린 다운 잊지 않기

2 신체의 좌우방향의 수평과 구부림을 의식하며, 보행 시에는 그 구부림이 상하로 흔들리지 않도록 주의

3 다리의 착지는 가운데에서 발가락 끝의 순이 되도록

4 맥박 수는 20~30대에서는 110~125/분, 40대에서는 105~130/분, 50대에서는 100~125/분, 60세 이상에서는 100~120/분 정도가 적당

5 인터벌 트레이닝의 방법 응용

6 팔을 내측에서 바깥으로 팔을 후방으로 밀어내는 것과 같은 리듬을 취해서 그것에 맞춰 다리를 전방으로 진행

7 효율적으로 앞으로 전진하기 위해서는 지면에 대한 반발력, 다리의 차는 것이 강해야 함

8 평지를 걸을 때는 체중의 1.2~1.5배 정도의 과중에 더해지기에 조깅 시에 내리막길을 걸을 때에는 체중의 2~3배의 과중이 더하도록 주의

5) 맥박 측정의 실제

① 가벼운 땀을 낼 수 있는 정도의 운동이 적합하다.

② 운동 강도는 보행 시의 맥박을 참고하고, 맥박이 50~60세대 이상에서는 120/분(최대 운동 강도의 60% 정도의 운동에 상당) 전후의 운동이 효과적이다.

③ 운동 강도는 보행 시의 맥박을 참고한다. 맥박 수는 20~30대에서 110~135/분, 40대는 105~130/분, 50대는 100~125/분. 60세 이상에서는 100~120/분 정도가 좋다.

④ 고령자는 운동 시에 맥박이 별로 증가하지 않기에 혈압이 상승할 수가 있기 때문에 호흡이 심박의 부하를 별로 감각하지 않은 가벼운 땀이 날 정도의 운동을 목표로 하는 것이 좋다.

6) 인터벌 트레이닝

① 올바른 폼을 유지할 수 있도록 걷는 것이 필요하다.
② 운동은 인터벌 트레이닝 방법을 잘 응용한다.
③ 필히 쉬면서 걸어야 한다.
④ 별로 운동 습관이 없는 사람이 한 번에 스피드를 내면서 30분 정도 걸으면 심장에 좋지 않다.
⑤ 조금씩 쉬면서 다시 걷는 인터벌 트레이닝이 필요하다.
⑥ 걸을 때는 긴 거리를 쉬지 않고 걸으면 근육이 피곤해져서 폼이 깨지게 된다.
⑦ 자기의 피곤하지 않을 정도의 거리(근육이 피곤하지 않을 정도의 범위)로 조금씩 빠른 걸음으로 걸어 조금씩 쉬는 것을 반복한다.
⑧ 갑자기 걸으려고 하면 폼이 흐트러지기 때문에 나쁜 습관이 되어 관절에 부담이 가고 허리 등의 뼈를 다치게 된다.
⑨ 조금씩 쉬면서 기본의 폼을 의식하면서 걷는다.

7) 운동 종료 후의 마무리

① 걷는 것은 심장에 부담을 주기도 하고, 심장을 뛰게도 한다. 때때로 쉬면서 걷는다.
② 운동 종료 시에는 클린다운을 잊지 말고 한다. 걸은 후에는 종아리와 허리의 근육과 지배신경에 피로가 축적되어 신경, 근의 흥분을 가라앉힐 필요가 있다. 가벼운 유연한 체조 등을 10분 정도 하는 것이 좋다.

8) 잠 올 때의 특훈

① 운동 지도는 열기와 근성을 가지고 반복해서 실시하고, 환자의 육체가 납득할 때까지 행한다.
② 장단지의 근육이 만들어지지 않는 상태에서 걷는 것은 좋지 않기 때문에 먼저 근육 만들기부터 시작한다.
③ 운동을 싫어하는 사람에게 운동을 지도하면서 느낀 것은 개인차가 심하지만 운동을 좋아하지 않는 사람이 당뇨병과 비만인 사람들이 많다는 것이다. 그러기 때문에 지도는 가능한 한 개인적으로 또는 목표는 처음에는 조금 노력하면 될 수 있는 레벨에서 적게 선정하고, 성취감을 느끼게 한 다음 하면 된다는 자신을 붙여준다는 것이 중요하다.

9) 다리의 마사지

전날 다리의 피곤을 남기지 않도록 다리의 마사지를 잊지 말고 실시할 것.

① 발가락에 손가락을 집어넣고 발가락 사이를 잘 마사지한다.

② 발바닥의 밑을 지압한다(발바닥 뒤는 엄지손가락으로 한다).

- 눌러보면 아픈 곳이 있으면 무슨 문제가 있는 곳이기에 누르지 않는다.
- 눌러서 기분이 좋은 부분을 엄지손가락으로 눌러준다.

※ 피곤이 풀린다.

※ 목욕 후 행한다.

10) 등뼈의 아픔을 없애는 체조

잠자기 전에 간단히 등뼈 체조로 등뼈를 부드럽게 한다.

① 팔의 매듭 부분을 위로 추켜올리고 올린 상태에서 근육에 힘을 넣은 상태에서 그대로 7초 정도를 센다. 그 후 팔을 내린다.

② 앞으로 팔을 한다. 팔 매듭이 올라올 수 있도록 한다. 올라올 상태에서 근육에 힘을 넣는 상태로 7초간 센다. 그 후 손을 내린다.

③ 팔을 뒤로 하고, 등뼈를 최대한으로 올린 후 근육에 힘을 넣은 상태에서 유지하고 7초 동안 센다. 그 후 손을 내린다.

※ 1일 1회 ①~③을 자기 전에 행한다. 반대축의 근육이 역으로 긴장하기 때문에 등뼈의 아픔의 원인이 되는 대상근의 흥분이 경감하고 약을 붙이는 것보다 효과가 있다.

5. 운동의 효과

소수 개별 운동 지도의 혈당 개선 효과에 대한 검토하고, 당뇨병 환자에 있어서 소수 개별 지도에 의한 운동요법의 혈당 개선효과에 대해 검토한다.

1) 효 과

(1) 안정 시의 혈당 변화율

(2) 운동 시의 혈당 변화율

2) 주요 변화량 예

발꿈치로 서는 체조

"하부의 근력이 저하된 환자는 근 업 운동을 하는 것이 중요"

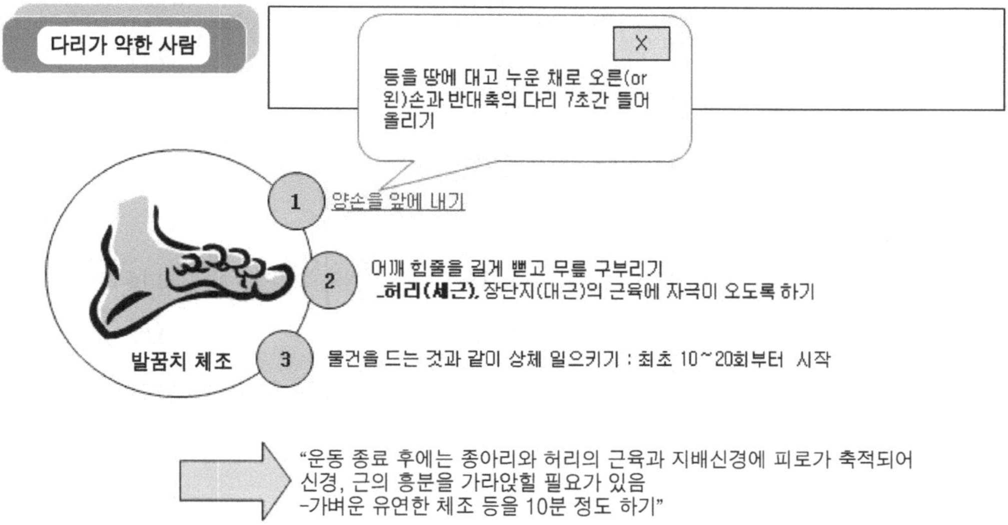

다리가 약한 사람

등을 땅에 대고 누운 채로 오른(or 왼)손과 반대측의 다리 7초간 들어 올리기

발꿈치 체조

1 양손을 앞에 내기

2 어깨 힘줄을 길게 뻗고 무릎 구부리기
-허리(세근), 장단지(대근)의 근육에 자극이 오도록 하기

3 물건을 드는 것과 같이 상체 일으키기 : 최초 10~20회부터 시작

"운동 종료 후에는 종아리와 허리의 근육과 지배신경에 피로가 축적되어 신경, 근의 흥분을 가라앉힐 필요가 있음
-가벼운 유연한 체조 등을 10분 정도 하기"

(1) 운동 요법에 대한 생각의 변화
(2) 운동에 대한 의욕 향상
(3) 구체적인 운동 방법의 습득
(4) 운동의 효과를 실감
(5) 이후의 계속에 대한 자신

3) 환자 A의 낮 식사

(1) 밥 105g
(2) 생선 구운 것 적은 토막 1절
(3) 찐 것(호박, 감자) 적은 것 1쪽씩
(4) 사라다(상추, 오이) 1사라
(5) 바나나 1개
(6) 488kcal

4) 환자 B의 낮 식사

(1) 밥 200g

혈당 변화율의 평균치와 표준편차

	안정 시의 혈당 변화율(%)	운동 시의 혈당 변화율(%)
①	1.775	41.39
②	37.01	49.11
③	33.33	45.45
④	12.58	41.32
⑤	43.61	23.3
⑥	−13.88	22.15
⑦	39.21	14.08
⑧	2.343	26.75
⑨	22.07	56.41
⑩	23.18	44.54
⑪	−9.756	26.38
⑫	28.42	39.81
⑬	47.2	63.49
⑭	2.188	52.92
⑮	24.08	37.35
⑯	21.27	28.03
⑰	37.07	45.85
⑱	31.15	56.31
평균치	21.4	41.3

(2) 계란 후라이 1개
(3) 꽁치 구운 것 1/2토막
(4) 찐 것(감자, 양차) 큰 사라 1개
(5) 시금치 적은 사라 1개
(6) 식초 무침(오이, 미역) 적은 사라 1개
(7) 688kcal

환자 자택에서의 식사

5) 병원식

(1) 밥 100g
(2) 장아찌 30g
(3) 야채(버섯 35g) 식초, 생강
(4) 생선(생미역 7g, 찐 달걀 으깬 것 90g)
(5) 야채 장아찌(배추 45g)
(6) 그래프후루츠 1/2개
(7) 412kcal
① 병원의 식사(1일 1,200kcal)
② 맛있게 보이게 만드는 지도법에 의한 효과
③ 맛있게 보이게 하는 지도법에 대해서는 실제로 자신의 양을 확인하기 위해서 남녀를 막론하고 실시한다.
④ 맛있게 정열지도 풍경(1인씩 놓아 본다)
⑤ 맛있게 정열 지도 후 밥 먹는 정경

※ 환자의 본심

- 머릿속으로는 알고 있지만 반찬을 과다 섭취하는 경우가 있다.
- 가족 중 케이크, 떡 등을 먹고 있는 것을 보면 자기도 먹고 싶어진다.
- 사람을 만날 때 좌석에서 음주를 절제할 수 없을 때가 있다.
- 과일을 좋아하며, 포도와 멜론이 있으면 먹어버린다.

6. IT를 당뇨병 치료에 얼마만큼 살릴 것인가?

1) 자기 측정에 의한 의식 개혁

당뇨병 치료의 기본인 식사, 운동요법을 확실히 행하는 것은 동기 부여가 필요하다. 이것이 치료의 성과도를 결정한다고 말한다. 혈당의 자기 관리가 그 동기 부여에 힘이 된다. 자기 측정을 환자에게 시키면 단식으로 혈당치의 수치를 정보로 하여 알게 되는 것뿐만이 아니라 환자는 치료의 도구를 자신이 가질 수 있다고 의식한다. 그것에 의해 동기 부여가 대단히 강하여 치료 효과도 높아진다.

2) 컴퓨터를 치료에 살린다.

IT의 도입이 진행되는 중 어떻게 하여 컴퓨터를 당뇨병 치료에 살릴 것인가를 생각해 볼 때 2개의 방향성이 보이게 되었다. 인터그래프적 상호의 정보교환을 강하게 하기 위해서 보다 상세한 데이터를 전한다는 것이다. 혈당의 일내 변동은 높은 시간이 언젠가 일 정보를 안다.

3) IT에 의한 공치의 시도

인터넷 연구화를 만들고 병진 연대의 경우에는 문제가 되는 것은 소개되어진 환자의 에프터 캐어를 얼마만큼 행할 것인가이다. 진찰소를 지방의 환자들도 친밀한 커뮤니케이션이 될 수 있기 때문에 기다리는 맛을 살려 치료를 행하고, 반면에 환자도 적극적 치료에 참가하는 것을 원한다.

4) 왜 네트워크인가?

왜 네트워크가 좋은 것인가. 텔레비, 전화로도 할 수 있는 일을 네트워크로 행할 필요가 없다. 네트워크의 이점은 시간적인 제한, 방향성의 제한, 공간적인 제한이란 3가지의 제한이 없기 때문이다. 보통 텔레비 전화를 이용할 경우는 인터락티브에 그 의사와 내가 의논을 하여 거기에서 그 시간만 정보 전달이 끝나기 때문이다. 당뇨병에 의한 식사, 운동요법이 기본 치료로 되게 되면 환자의 일상생활의 여러 가지의 질적으로 대단히 혼돈하기 때문이다. 보통 많은 병원의 경우는 임상적으로나 데이터로부터 평균치를 구하여 논리에 의해 갈 수가 있다.

5) 네트워크화의 과제

컴퓨터 데이터, 시스템에 관해서는 치료효과가 있고, 일부 활용하고 있는 의사가 꽤 된다. 당뇨병의 치료 연대에 대해서 현실적으로 인터넷은 충분히 이용 가능하다. 컴퓨터의 조작도 꽤 간단히 하고 있다. 필요한 검사는 파스워드를 넣어 버턴을 누르기만 하면 된다. 그래도 조직이 불안하게 되는 경우도 적지 않다. 컴퓨터의 지식이 있으면 이것도 저것도 넣지 않으면 데이터가 점점 넘쳐 전자 카르텔를 만들어도 누구도 입력하지 않게 되는 일이 일어나는 일이 적지 않다. 생활습관 병이란 말이 되면 혈압, 혈중 지질의 치, 체중 등 여러 가지의 데이터를 넣어 취급할 수 있도록 하고 싶다.

7. 이후의 과제

(1) 당뇨병은 생활습관 병의 하나로 혈당뿐만이 아니라 혈압, 지질, 체중의 자기

관리를 어떻게 이용할 것인가.

(2) 이 네트워크 시스템을 진찰소 뿐만이 아니라 환자에게 어떻게 넓게 사용할 수 있을까.

(3) 그때의 진찰 정보를 어떻게 할 것인가.

(4) 환자의 비밀 유지를 어떻게 할 것인가.

(5) 컴퓨터 시스템과 인간과 어떻게 하여 융합하여 갈 것인가

이러한 문제의 해결에는 "환자에 대한 질적 높은 진찰의 제공"을 전면으로 내걸어 국민의 동의를 얻고 행정을 움직일 수 있는 노력이 불가결하다.

당뇨병, 비만은 생활습관 병의 하나로 들 수 있어 일상생활의 조금의 틈새를 파고 드는 것들의 연속에 의해 생긴다. 그렇지만 그 치료의 기본은 식사, 운동요법 등이 있지만 당뇨병, 비만의 환자에 많은 것은 먹는 것을 좋아하고, 운동을 싫어한다. 그러기에 과학을 기초로 한 의학의 실천만으로는 치료의 계속이 용이하지 못하다. 수영할 수 있는 기쁨을 알게 되듯이 먹는 즐거움, 몸을 움직이는 즐거움을 환자들이 재발견하고, 일상생활의 흐름을 수정할 수 있도록 하는 것이 목표이다.

Ⅲ. 학습정리

(1) 비만증이란 최근 체중에 대한 체지방의 배분을 의미하는 체지방률을 인피던스법에 의해 가볍게 측정할 수 있는 체지방계가 보급되고 있다. 체지방률은 청・장년에서 15～18%, 여성에서 20～25%가 정상으로 판정되어 남성에서는 25% 이상, 여성에서는 30% 이상은 비만으로 판정되어 다이어트의 대상이 된다. 똑같은 체지방의 증가가 인정되었어도 내장 지방과 피하지방의 어떤 것이 증가하고 있는가를 척도로 의미 부여가 틀리다는 것이 명확하다. 또한 내장 지방의 축적의 경우가 피하지방의 축적보다도 당뇨병, 고혈압, 심근경한, 고지혈증과의 관계가 깊고, 치료의 대상이 된다.

(2) 고지혈증 하나의 기둥은 고 콜레스테롤 혈장이다. 다른 한 개의 기둥인 고 토리글리세리드 혈증에 관해서는 비만, 당뇨병, 고 요산 혈증 등 동맥경화의 관계가 깊은 질환과의 고빈도의 합병증이 인정된다.

(3) 식사요법으로는 당뇨병, 비만, 고지혈증에 걸리는 일은 일상 중에 그냥 두어 치료를 행하지 않게 되는 것으로 식사, 운동치료의 기간은 무기한이지만, 어느 정도의 일정 기간만 참고 견디면 후에 좋아하는 것들을 먹을 수 있고, 싫은 운동은 하지 않아도 좋지 않을까 하는 것은 아니다. 과학을 기초로 한 치료 면에서의 식사, 운동

을 보는 것이 아니라 식사를 맛으로 느끼고, 신체를 움직이는 기쁨을 감지하기 위한 식사, 운동 외의 기능적 측면에서도 눈을 돌릴 필요가 있다.

(4) 운동요법은 운동 시에는 각종 호르몬의 분비도 변화된다. 운동에 의한 인슐린 감수성이 항진되고, 인슐린 분비는 저하된다. 또 글리코겐, 카테골아민의 분비는 촉진되어 간의 글리코겐 분해, 당 신생이 증가하고 혈중에의 포도당의 공급을 행한다. 또 카테골아민은 지방분해를 촉진하고, 혈청 유리 지방산의 증가를 가져온다. 이것을 원료로 간의 당신생, 케톤체 생산이 증가한다. 이것으로부터 건강자의 혈당치의 저하를 방어한다.

컨트롤 양호한 당뇨병 환자에서 운동 시에는 이것들의 호르문 분비가 원만히 일어나고 포도당의 수요와 공급의 밸런스가 유지되며, 혈당치는 저하되고, 고혈당을 개선한다.

제 4 장

암의 원인과 극복법 및 암 대처 식습관

Ⅰ. 학습목표

1. 식생활과 암
2. 암의 원인과 해결책
3. 암 치료법
4. 암을 예방

Ⅱ. 학습내용

1. 암이란?

암이란 세포조직의 과잉 성장으로 인해 발생하는 일종의 악성종양을 말한다. 즉 정상적인 속도와 크기로 분열 성장해야 하는 세포가 통제받지 않고 무분별하게 계속 분열하여 성장이 제멋대로 일어나 정상세포나 조직 등이 암으로 변화된다. 암이란 처음 생겨난 부위에 국한되지 않고 혈관과 림프관 등의 경로를 통해 다른 신체 부위로 이전되어 정착 증식하는 전이의 특성을 가지고 있다.

2. 종양과 암의 차이점

종양이란 비정상적인 덩어리 생성을 말하고, 특히 양성과 악성종양으로 나뉘는데 암이란 악성종양을 의미한다. 일단 종양이 발견되면 양성과 악성을 구별하고, 대처방법이 중요하다. 양성일 경우 세포의 분열이 비정상적으로 성장속도와 크기가 빠르

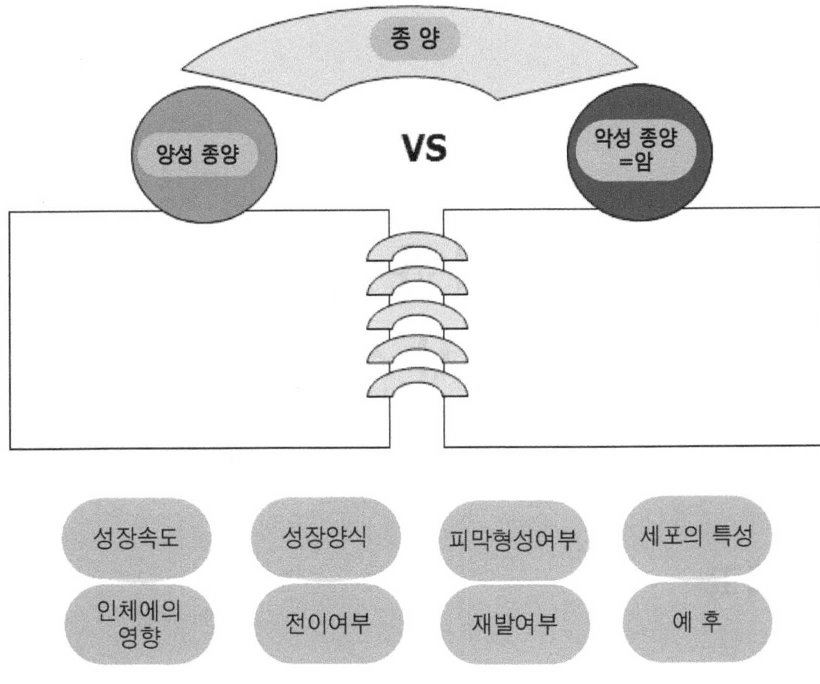

양성 종양	악성 종양=암
▪점점 성장하나 범위가 한정 ▪주위조직에 대한 침윤은 없음	▪주위 조직으로 침윤하면서 성장을 가속화함
▪있음 - 종양의 주위 조직으로의 침윤 방지 및 술 절제가 용이함	▪없음 - 종양의 주위 조직으로의 침윤이 잘 일어남
▪분화가 잘 되어 있음 ▪분열상은 없거나 적음 ▪세포가 성숙함	▪분화가 잘 안되어 있음 ▪분열상이 많음 ▪세포가 미성숙함
▪인체에 거의 해가 없음	▪항상 인체에 해가 됨
▪없음	▪혼합
▪수술로 제거 시 재발은 거의 없음	▪수술 후 재발가능
▪좋음	▪종양의 크기, 림프절 침범 여부에 따라 전이 유무가 다름

지만 범위의 제한이 있어 사람에게 해를 입히거나 생명에는 지장이 없다. 그러나 만약 이 종양이 특정 공간을 점유하여 관을 폐쇄, 기관과 조직을 압박할 수도 있다. 그러나 예후가 좋아 크게 걱정할 필요는 없다. 악성종양은 생명과 관련된 위협성을 지니어 체내의 특정 공간을 차지할 뿐만 아니라 무절제하게 빠른 속도로 자라고, 주변의 정상조직을 파고들면서 마침내 수술이나 항암치료를 해야 하며 완치하기가 어렵다.

3. 암의 발병기전

정상 세포의 변화

"정상 세포가 유전자 변이에 의해 암세포로 변형되고 암을 유발한다.
암 발생의 위험요인은 대표적으로 흡연, 발암성식품 및 화학물질, 발암성 병원체 등에 의해 정상 세포가 유전자 변이를 일으킨다. 암 발생원인의 10~20%는 부모 유전자가 유산이 된다."

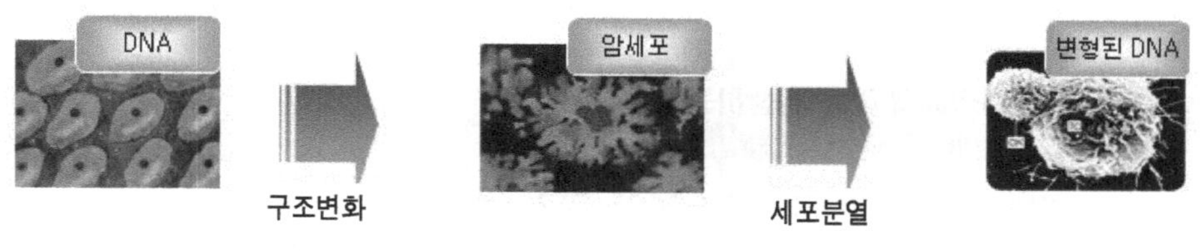

이 변화는 20~30년에 걸쳐 유전자 변이가 축적되어 암이 발생

노니

화학물질, 발암성 병원체, 변이를 주도하는 물질로부터 보호하는 성분 지님

- 암을 보호

4. 암의 발생 현황

1) 세계적 발생 현황

전 세계적으로 매년 백 만 명의 환자가 암 질환에 허덕이고 있다. 이러한 추세는 앞으로 25년 후 암 발생 인구는 약 3천만 명에 달하고, 2천만이 사망하게 된다. 암

연구의 활성화는 첨단과학기술 분야의 발달과 전 세계적으로 종합적인 국가 암 관리 사업이 필요하고 대책이 시급한 상황이다.

2) 우리나라의 발생 현황

사망자 중 24%를 차지하는 막대한 인명 피해는 암이 사망원인 1위를 차지하고 있다. 우리나라 5대 사망원인 변동 추이는 뇌혈관질환, 심장질환, 간질환 등의 사망은 점차 감소하고 있으며, 사망원인 1위인 암 연구는 매년 11.7%씩 지속적인 증가추세를 보이고 있다.

3) 암 발생 현황

우리나라에서 주로 발생하는 암은 6대 암으로 알려진 위암, 폐암, 간암, 대장암, 유방암, 자궁경부암으로 암 발생 ⅔를 차지한다. 남자에게서 주로 발생되는 암은 위암, 간암, 폐암, 대장암의 4대 암이 2/3를 차지하고, 여자에게서는 위암, 유방암, 자궁경부암, 대장암, 갑상선 암, 폐암 등 6대 암이 2/3를 차지한다.

우리나라에서 주로 발생하는 6대 암

위암, 폐암, 간암, 대장암, 유방암, 자궁경부암 : 암 발생 2/3 차지

男

위암, 간암, 폐암, 대장암 :
암 발생 2/3 차지

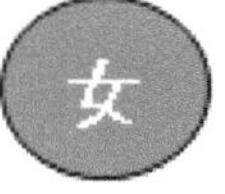

위암, 유방암, 자궁경부암, 대장암,
갑산성암, 폐암
: 암 발생 2/3 차지

4) 암 사망 현황

암 사망 순위는 폐암, 위암, 간암, 대장암, 췌장암 등 5대 암 사망률이 전체 암 사망률의 70% 차지하고, 사망자 수 2/3를 차지한다.

우리나라 암의 종류별 등록건수(단위:건, %)					
전체		남		여	
암종류	등록수	암종류	등록수	암종류	등록수
위 암	17,439 (20.8)	위 암	11,761 (24.5)	위암	5,678 (15.8)
폐 암	10,230 (12.2)	간 암	7,825 (16.3)	유방암	5,409 (15.1)
간 암	10,241 (12.2)	폐 암	7,809 (16.3)	자궁 경부암	3,803 (10.6)
대장암	8,648 (10.3)	대장암	4,897 (10.2)	대장암	3,751 (10.5)
유방암	5,444 (6.5)	방광암	1,666 (3.5)	갑상선 암	2,469 (6.9)
자궁 경부암	3,803 (4.5)	식도암	1,394 (2.9)	폐암	2,421 (6.8)

5. 암의 원인

암의 원인은 아직까지도 확실하게 밝혀지지 않았지만 역학 연구를 통한 발암 요인과 암 발생간의 인과관계에 근거하여 원인을 밝혀내고 있다. 주요 원인으로는 흡연, 음주, 발암물질들에 대한 노출, 환경오염, 방사선에 노출, 자외선, 각종 약물, 바이러스 등과 영양상태도 관여한다.

대장암, 유방암의 경우는 환경적 요인에 의해 발생하고, 생활습관과 환경적 요인 개선을 통한 암 발생을 방지할 수 있다.

6. 암의 예방

세계보건기구(WHO)에 의하면 암 발생 인구 중 1/3은 1차 예방이 가능하고, 조기진단만 되면 완치 가능하다. 나머지 1/3도 적정한 치료에 의해 완치된다고 보고되었다. 암을 예방하려는 노력만이 사망률에서 탈출할 수 있는 최선의 예방인 것이다. 우리나라에서는 위암, 간암, 유방암, 자궁경부암, 대장암 등은 초기 발견에 의해 완치율이 높으며, 정기적인 검진, 폐암은 금연, 간암은 간염백신접종 등으로 예방 가능하다.

《암 예방 권고사항》

(1) 편식하지 않고 영양분을 골고루 균형 있게 섭취한다.
(2) 황록색 채소를 주로 한 과일, 곡물 등 섬유질을 많이 섭취한다.
(3) 우유와 된장을 많이 섭취한다.
(4) 비타민 A, C, E를 적당량 섭취한다.
(5) 체중 조절을 위해 과식하지 않고 지방분을 적게 섭취한다.
(6) 너무 짜고, 매운 음식, 뜨거운 음식은 피한다.
(7) 불에 태우거나 훈제한 생선이나 고기는 피한다.
(8) 곰팡이 생기거나 부패한 음식을 피한다.
(9) 술은 과음하거나 자주 마시지 않는다.
(10) 담배는 금연한다.
(11) 태양광선, 특히 자외선 과다 노출을 피한다.
(12) 땀이 날 적당한 운동은 하지만 과로는 피한다.
(13) 스트레스를 피하고 기쁜 마음으로 생활한다.
(14) 목욕이나 샤워를 자주 하여 몸을 청결히 한다.

7. 암의 치료법

암 치료의 주요 목적은 암으로 인한 구조적 기능적 손상을 회복시키고, 치유가 불가능한 경우 암의 진행을 막고, 증상을 완화시키며, 수명을 연장하고 삶의 질을 높인다. 암 치료 방법은 수술요법, 항암 화학요법, 방사선 요법, 국소 치료법, 호르몬 요법, 광 역학치료법, 레이저 치료법 등이 있으며, 최근에는 면역요법, 유전자 요법 등이 있다.

1) 수술요법

목적에 따라 진단적 수술, 근치적 수술, 예방적 수술, 완화적 수술 등이 있다.

(1) 진단적 수술

종양의 분류와 형을 알게 되고, 확진을 할 수 있으며, 생검도 이에 속한다.

(2) 근치적 수술

초기 단계이 암 치료에 유용하고, 림프절과 원발 병소를 모두 제거할 수 있다. 근치적 유방수술, 자궁경부 절제술 등이 있다.

(3) 예방적 수술

사마귀, 폴립 등의 (전)암성 병변을 치료하지 않고, 남겨 놓은 채 암으로 진전되는 것을 보면서 해롭지 않은 전 암 상태의 병변을 제거한다.

(4) 완화적 수술

종양의 크기를 감소시키고, 종양의 성질을 지연시키는 암 증상을 완화시키는 목적이 있다. 대장암으로 인한 장 폐색 증상이 있는 경우 장루를 만들어 줌으로써 장 폐색 증상을 완화한다.

2) 항암 화학요법

정상 세포의 과도한 파괴 없이 유해한 암세포를 파괴하는 것이다. 암의 치료를 위해서 암 성장억제 시키는 작용에 이용한다. 최근에는 수술이나 방사선 요법이 시행된 후 암세포를 완전히 제거하기 위한 보조요법이나 수술 전 암의 크기를 줄여 수술을 쉽게 하는 선행요법으로 이용한다.

(1) 항암 화학요법의 기전 암세포는 조절이 불가능하고, 분열 증식한다. 간접적으로 암세포의 생화학적인 과정에 변화를 가함으로써 세포의 재생을 붕괴시킨다. 효과는 암세포의 파괴이다.

(2) 항암 화학요법의 종류로는 복합요법, 병합요법, 병용요법, 수술 전 선행요법으로 나눌 수 있다. 복합요법은 항암제를 동시에 사용하며, 병용요법은 수술, 방사선 요법과 함께 항암제 사용, 보조요법은 항암제 사용으로 재발방지가 목적이며, 수술 전 선행요법은 수술이나 방사선 치료 전에 사용, 조기 전이를 예방하고 장기 생존율을 개선시킨다.

(3) 항암 화학요법의 금기 및 부작용은 면역생성을 억제하고 백혈구 수를 감소시키기 때문에 감염이 있는 동안은 투약을 보류하고, 임산부에게는 특히 주의해야 한다. 부작용으로는 정상세포까지도 파괴시킬 수 있으므로 적절한 예방과 치료가 중요하다. 특히 공수 기능 저하에 의한 빈혈, 백혈구 감소증, 혈소판 감소증을 초래한다. 또한 위장관 장애, 탈모, 소화기 이상, 심부전증, 신기능 부전, 무월경 등이 있다.

《주요 항암제별 발생 가능 부작용》

부작용 항암제 골수기능장애 구역과 구토, 구내염, 설사, 변비, 색소 침착, 말초신경염, 정신장애, 간장해, 신장해 등을 일으킨다.

Nitrogen Nustard, Cyclophosphamidf, Ifosfamide, Busulfan, 5-Fluorouracil Methotrexate Cytosine Arabnoside, Mitomycon-C, Daunorubicin Doxorubicin Bieomycin Vincristine Vinblastine, Nitrosoureas(BCNU,CCNU), Procarbazine Cisplatin Paclitaxel, Docetaxel, Cytarabine, Capecitabine, Etoposide

3) 방사선 요법

방사선은 에너지를 가진 입자 파동의 흐름을 의미하고(가시광선, 적외선), 고에너지 방사선을 의미한다. 치료용 방사선은 암세포 파괴용 고에너지를 말한다.

(1) 일차적 치료

주위 피해 없이 암을 국소적으로 조절한다.

(2) 보조적 치료

종양의 크기를 줄임으로써 수술적 절제를 용이하게 한다. 해부학적 위치나 종양이 완전 절제가 불가능할 때나 전이가 의심스러울 때 사용한다.

(3) 고식적 치료

진전된 암은 통증, 병리적 골절, 뇌 척추 상대 정맥 등의 주요 기관의 압박혈관 폐쇄 등의 증상을 경감시키기 위함이다.

8. 암 환자의 영양

암은 환자의 대사에 영향을 끼치므로 균형 잡힌 영양 섭취는 환자 치료에서 어느 치료법 못지않게 중요하다. 면역기능을 높이는 식생활 개선이 필수적이다. 잘 먹는 사람이 감염에도 강하고 부작용도 적으며 회복도 빠르다.

1) 면역기능과 영양관리

균형 있는 영양섭취는 체내 대사 작용을 활성화하여 신체 회복 기능을 활성화시켜 비정상적인 암세포의 빠른 성장을 억제해 주며, 수술이나 방사선 그리고 항암제 치료 등 투병 과정에서 수반되는 부작용을 최소화시킨다.

(1) 탄수화물

열량을 공급하는 주 에너지원으로 부족하면 기초체력 저하, 피곤함, 체중감소 현상의 특징이 있다. 과잉 섭취는 비만, 성인병 등의 원인이 된다. 주로 곡류에 많다.

(2) 식물성 지방

암 환자는 지방 중 불포화지방산과 비타민 E가 포함된 식물성 지방을 섭취한다. 식물성 식품으로는 참기름, 들기름, 현미 유, 콩기름 등이 있다.

(3) 비타민과 무기질

신체를 조절하는 비타민과 무기질이 있으며, 인체의 정상적 성장발달 및 건강유지에 필수적이므로 적은 양도 규칙적으로 섭취를 한다.

"균형 있는 영양섭취는
체내 대사작용을 활성화하여 신체 회복기능 활성화시켜 비정상적인 암세포의 빠른 성장을 억제시킴
수술이나 방사선 그리고 항암제 치료 등 투병과정에서 수반되는 부작용을 최소화시킴"

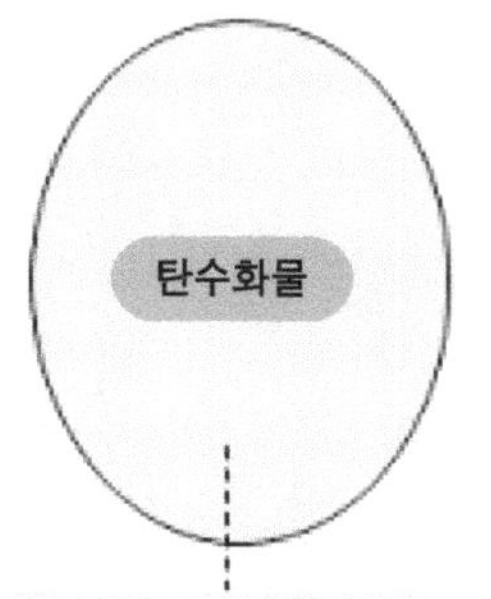

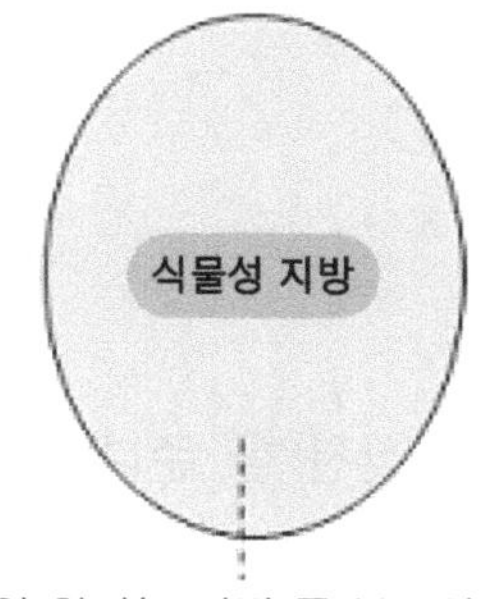

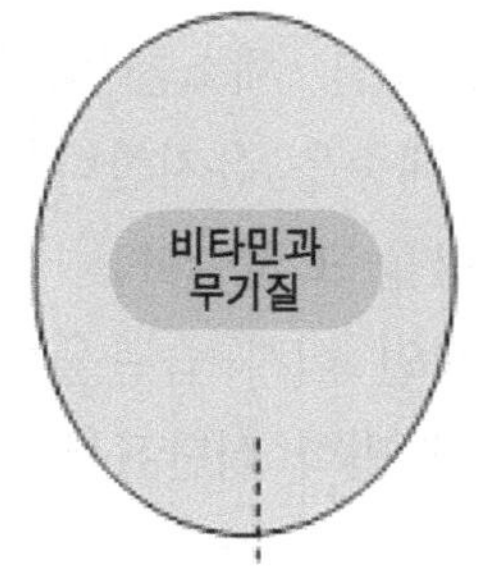

- 열량을 공급하는 주 에너지원
- 부족할 경우 기초체력 저하, 피곤함, 체중 감소현상
- 과잉섭취의 경우 비만, 성인병 등의 원인
- 곡류에 다량 함유

- 암 환자는 지방 중 불포화지방산 및 비타민 E가 포함된 식물성 지방을 섭취해야 함.
- 식물성 식품 : 참기름, 들기름, 현미 유, 콩기름 등

- 신체 조절
- 인체의 정상적 성장발달 및 건강유지에 필수
- 적은 양도 규칙적으로 섭취해야 함

9. 말기 암 환자의 관리

호스피스 완화치료란 죽음을 앞둔 말기 암 환자 가족을 돌보기 위한 신체적, 정서적, 사회적 역할 전체를 포괄하는 행위로 남은 여생을 편안하고 인간으로서 존엄성 유지하도록 도와주는 역할을 한다. 투병과정에서 발생하는 통증을 비롯한 증상의 완화, 정신적, 사회적, 영적 문제들의 조절이 필요한 시점에 있는 환자에게 제공되는 적극적이면서도 전인적인 의료이다.

More | 말기 암 환자의 관리

호스피스 완화치료

- 말기 암 환자 가족을 돌보기 위한 **신체적, 정서적, 사회적 역할 전체를 포괄하는 행위**
- 남은 여생을 편안하고 인간으로서 존엄성 유지하도록 도와주는 역할

투병과정에서 발생하는 통증을 비롯한 증상의 완화, 정신적, 사회적, 영적 문제들의 조절이 필요한 시점에 있는 환자에게 제공되는 적극적이면서도 전인적인 의료

10. 암을 극복하며 건강하게 사는 법

1) 건강한 식생활을 위해

① 영양이 풍부한 식품을 골고루 먹는다.

② 곡물, 과일, 채소를 많이 먹는다.

③ 적정 체중을 유지한다.

④ 식사량을 조절한다.

⑤ 규칙적인 식사 습관을 갖는다.

⑥ 식단의 변화(식단표를 작성하여 실천)를 준다.

2) 건강을 해치는 적들

① 저 칼로리 식사

② 흡연

③ 간접흡연

④ 알콜성 음료의 과다 섭취

⑤ 카페인의 과다 섭취

⑥ 탄산음료의 과다 시음

⑦ 스트레스

⑧ 의약품의 남발

⑨ 재산제해

⑩ 분노

⑪ 염분 및 설탕 과다 섭취

⑫ 여독

3) 적당한 운동법

① 1주일에 3~5회 에어로빅이나 가벼운 스트레칭을 규칙적으로 한다.
② 조깅, 수영, 사이클, 계단 오르기, 에어로빅 등이 좋은 운동이다.
③ 스트레칭 하기 전에는 항상 5~10분간 워밍업을 하고 체조와 준비운동을 한다.

4) 운동이 건강에 미치는 영향

① 허리통증을 완화시킨다.
② 우울한 기분을 풀어준다.
③ 분노를 풀어준다.
④ 체중을 줄일 수 있다.
⑤ 심장, 폐 기능을 강화한다.
⑥ 뼈와 근육이 튼튼해진다.
⑦ 몸에 좋은 CHDL/high density lipoprotein 고농도 프로테인, 콜레스테롤 수치를 높여준다.
⑧ 지적 이해력이 좋아진다.
⑨ 암 발생 위험 줄여준다.

적당한 운동법

- 1주일에 3~5회 에어로빅이나 가벼운 스트레칭을 규칙적으로 하기
- 조깅, 수영, 사이클, 계단 오르기, 에어로빅 등이 좋은 운동임
- 스트레칭 하기 전에는 항상 5~10분간 워밍업을 하고 체조와 준비운동을 해야 함

11. 식이요법

우리가 먹는 일부 식품이 암을 유발하는 것이 가능한가? 식이요법에는 음료 섭취도 포함된다. 알콜 남용은 여러 가지 암을 유발할 수 있기 때문에 확실한 교훈은 반드시 절도 있게 마셔야 한다는 것이다. 중요한 요점은 우리가 개인적으로 예방 조치를 취한다면 암을 어느 정도 대처하는 것이 가능하다. 그렇지만 예방 조치가 일반 대중에게 영향을 미치려면 무엇이 필요한가에 대해서 알아야 될 것이다. 사람들이 지방

이 많은 육류를 삼가고, 지방이 적고 콜레스테롤이 적은 음식을 먹도록 하는 채식 습관이 중요하다.

과일, 야채, 완두, 콩, 현미나 현맥 및 곡류를 많이 먹는 것이 좋다. 감자, 사과, 배, 복숭아 등의 식품을 껍질째로 먹는 것이 좋다. 진한 녹색 잎사귀의 야채류인 브로콜리, 케일, 시금치, 치커리, 물냉이, 비트, 심지어 민들레 어린 잎사귀에는 비타민 A와 C가 들어 있다. 비타민 A와 C가 많다는 것을 색깔로 알 수 있는 식품으로는 노랑 및 오렌지색의 식품이 좋은데, 몇 가지만 이름을 열거하면 야채류로 당근, 고구마, 호박이 있으며, 과일류로 살구, 칸탈루프 멜론, 파파야, 복숭아, 파인애플 및 멜론 등이 있다. 식이요법, 영양 섭취 및 암 예방은 포화지방이든 불포화지방이든 지방을 너무 많이 먹으면 결장암, 유암, 전립선암 및 자궁내막암에 걸릴 가능성이 증가한다.

12. 식이요법과 암 예방법

간경화 및 암환자가 식이요법을 해야 하는 이유는 암과 간경화는 약만으로 회복되는 병이 아니다. 정신적인 안정과 육체적인 안정이 중요하다. 간이나 폐 등의 장기들은 몸의 일부이고, 몸은 피와 살로 되어 있다. 즉, 간이나 폐 등의 장기들은 피와 살로 되어 있다.

피와 살의 주원료는 음식이다. 음식이 피가 되고 살이 되는 것이다. 그러므로 간과 폐 장기들의 주원료는 음식이다. 음식이 간이 되고 폐가 되며, 먹는 것이 뇌가 되고, 위가 되고, 신장이 되고, 각종 장기가 된다. 병든 간, 폐 즉 병든 피와 살을 건강하게 바꾸려면 그것의 주원료인 음식을 바꿔야 한다.

13. 암과 식생활

식생활은 암 발생 원인의 3분의1을 차지한다고 한다. 식품은 에너지 이면서도 신체 기능이 건강하고 원활하게 유지 되도록 하는 초석인 것이다. 신체의 면역 기능이 최선의 상태를 유지하여 발암 물질을 해독하고 암에 대한 저항성을 유지 할 수 있도록 하기 위해서 신체 대사의 원료인 영양이 고루 공급 되어야 하는 것이 당연하다. 고른 영양에는 면역과 관련하여 순기능을 할 것이고 치우친 영양이나 부족은 면역을 비롯한 건강 유지에 필요한 신체 활동을 저하 시킬 것이다. 암 예방을 위한 식생활 원칙은 다음과 같다.

1) 균형 잡힌 식사를 한다.

몸에 좋다고 해서 좋아하는 음식이라고 해서 특정 음식만 계속 섭취하면 그 음식에 들어있는 해가 되는 물질이 영향을 미칠 것이며, 영양소 섭취가 한쪽으로 치중되면 영양소 결핍이나 과다로 인한 질병에 걸릴 확률이 높아진다.

균형 잡힌 식사
영양소 섭취가 한쪽으로 치중될 경우 영양소 결핍이나 과다로 인한 질병에 걸릴 확률이 높아짐

▪여러 가지 식품을 매끼 편식하지 않고 먹기

_단백질 : 밥, 빵, 면류 등의 탄수화물, 생선, 고기, 달걀, 두부 등
_미네랄과 비타민 : 황록색 야채 및 과일

▪똑같은 것을 날마다 먹지 않도록 주의

▪하루 세 끼는 시간에 맞춘 식사를 하기
▪식사 직, 후에는 수분만섭취하기

신선한 식품을 먹기
인스턴트 및 저장식품
영양소 결핍에 따른 각종 질병의 발병 확률을 높임
고칼로리이므로 비만 야기 -> 성인병

천연 그대로 다양한 영양소를 함유한 음식 섭취
천연에서 비타민과 미네랄을 섭취하는 것이 영양소 흡수에 서로 관여되는 다양한 성분으로 이루어져 있어 영양의 균형을 맞추거나 흡수 되는 데에 도움이 됨

암을 예방하기 위해 섭취해야 하는 음식

암 예방 식품의 조건

▪고 단백, 저 콜레스테롤
▪풍부한 비타민과 미네랄 : 면역 강화와 발암 억제
▪면역 다당체 : β-글루칸
▪식이 섬유
▪항산화 물질 : 비타민 A, C, E 등과 셀레늄, 몰리브덴등

2) 신선한 식품을 먹어야 한다.

인스턴트식품과 저장식품은 현대인의 식탁에서 빠지지 않는 것인데, 이러한 식품 위주의 식사는 영양소 결핍에 따른 각종 질병의 발병 확률이 높이고, 조미료, 당분 등으로 고칼로리로 비만을 부르며, 이러한 것이 암을 비롯한 각종 성인병의 인자가 될 수 있다. 더군다나 이러한 인스턴트, 가공식품은 화학처리, 인공색소나 향신료 같

이 첨가물 들어 있어 지나친 섭취는 당연히 좋지 않다.

3) 천연 그대로 다양한 영양소를 함유한 음식으로 영양소를 섭취해라

비타민이나 피로 회복제 등을 자주 복용하는데 이것은 보조적인 수단일 뿐이다. 천연에서 비타민과 미네랄을 섭취하는 것이 영양소 흡수에 서로 관여되는 다양한 성분으로 이루어져 있어 영양의 균형을 맞추거나 흡수되는 데에 도움이 된다.

4) 암을 예방하기 위하여 섭취하여야 할 음식

모든 영양소의 고른 섭취가 중요하지만, 다음의 조건을 고려한 식품들이 골고루 배합된 영양 상태에서 암 예방에 도움이 된다고 할 수 있다.

《암 예방에 나쁜 식품》

① 위 장관에 자극적인 음식으로 불에 탄 음식
② 지나치게 산화된 음식
③ 포화지방산이 지나치게 많은 음식
④ 염분을 다량 함유한 짠 음식
⑤ 방부제나 인공 감미료가 많은 음식

Ⅲ. 학습정리

(1) 암이란 세포조직의 과잉 성장으로 인해 발생하는 일종의 악성종양을 말한다. 즉 정상적인 속도와 크기로 분열 성장해야 하는 세포가 통제받지 않고 무분별하게 계속 분열하여 성장이 제멋대로 일어나 정상세포나 조직 등이 암으로 변화된다.

(2) 정상 세포가 유전자 변이에 의해 암세포로 변형되고 암을 유발한다. 암 발생의 위험요인은 대표적으로 흡연, 발암성 식품 및 화학물질, 발암성 병원체 등에 의해 정상 세포가 유전자 변이를 일으킨다. 암 발생 원인의 10~20%는 부모 유전자가 유산이 된다.

(3) 암은 환자의 대사에 영향을 끼치므로 균형 잡힌 영양 섭취는 환자 치료에서 어느 치료법 못지않게 중요하다. 면역기능을 높이는 식생활 개선이 필수적이다. 잘 먹는 사람이 감염에도 강하고 부작용도 적으며 회복도 빠르다.

(4) 식이요법에는 음료 섭취도 포함된다. 알콜 남용은 여러 가지 암을 유발할 수

있기 때문에 확실한 교훈은 반드시 절도 있게 마셔야 한다는 것이다. 지방이 많은 육류를 삼가하고 지방이 적고 콜레스테롤이 적은 음식을 먹도록 하는 채식 습관이 중요하다. 과일, 야채, 완두, 콩, 현미나 현맥 및 곡류를 많이 먹는 것이 좋다. 감자, 사과, 배, 복숭아 등의 식품을 껍질째로 먹는 것이 좋다.

(5) 식생활은 암 발생 원인의 1/3을 차지한다고 한다. 식품은 에너지이면서도 신체 기능이 건강하고 원활하게 유지되도록 하는 초석인 것이다. 신체의 면역기능이 최선의 상태를 유지하여 발암물질을 해독하고 암에 대한 저항성을 유지할 수 있도록 하기 위해서 신체 대사의 원료인 영양이 고루 공급되어야 하는 것이 당연하다. 고른 영양에는 면역과 관련하여 순기능을 할 것이고, 치우친 영양이나 부족은 면역을 비롯한 건강 유지에 필요한 신체 활동을 저하시킬 것이다.

(6) 암은 지나친 보호 능력과 청결한 식습관에서 암으로부터 보호된다. 그럼 왜 깨끗한 집, 소독된 물, 소독된 용기를 쓰는 오늘날 너무 지나친 청결에 의해 암에 대한 면역력이 떨어진다는 보고가 있다. 또 새 집은 새집 증후군에 피부암을 유발하고, 소독된 용기는 화학약품을 곁들어 먹는다는 의미로 표현될 수 있을 것이다.

(7) 암이란 끝도 없는 세포증식을 한다. 암 진화에 의해 불규칙적인 세포 구조와 전이란 특수성을 가지고 다른 곳에 침투하는 성질이 있다.

(8) 암을 예방하기 위해서는 균형 있는 식생활이 매우 중요하다. 탄 고기나 농약은 암을 유발하는 물질로 작용한다.

(9) 식이요법에 음료도 포함된다. 과다 알콜 섭취는 암을 유발하고, 암에 걸리면 오히려 암 세포를 이겨내기 위해 고칼로리를 섭취해야 된다. 저 칼로리 음식에 의존해서는 면역력을 키울 수가 없는 것이다.

(10) 우리 몸에는 암 세포 1천만 개를 공격할 수 있는 자가 면역체계가 존재한다. 균형 있는 식생활이란 이 면역체계를 더욱 강화시키는 계기가 될 것이다.

제 5 장

보리 건강과 식생활 개선

Ⅰ. 학습목표

1. 식생활의 불균형
2. 보리의 기능성과 대체 효과
3. 보리의 쓰임과 소비량
4. 보리와 성인병

Ⅱ. 학습내용

1. 오늘날의 식생활

1.1 식생활의 불균형

경제가 발전함에 따라 식생활과 생활방식이 서구화되어 칼로리 섭취가 과도해지고 이에 따른 체중 증가, 신체활동 저하, 운동부족 및 스트레스가 원인이 되어 비만, 고혈압, 동맥경화 심장병 등 순환기계 질병 및 당뇨병 등 각종 성인병 환자의 비율이 높아지고 있다. 이러한 성인병 발병에 가장 큰 영향을 미치는 인자는 소비하는 식품의 구성과 식생활 패턴이다. 종래의 곡류 등 식물성 식품 위주로 식품소비 패턴이 변화하였고, 특히 동물성 패스트푸드의 소비가 늘어남에 따라 우리나라에서도 각종 성인병의 발병율의 급격하게 높아지고 있다.

성인병을 예방하고 나아가서는 식생활을 통한 질병의 치료를 가능케 하는 식품의 기능, 즉 식품의 3차 기능에 대한 관심이 고조되고 있다. 식품을 올바르게 선택하여 소비함으로써 대다수의 식원병 예방이 가능하고, 일부 질병에 대해서는 치료의 방편으로 식품을 활용할 수 있음이 과학적인 실험을 통하여 속속 밝혀지고 있다.

1.2 보리의 쓰임과 소비량

곡물로서 쌀 위주의 식생활에서 부족하기 쉬운 미네랄과 비타민이 풍부하여 쌀과의 혼식이 장려되었던 식품이다. 그러나 경제수준의 향상과 함께 보리의 쌀과 다른 취반 특성, 취반 후 조직감, 어두운 색깔 등 낮은 품질과 기호성에 의해 소비가 급격히 줄었다. 우리 국민 1인당 보리의 연간 소비량을 보면 급격히 감소하였으나, 최근 서구식의 도입으로 쌀보다 보리의 중요성이 널리 확산되면서 주곡으로서의 위상을 다시 회복하고 있다.

1.3 보리의 기능성과 대체 효과

보리는 혈중 콜레스테롤을 저하시켜 고혈압, 동맥경화, 심장병 등의 위험을 낮출 뿐만 아니라 암과 노화를 억제하고 당뇨병 환자의 식이요법에 적합한 곡물임이 과학적 연구에 의해 지속적으로 밝혀지고 있어 건강기능식품에 가장 근접한 식품이라 할 수 있다. 또한 보리에 함유되어 있는 기능성 성분은 다양한 건강기능식품의 원료로 활용될 여지가 매우 크다.

국민 건강증진, 특히 성인병 차원에서 보리의 섭취를 늘리는 것은 보건, 의료 측면에서 매우 바람직한 일이며, 더욱이 보리는 국내 유휴 농경지를 활용한 증산 여력이 충분하고, 국제교역에서도 식품학적 가치에 비해 상대적으로 가격이 저렴한 작물이므로 보리의 소비 증대는 경제적, 사회학적으로도 의미가 크다.

2. 보리는 성인병을 이겨낼 수 있는 도구

2.1 비만과 보리

1) 비만의 기준

인간의 수명은 허리띠의 길이에 반비례한다고 한다. 즉 비만은 만병의 근원이며, 실제로 중년에 정상 체중에서 1kg이 늘면 사망률이 3% 증가한다는 것이 의학계의 정설이다. 체중(kg)을 신장(m)의 제곱으로 나눈 수치를 BMI(Body Mass Index, 체질량지수)라 부르며, 서구인의 경우 BMI가 30 이상이면 비만으로 판정된다.

- 혈중 콜레스테롤을 저하시켜 고혈압, 동맥경화, 심장병 등의 위험을 낮춤
- 암과 노화 억제
- 당뇨병환자의 식이요법에 적합

- 건강기능식품에 가장 근접한 식품
- 보리에 함유되어 있는 기능성 성분 : 다양한 건강기능식품의 원료로 활용

보건, 의료 측면

- 국민 건강증진에 큰 효과를 지님
- 성인병 예방

보건, 의료 측면

- 국내 유휴 농경지를 활용한 증산 여력이 충분
- 국제교역에서도 식품학적 가치에 비해 상대적으로 가격이 저렴한 작물

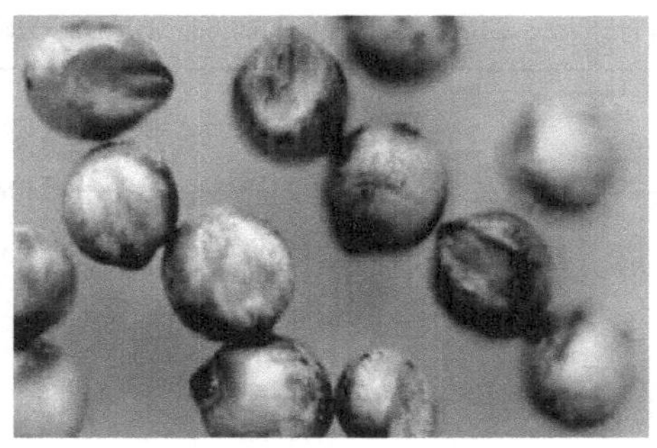

(보리)

최근 10년간 BMI가 30 이상인 비만인구 비율이 지역에 관계없이 크게 늘고 있는 추세이며, 매년 30만 명이 비만관련 질병으로 사망하여 비만관련 심장질환이 사망률 1위를 기록하고 있다. 우리나라 사람을 포함한 아시아 태평양 지역의 경우는 BMI가 23 이상이면 과체중, 25이상이면 비만, 30이 넘으면 심한 비만으로 판정한다.

2) 비만과 질환의 기준

BMI 25 이상인 비만이 되면 당뇨병, 고혈압, 심장질환의 빈도가 급격히 증가하며, 30 이상이면 평균 수명이 급속하게 단축되는 것으로 알려져 있다. BMI가 26 이상일

경우 고혈압, 이상 고지혈증의 발병 위험이 정상 체중자의 3배 이상, 통풍, 만성 심장 질환, 당뇨병, 골관절염 발병 위험은 2～3배가 높아지며, 뇌졸중, 우울증, 요통의 위험도 상승하는 것으로 알려져 있다.

실제로 우리나라의 경우 비만자의 60% 정도가 고혈압, 당뇨병, 고지혈증, 요통 등으로 시달리는 것으로 나타나고 있다. 이는 정상인의 상기 질환 보유율이 남자의 38%, 여자의 25%인 것에 비하여 뚜렷하게 높은 수치이며, 비만에 의한 사회적, 경제적 비용은 1조 17억 원에 달하고, 국민 의료비의 5%가 비만관련 질병에 지출되는 것으로 추산되고 있다.

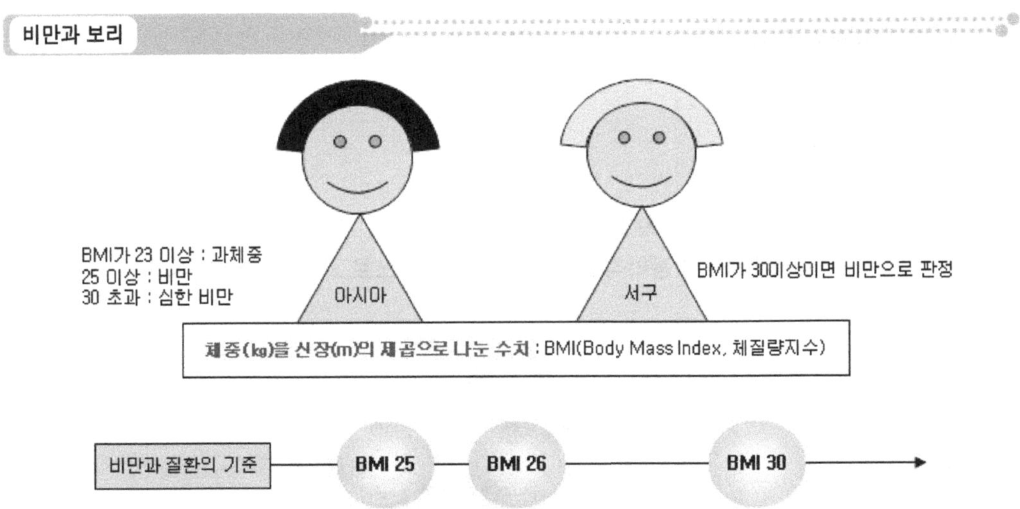

3) 바르지 못한 식생활 지침

건강한 식생활을 위한 지침인 식품소비 안내 피라미드(Food Guide Pyramid)에 따르면 하루에 곡류 6～11 srevings, 채소류 3～5 srevings, 과일류 2～4 srevings, 설탕과 지방은 될 수 있는 대로 적은 양의 소비할 것을 권장하고 있다. 이와 같이 곡류 식품은 건강화 식생활의 근본이 되는 소재로서 탄수화물과 식이섬유의 주요 공급원이며, 비타민, 미네랄의 보고이다. 특히 도정하지 않고 곡립 전체를 이용하여 가공할 경우 도정하여 가공한 경우에 비하여 단백질, 식이섬유, 비타민, 미네랄들을 다량 함유하여 영양학적으로 유리하다.

현대인의 영양 불균형 및 이로 인한 질병에 대한 대책은 곡류의 소비를 늘리고 곡물의 이용방안을 바꾸는 것으로부터 시작할 수 있다.

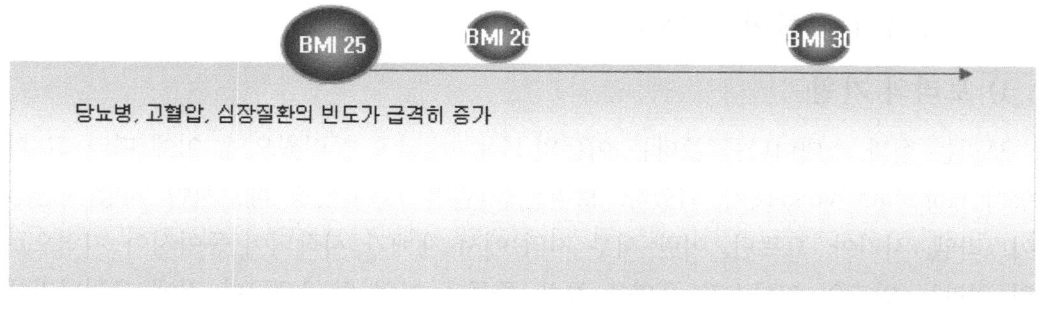

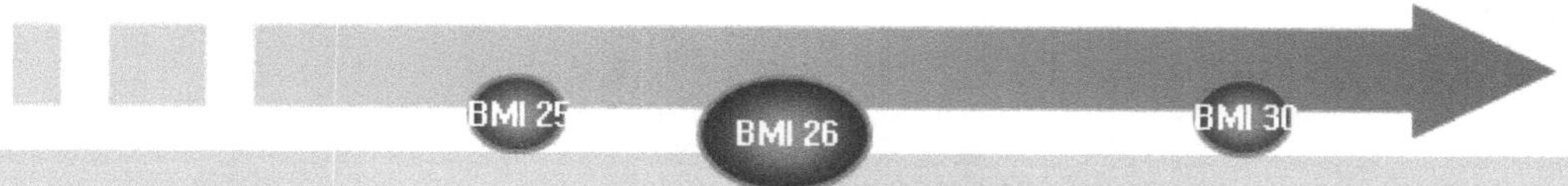

- 고혈압, 이상 고지혈증의 발병 위험이 정상 체중자의 3배 이상
- 통풍, 만성 심장질환, 당뇨병, 골관절염 발병 위험은 2~3배가 높아짐
- 뇌졸중, 우울증, 요통의 위험 : 상승
- 비만에 의한 사회,경제적 비용 : 1조 17억원
- 국민 의료비의 5%가 비만관련 질병에 지출되는 것으로 추산

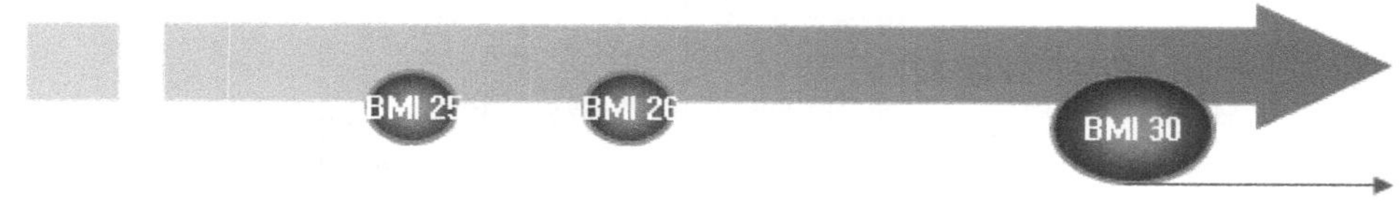

식품소비 안내 피라미드(Food Guide Pyramid

_미국 농무성에서 제시한 건강한 식생활을 위한 지침

곡류 : 6~11 srevings
채소류 : 3~5 srevings
과일류 : 2~4 srevings
설탕과 지방 : 적은 양 섭취

곡류식품

도정하지 않고 곡립 전체를 이용하여 가공할 경우 도정하여 가공할 경우에 비하여 단백질, 식이섬유, 미네랄 등을 다량 함유하여 영양학적으로 유리함.

2.2 보리의 작물학적 특성

1) 보리의 기원

보리는 힘과 스태미나를 준다는 이름의 Horearii라고 불리웠으며, 이에 따라 그 학명이 Hordeum vulgare가 되었다. 보리는 기원전 7,000년경 페르시아 지방(지금의 이스라엘, 시리아, 요르단, 이란 서부 지역)에서 재배가 시작되어 동아시아 지역으로의 전파는 인도의 인더스강 유역을 통해 중국을 거쳐 약 3,000년 전에 우리나라에 들어왔다.

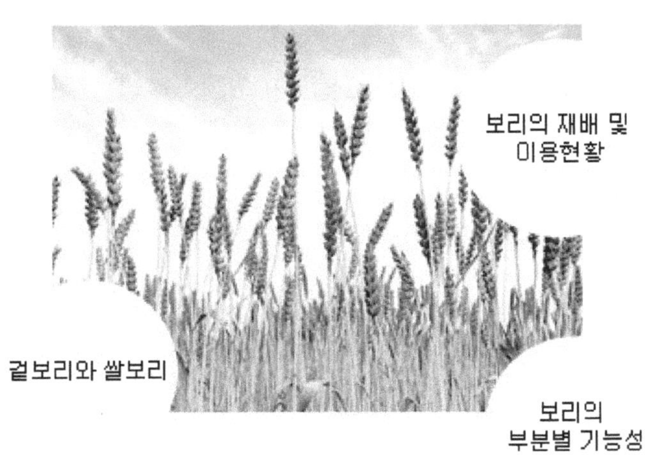

▪학명 : Hordeum vulgare
Horearii : 힘과 스테미너를 줌

기원전 7,000년경	페르시아지방(지금의 이스라엘, 시리아, 요르단, 이란 서부 지역)에서 재배 시작
중-신석기시대	유럽과 아프리카로 전파
약 3000년 전	인도의 인더스강 유역을 통해 중국을 거쳐 우리나라로 전파

2) 보리의 재배 및 이용 현황

보리는 밀, 벼, 옥수수 다음으로 세계 제 4위의 곡물로서 온대 및 아열대 지역에서 재배되고 있으며, 보리 생산 국가는 총 99개국으로 주로 유럽, 아시아, 아프리카 지역에 위치하고 있다. 주요 생산국가로는 러시아, 카자흐스탄, 캐나다로 우리나라의 보리의 자급도는 49.3%이며, 과거 쌀이 부족한 시기에 제 2의 주곡으로 1인당 평균 36kg 이상 소비되던 보리는 최근 들어 1.5~1.7kg으로 소비량이 크게 낮아졌다. 보리는 주로 주조용으로 소주나 맥주 제조에 쓰여 왔다.

보리 생산 국가

- 밀, 벼, 옥수수 다음으로 세계 제 4위의 곡물로서 온대 및 아열대 지역에서 재배
- 총 99개국으로 주로 유럽, 아시아, 아프리카 지역에 위치
- 주요생산국가 : 러시아, 카자흐스탄, 캐나다

우리나라의 보리

- **자급도** : 49.3%
- 과거 쌀이 부족한 시기에 제2의 주곡으로 1인당 평균 36kg이상 소비
- 1990년 이후 : 1.5~1.7kg - 소비량이 크게 낮아짐
- 1991~1996년 : 평균 보리쌀 수요 (식량 : 71천톤, 가공용 : 27천톤, 주조용 : 283천톤)

3) 겉보리와 쌀보리

보리의 품질과 관련된 유전자는 쌀보리 유전자(nn), 찰보리 유전자(wxwx), 고 아밀로오스 유전자(amol), 짧은 까락 유전자(lk-2 lk-2), 고 라이신 유전자(lys 3a) 등이 있다. 보리는 쌀보리 유전자(nn)의 유무에 따라 껍질에 쌓여 있는, 즉 껍질이 종실에 밀착되어 분리되기 어려운 겉보리(coverd barley, hulled barley)와 껍질이 없는, 엄밀히 말하면 성숙 후 껍질이 쉽게 떨어져 나가는 보리(naked barley, hull-less barley)로 나뉜다.

쌀보리는 단일 열성 유전자를 갖으며, 다양한 유전형질을 나타내는데, 껍질이 없으므로 정맥공정이 필요하지 않고 겉보리에 비해 바람직한 조리 특성을 지녀 오래 전부터 식용으로 이용되고 있다. 껍질을 포함한 겉보리에는 탄수화물 82%, 단백질 12%, 지방과 회분이 각각 3%정도 함유되어 있다. 82%를 차지하는 탄수화물 중 60%는 전분 또는 당질로 구성되며, 20%는 식이섬유로 구성되어 있다. 쌀보리에는 전분 60~65%, 단백질, 10~20%, 식이섬유소 12~23%가 함유되어 있다. 쌀보리는 껍질이 없으므로 겉보리에 비하여 낮은 식이섬유 함량을 보이지만 가식부위를 기준으로 하면 겉보리보다 높은 식이섬유 함량을 나타낸다.

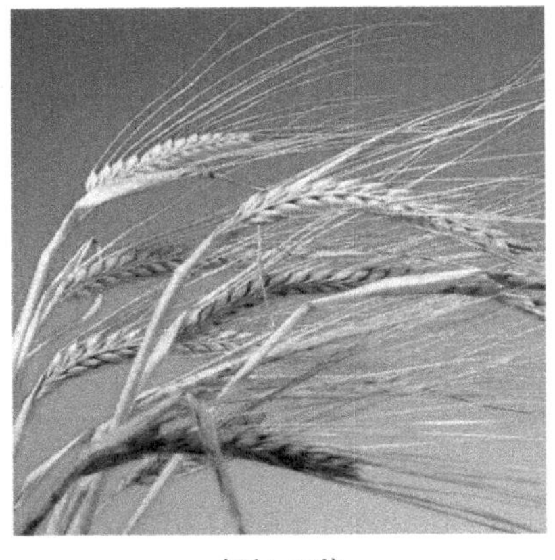

(겉보리)

보리의 품질과 관련된 유전자

쌀보리 유전자(nn), 찰보리 유전자(wxwx), 고 아밀로오스 유전자(amol), 짧은 까락 유전자(lk-2 lk-2), 고 라이신 유전자(lys 3a) 등

겉보리	쌀보리
▪탄수화물 82%, 단백질 12%, 지방과 회분이 각각 3%정도 함유 ↓ 60% : 전분 또는 당질 20% : 식이섬유 ▪식이섬유 함량이 쌀보리보다 높음	▪단일 열성 유전자 ▪껍질이 없으므로 정맥공정이 필요하지 않음 ▪오래 전부터 식용으로 이용 ▪전분 60~65%, 단백질, 10~20%, 식이섬유소 12~23%가 함유

4) 보리의 부분별 기능성

호분층에는 단백질체(protein body)와 종자 발아 시 배유의 분해에 관여하는 효소가 존재한다. 종실의 탄수화물 저장조직인 배유부는 전분립과 단백질체로 채워진 세포로 구성되어 있다. 한편 배아는 배유의 배반(scutellum)에 붙어 있다.

겉보리 단면의 주사전자 현미경 사진으로 껍질, 겨층, 배유부, 배아 등을 관찰할 수 있다. 보리의 겨층(bran)은 과피, 종피, 주심(nucellus)및 호분층으로 구성되어 있다. 겨층의 대부분을 차지하는 호분층은 1~3세 포층으로 구성되며, 효소, 피틴, 지방, 비타민, 단백질이 풍부하고, 항산화 성분의 페놀화합물 함량이 높은 특징이 있다.

보리에는 비타민 B_1, B_2, 나이아신, 엽산, 칼슘, 철분 등이 풍부하므로 각기병, 펠라그라병, 빈혈을 예방할 수도 있고, 식이섬유함량이 높아 장의 연동운동과 소화를 도와 변비를 해소해 주며, 유익한 장내세균을 증식시켜 피부영양에 관여하는 비타민 B_6, 판토텐산의 합성을 촉진한다.

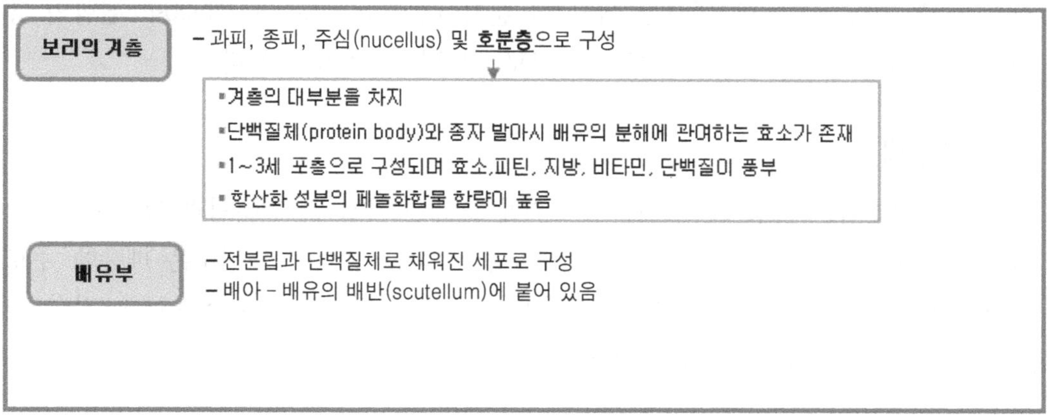

보리의 겨층
- 과피, 종피, 주심(nucellus) 및 **호분층**으로 구성
  - 겨층의 대부분을 차지
  - 단백질체(protein body)와 종자 발아시 배유의 분해에 관여하는 효소가 존재
  - 1~3세 포층으로 구성되며 효소,피틴, 지방, 비타민, 단백질이 풍부
  - 항산화 성분의 페놀화합물 함량이 높음

배유부
- 전분립과 단백질체로 채워진 세포로 구성
- 배아 - 배유의 배반(scutellum)에 붙어 있음

2.3 보리의 영양성분 및 식품 특성

1) 탄수화물

탄수화물은 보리의 주성분을 이루며, 건물로서 약 80%를 구성한다. 탄수화물은 식물체의 저장물질 및 골격 성분으로 중요한 역할을 하며, 섭취 시 대부분 에너지원으로 사용된다.

2) 전 분

전분은 대표적인 식물 다당류로서 보리 종실 무게의 56~66%를 차지하는 주요 에너지 저장성분으로 그 양은 단백질 함량과 역관계로 변화한다. 보리 종실전분은 배유 내에 2가지 모양의 분자구조로 존재하는데, 메성 보리(일반보리)의 경우 그 조성이 22~26% 아밀로오스와 74~78%의 아밀로펙틴으로 되어 있다.

3) 아밀로오스(Amylose)

아밀로오스는 α-(1,4)-D-glucose) 결합의 비교적 긴 사슬구조를 하고 있는 분자로서 대부분의 곡류 전분에서 아밀로펙틴보다 적은 성분으로 존재한다. 아밀로오스는 호화 시 점도를 급격히 증가시키고, 냉각 시 뚜렷한 노화현상(setback)을 보이는 특성이 있다.

4) 아밀로펙틴(Amylopectin)

아밀로펙틴은 대부분 전분의 주성분으로 α-(1,4)-D-glucose 결합의 사슬들이 α-(1,5)-D-glucose 결합을 통하여 분지된 포도당 사슬구조로 되어 있다. 아밀로펙틴의 사슬길이는 아밀로오스에 비하여 짧고 한 분자 내에 α-(1,6)-D-glucose 결합의 중간 사슬을 4~5% 함유하고, 고도로 분자로 된 밀집구조를 갖는다.

5) 전분립

보리의 전분립은 직경 15~25㎛의 타원체 모양을 가진 큰 전분립과 크기 10㎛ 이하의 부정형의 작은 전분립이 함께 존재한다. 성숙한 종실에서 전분은 배유에 주로 존재하는데 전분립에는 전분 이외에 0.25~0.56%의 단백질, 0.16~0.17% 지질 및 0.03~0.09%의 유리지방산이 존재한다.

6) 세포벽 물질

보리 종실을 구성하는 세포의 세포벽 구성성분은 세포의 위치에 따라 다르다. 즉 배유부분의 세포벽은 75~80%(1,3)(1,4)-β-D-glucan, 20% arabinoxylan, 2% cellulose, 2% glucomannan 및 1% 이하의 1,3-β-glucan으로 구성되어 β-glucan이 주성분을 이루며, 일부 단백질과 페놀산을 함유하는 복합적 구조를 갖는다.

반면 호분층의 세포벽은 arabinoxylan 71%, β-glucan 26%로 arabinoxyla이 주성분이며, 껍질부분의 세포벽은 cellulose, sillica 및 lignin 함량이 풍부하고(1,3)(1,4)-β-D-glucan 함량은 매우 낮다. 한편 1,3-β-glucan 함량은 호분층 세포벽에서 약 1% 정도 존재하나 배유부 세포벽에서는 거의 존재하지 않는 특징을 보인다. 셀룰로오스와 글루코 만난은 세포벽 위치에 관계없이 각각 약 2%의 함량을 보인다.

7) 베타-글루칸(β-glucan)

보리는 물에서 교상체(hydrocolloid) 형성능력을 지닌 베타-글루칸이라는 탄수화물을 상당량 함유한다. 베타-글루칸(1,3)(1,4)-β-D-glucan의 구조는 포도당이 β-(1,3) 또는 β-(1,4) 결합을 통하여 연결된 직쇄상 분자구조를 갖고 있다. 베타-글루칸은 평균 900~1,800 DP를 보이며, 분자량은 15만~30만 정도로 알려져 있다. 베타-글루칸은 보리의 배유부 세포벽을 구성하며 단백질 분해효소나 전분 분해효소로부터 세포내 물질을 보호하는 작용을 한다.

인체에서는 장에서 소화액 이용에 유익한 기능을 하는 식이섬유로 작용하고, 혈당, 혈중 콜레스테롤, 호르몬 반응, 대장암 및 미량 영양성분의 이용 면에서 유익한 기능을 한다.

8) 아라비노자일란(Arabinoxylan)

주로 겨층의 세포벽을 구성하므로 호분층에 특히 풍부하며, 5탄당인 arabinose와 xylose로 구성되어 있기 때문에 종종 펜토산(pentosan)으로 불리운다. 펜토산의 구조를 보여주고 있는 arabinose와 xylose(1,2), (1,3) 혹은 (2,3) 결합을 통하여 연결된 구조를 하고 있다. 펜토산 역시 비 소화성으므로 식이 섬유에 포함되어 높은 흡수력을 나타내는 특성이 있다. 보리 arabino-xylan의 xylose와 arabinose 비율은 보리의 부위별로 차이가 심한데, 껍질에서는 그 비율이 9정도이며, 배유와 호분층에서 1~2.3 정도의 비율을 나타낸다.

9) 셀룰로오스(Cellulose)

설룰로오스 미세섬유는 호분층과 배유 세포벽에 약 2%정도 존재하며, 베타-글루칸과 arabinoxylan matrix 사이에 묻혀 세포벽의 장력에 기여한다.

10) 기타 세포벽 성분

보리의 세포벽에는 glucose와 mannose가 (1,4)-β-결합을 통해 직선형의 사슬 구조를 하고 있는 glucomannan이 약 2%정도 존재하며, (1,3)-β-결합을 한 것도 약 1%정도 존재한다. Ferulic acid와 coumaric acid로 대표되는 페놀산(phenolic acid)도 전분질 배유 세포벽 중량의 0.05%를 호분층 세포벽의 1.2%를 구성하는 데 대개 arabinoxyan과 결합된 상태로 존재한다.

11) 단백질

보리 단백질은 보리 원맥 중량의 8~11%를 차지하며, 그 양과 조성은 보리 용도와 품질을 결정하는 중요한 요인이 된다. 보리 단백질의 필수아미노산 비율은 27.8~31.4%를 나타낸다.

12) 지 질

보리의 지질 함량은 3.0~3.3%로 다른 곡류에 비하여 약간 낮게 나타난다. 보리 지방을 구성하는 주요 지방산은 포화지방산인 palmiticacid와 불포화지방산인 oleic, linoleic 및 lonolenic acid이다. 불포화 지방산 중에는 linoleic acid의 함량이 가장 높다. 부위별 지질 함량은 곡피를 포함한 외부 겨층에 5.4~7.0%, 내부 겨층에 5.6~8.7%, 정맥에 0.7~1.9% 정도 존재한다. 보리의 지질은 67~78%의 비극성 지질, 8~13%의 당지질, 14~21%의 인지질로 구성되어 있다.

전 분

- 대표적인 식물 당당류
- 주요 에너지 저장성분 : 보리 종실 무게의 56~66%를 차지
- 전분의 양 : 단백질 함량과 역관계로 변화

- **보리 종실전분**
  - 배유 내에 2가지 모양의 분자구조로 존재
  - 메성 보리(일반보리)의 경우 그 조성이 22~26% 아밀로오스와 74~78%의 아밀로 펙틴으로 되어 있음

아밀로오스(Amylose)

- α-(1,4)-D-glucose) 결합의 비교적 긴 사슬구조를 하고 있는 분자
- 대부분의 곡류 전분에서 아밀로펙틴보다 적은 성분으로 존재

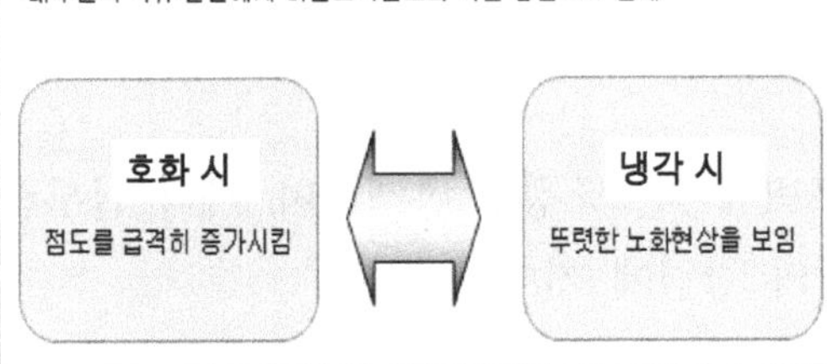

아밀로팩틴(Amylopectin)

- 대부분 전분의 주성분
- α-(1,4)-D-glucose 결합의 사슬들이 α-(1,5)-D-glucose 결합을 통하여 분지된 포도당 사슬구조로 되어 있음
- 아밀로펙틴의 사슬길이 : 아밀로오스에 비하여 짧음
- 한 분자 내에 α-(1,6)-D-glucose 결합의 중간사슬을 4~5% 함유
- 고도로 분자로 된 밀집구조를 가짐

전분립

- 직경 15~25㎛의 타원체 모양을 갖는 큰 전분립과 크기 10㎛이하의 부정형의 작은 전분립이 함께 존재
- 성숙한 종실에서 전분은 배유에 주로 존재

전분립 :
- 전분
- 0.25~0.56%의 단백질
- 0.16~0.17% 지질
- 0.03~0.09%의유리지방산이존재

세포벽 물질

보리 종실을 구성하는 세포의 세포벽 구성성분 : 세포의 위치에 따라 다름

배유부분의 세포벽 :
- 75~80%(1,3)(1,4)-β- D-glucan, 20% arabinoxylan, 2% cellulose,
- 2% glucomannan 및 1% 이하의 1,3-β- glucan으로 구성
- β-glucan 이 주성분을 이룸
- 일부 단백질과 페놀산을 함유하는 복합적 구조 가짐

호분층의 세포벽 :
arabinoxylan 71%, β-glucan 26%로 arabinoxyla이 주성분

껍질부분의 세포벽 :
- cellulose, sillica및 lignin 함량이 풍부
- (1,3)(1,4)-β-D-glucan함량은 매우 낮음

1,3-β-glucan함량 :
호분층 세포벽에서 약 1%정도 존재하나 배유부 세포벽에서는 거의 존재하지 않는 특징을 보임
셀룰로오스와 글루코만난은 세포벽 위치에 관계없이 각각 약 2%의 함량을 보임

2.4 기능성 물질로서의 보리

1) 식이 섬유소

식이섬유(dietary fiber)는 인체 소화기관에서 분비되는 효소를 분해되지 않는 비전분 다당류와 리그닌의 집합체로 정의되며, 주로 곡류, 두류, 과일, 채소류, 해조류 등의 세포벽에 존재한다. 식이섬유를 구성하는 다당류는 셀룰로오스, 헤미셀룰로오스, 펙틴, 식물성 점질류(mucilage)와 검류(gums)가 있다.

2) 불용성 식이 섬유

불용성 식이 섬유에는 셀룰로오스, 리그닌, 불용성 헤미셀룰로오스가 포함된다. 불용성 식이섬유는 수분을 흡수하여 대변량을 증가시키고, 장에서의 통과시간을 단축시켜 변비, 장염을 예방한다. 그리고 발암성 물질 등 독성성분을 흡착하여 배설시킴으로써 대장암 발생을 억제한다. 또한 포만감을 주어 체중조절 효과에도 부수적으로 얻어진다.

베타-글루칸(β-D-glucan)

보리는 물에서 교상체(hydrocolloid)형성능력을 지닌 베타글루칸이라는 탄수화물을 상당량 함유함

베타-글루칸(1,3)(1,4)-β-D-glucan의 구조

포도당이 β-(1,3) 또는 β-(1,4) 결합을 통하여 연결된 직쇄상 분자구조 가짐

베타글루칸 :
- 평균900~1,800 DP를 보임
  분자량 - 15만~30만 정도
- 보리의 배유부 세포벽을 구성
- 단백질 분해효소나 전분 분해효소로부터 세포내 물질을 보호하는 작용을 함
- 인체
  - 장에서 소화액 이용에 유익한 기능을 하는 식이섬유로 작용
  - 혈당, 혈중 콜레스테롤, 호르몬 반응, 대장암 및 미량 영양성분의 이용 면에서 유익한 기능을 함

셀룰로오스(Cellulose)

- 호분층과 배유세포벽에 약 2%정도 존재
- 베타글루칸과 arabinoxylan matrix사이에 묻혀 세포벽의 장력에 기여

지 질

- 보리의 지질 함량 : 3.0~3.3% / 다른 곡류에 비하여 약간 낮게 나타남
- 보리 지방을 구성하는 주요 지방산은 포화지방산인 palmiticacid와 불포화지방산인 oleic, linoleic 및 lonolenic acid임
- 불포화 지방산 중에는 linoleic acid의 함량이 가장 높음
- 부위별 지질 함량
  - 곡피를 포함한 외부 겨층 : 5.4~7.0%
  - 내부 겨층 : 5.6~8.7%
  - 정맥 : 0.7~1.9%정도 존재
- 보리의 지질
  - 67~78%의 비극성 지질
  - 8~13%의 당지질
  - 14~21%의 인지질로 구성

아라비노자일란(Arabinoxylan)

- 주로 겨층의 세포벽을 구성
- 호분층에 특히 풍부
- 5탄당인 arabinose와 xylose로 구성되어 있기 때문에 종종 펜토산(pentosan)으로 불리움
- 펜토산의 구조를 보여주고 있는 arabinose와 xylose (1,2),(1,3) 혹은 (2,3) 결합을 통하여 연결된 구조를 하고 있음
- 펜토산 역시 비소화성으므로 식이 섬유에 포함되어 높은 흡수력을 나타내는 특성이 있음
- 보리 arabino- xylan의 xylose와arabinose 비율은 보리의 부위별로 차이가 심한데, 껍질에서는 그 비율이 9정도이며, 배유와 호분층에서 1~2.3 정도의 비율을 나타냄

기타 세포벽 성분

- glucose와 mannose가(1,4)-β-결합을 통해 직선형의 사슬 구조를 하고 있는 glucomannan이 약 2%정도 존재
- (1,3)-β-결합을 한 것도 약 1%정도 존재
- Ferulic acid 와 coumaric acid로 대표되는 페놀산(phenolic acid)
  전분질 배유 세포벽중량의 0.05%
  호분층 세포벽의 1.2%를 구성
  대개 arabinoxyan과 결합된 상태로 존재

단백질

- 보리 원맥 중량의 8~11%를 차지
- 양과 조성은 보리 용도와 품질을 결정하는 중요한 요인이 됨
- 보리 단백질의 필수아미노산 비율은 27.8~31.4%를 나타냄

3) 수용성 식이섬유

수용성 식이섬유에는 펙틴, 검류, 가용성 헤미셀룰로오스, 베타-글루칸이 이에 속하며 위장 내용물의 점도를 증가시키고, 영양분의 흡수를 느리게 하는 작용을 하며, 콜레스테롤 함량을 감소시키는 효과가 있음이 밝혀져 건강기능식품 또는 기능성 성분으로 관심을 끌고 있다.

4) 식이섬유 권장량과 섭취량

미국 농무성과 한국영양학회에서 권장하는 성인의 1일 식이섬유 섭취 권장량은 20~25g이다. 미국 국립암연구소에서는 25~35g을, 미국 당뇨협회에서는 50g을 각각 권장하고 있으며, 이 권장량으로 주로 수용성 식이섬유를 섭취할 것을 장려하고 있다.

우리나라 사람은 채식을 위주로 하기 때문에 충분한 식이섬유를 섭취하는 것으로 생각하기 쉬우나, 현재 우리 국민의 하루 식이섬유 섭취량은 13～16g으로 보고되어 섭취하려면 현재 우리가 먹고 있는 식생활에서 적어도 보리와 쌀을 반씩 혼합한 밥(보리 50g, 쌀 50g, 포함, 약 8g의 식이섬유 함유)을 한 그릇 더 섭취하여야 한다.

불용성 식이섬유

셀룰로오스, 리그닌, 불용성 헤미셀룰로오스가 포함

- 수분을 흡수하여 대변량을 증가시킴
- 장에서의 통과시간을 단축시켜 변비, 장염을 예방
- 발암성 물질 등 독성성분을 흡착하여 배설시킴
  -> 대장암 발생 억제
- 포만감을 줌 : 체중조절 효과

수용성 식이섬유

펙틴, 검류, 가용성 헤미셀룰로오스, 베타글루칸이 포함

- 위장 내용물의 점도를 증가시킴
- 영양분의 흡수를 느리게 하는 작용을 함
- 콜레스테롤 함량을 감소시키는 효과가 있음

식이섬유소

- 인체 소화기관에서 분비되는 효소를 분해되지 않는 **비전분 다당류**와 **리그닌의 집합체**로 정의됨
- 주로 곡류, 두류, 과일, 채소류, 해조류 등의 세포벽에 존재
- **구성 다당류** : 셀룰로오스, 헤미셀룰로오스, 펙틴, 식물성 점질류(mucilage)와 검류(gums)

2.5 보리의 생리 기능성

1) 콜레스테롤 저하효과

베타 글루칸은 고혈압, 동맥경화, 심장병, 당뇨와 같은 질병의 예방 및 치료에 효과가 있다. 대부분의 곡물에는 베타 글루칸이 아주 낮은 함량으로 존재하나 보리와 귀리에는 다량 함유되어 있어 이들 곡물이 콜레스테롤 조절식품으로 각광을 받고 있다. 보리의 베타 글루칸 함량은 5～7% 범위의 값을 보인다.

▣ 식이섬유 권장량

- 미국 농무성과 한국영양학회에서 권장하는 성인의 1일 식이섬유 섭취 권장량 : 20~25g
- 미국 국립 암 연구소의 수용성 식이섬유 : 25~35g 권장
- 미국 당뇨협회의 수용성 식이섬유 : 50g 권장

형질	TDF(%dry)평균	총 식이섬유 함량(%)범위
겉보리	20.2	19.0~22.4
쌀보리	13.0	11.0~15.7
찰성 겉보리	20.7	20.0~21.0
찰성 쌀보리	15.8	13.0~20.1
고단백 찰성 쌀보리	33.7	
고아밀로스 쌀보리	17.6	

2) 베타 글루칸의 기능성

인체 내에서 베타 글루칸은 혈중 지질과 콜레스테롤을 낮추고 혈당반응을 조절하며, 마크로파아지를 자극하여 면역능력을 증진시킴으로써 감염에 대한 저항성을 향상시키는 등 유익한 작용을 한다. 베타 글루칸은 물을 흡착하는 성질이 강하여 물과 접촉하면 점성을 높여 장내 통과시간을 지연시키고 당의 흡수를 지연시킨다. 베타-글루칸의 콜레스테롤 저하 기능은 특유의 점성 때문에 장관에서 지질과 탄수화물의 흡수속도를 늦추고, 지질 및 담즙산을 결합하여 배출시키며, 대장에서 미생물에 의해 발효되어 단쇄 지방산을 생성하기 때문으로 알려져 있다.

또한 베타 글루칸은 소장에서 전분, 단백질, 지질과 같은 영양성분을 둘러쌈으로써 영양소의 가수분해와 흡수를 막아주는 물리적 방패역할을 하며, 장내에서 콜레스테롤 및 담즙산과 결합하여 이들의 흡수를 저해하고 배설을 촉진한다. 또한 대장에서는 장내 미생물에 의해 프로피온산과 같은 단쇄 지방산으로 분해되는데, 단쇄 지방산은 대장암을 예방할 뿐만 아니라 간에서 콜레스테롤 합성을 억제한다. 그밖에 HDL 수용체의 활성 증가, 저하된 인슐린 반응으로 인한 간지질 합성 감소 등의 효과가 있는

보리의 생리 기능성

콜레스테롤 저하효과

- 베타글루칸은 고혈압, 동맥경화, 심장병, 당뇨와 같은 질병의 예방 및 치료에 효과가 있음
- 대부분의 곡물에는 베타글루칸이 아주 낮은 함량으로 존재하나 보리와 귀리에는 다량 함유되어 있음
- 보리의 베타글루칸 함량은 5~7% 범위의 값을 보임

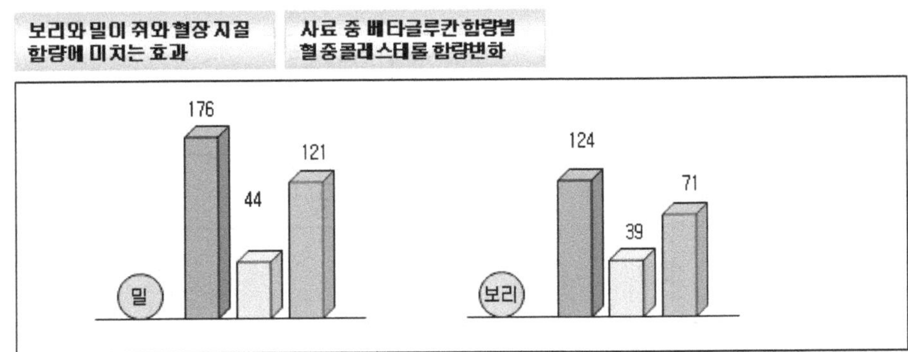

More | 보리의 유전형질별 베타글루칸 함량

것으로 알려져 있다. 또한 베타 글루칸은 혈중 포도당 농도를 조절하는 작용을 하며, 소화기관 내에서 독성물질이나 미생물을 흡착하여 체외로 배출하는 유익한 작용을 한다.

간에서 콜레스테롤과 담즙산의 생성과정을 보면 aectyl-CoA가 HMG-CoA synthetase 작용으로 HMG-CoA(hydroxy-B-methylglutaryl conenzyme A)로 전환되고, 다시 HMG-CoA reductase의 작용을 받아 mevalonate로 변환된다. 이는 squalene, 다시 lanosterol이 되며, lanosterol로부터 콜레스테롤이 만들어지고, 콜레스테롤부터 담즙산이 생성된다. 베타-글루칸은 장내에서 미생물에 의해 초산, 프로피온산, 부티르산 등 저급지방산으로 발효되는데 프로피온산이 간에서 흡수되어 acetyl-CoA를 HMG-CoA로 전환시키는 효소인 HMG-CoA synthetase와 콜레스테롤 합성에 관여하는 HMG-CoA reductase의 활성을 저해함으로써 콜레스테롤 합성을 억제하는 것으로 알려져 있다. 이와 함께 베타 글루칸은 마크로파아지 활성을 증가시켜 면역력을 높여 준다.

베타 글루칸은 또한 장내에서 비피도박테리아와 젖산균의 증식을 돕고 대장균과 크로스트리디움 등 유해균의 생장을 억제함으로써 장내균을 건강하게 유지하는 작용

을 하며, 장내에서 비피도박테리아와 같은 유익한 장내세균에 의해 발효되어 부티르산 등 단쇄지방산을 생산함으로써 대장암 발생을 억제하는 효과가 있다.

콜레스테롤 저하효과

- 베타글루칸은 고혈압, 동맥경화, 심장병, 당뇨와 같은 질병의 예방 및 치료에 효과가 있음
- 대부분의 곡물에는 베타글루칸이 아주 낮은 함량으로 존재하나 보리와 귀리에는 다량 함유되어 있음
- 보리의 베타글루칸 함량은 5~7% 범위의 값을 보임

사료 중 베타글루칸 함량별 혈중콜레스테롤 함량변화

	총 콜레스테롤	LDL	HDL
쌀보리-6.2	143	63	54.3
쌀보리-4.6	180	103	49.4
겉보리-2.2	213	137	46.8
셀룰로우스-0	236	163	40.5

<보리의 유전형질별 베타-글루칸 함량>

형질	베타글루칸 (% dry)	범위	수용성식이섬유/총 식이섬유
메성 겉보리	4.4	2.0~5.9	0.56
메성 쌀보리	5.1	4.1~6.4	0.61
찰성 겉보리	5.8	4.4~7.3	0.58
찰성 쌀보리	7.0	5.1~11.3	0.67
고단백찰성 쌀보리	16.6	14.7~17.5	0.40
고아밀로스 쌀보리	7.2	6.0~7.9	0.36

보리의 생리 기능성

"혈당지수 : 식품의 소화와 흡수율을 고려하여 탄수화물의 인체 내 생리반응을 나타내는 지표"

포도당을 기준으로 한 식품별 혈당지수 비교

100
50
0
포도당 백미 현미 보리

당뇨병환자의 식품별 혈당 증가량

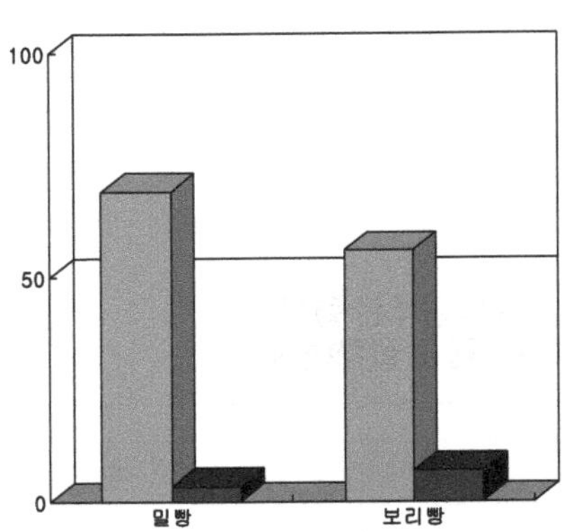

3) 동물에서의 콜레스테롤 저하 효과

보리 또는 밀 60%, 지방 10%로 제조한 사료를 병아리에 투여한 결과 보리는 밀에 비하여 낮은 혈중 LDL 콜레스테롤 함량을 나타내었으며, 쥐를 대상으로 한 실험에서도 보리는 밀에 비해 유의하게 낮은 혈중 총 콜레스테롤 및 LDL 콜레스테롤 함량을 나타냈다.

보리와 밀이 쥐의 혈장 지질함량에 미치는 영향

	밀	보리
총 콜레스테롤	176	124
HDL	44	39
LDL	121	71

4) 보리의 혈당지수

식품의 소화와 흡수율을 고려하여 탄수화물의 인체 내 생리반응을 나타내는 지표로 혈당지수(glycemic index, GI)를 사용한다. 혈당지수의 기준 식품으로 통상 포도당, 흰빵, 백미를 사용하며, 이들 식품을 섭취했을 때의 혈당 반응과 비교하여 해당 식품의 혈당지수를 산출한다. 즉 이들 기준 식품 50g에 대한 2시간 동안의 혈당반응 곡선의 면적이 차지하는 비율을 혈당지수라 하며, 포도당을 기준으로 한 혈당지수를 GI-gluecose라 하고, 백미를 기준으로 한 혈당지수를 GI-rice라 한다.

2.6 기타 보리의 생리활성물질

1) 토 콜

보리는 자연에 존재하는 8가지 토콜을 모두 함유하고 있는데, 배아에 가장 많고 배유와 호분층에도 상당량 존재한다. 비타민 E의 역가가 가장 큰 토콜은 α-토코페롤과 β-토코트라이에놀인데, 보리의 토콜에는 α-토코페롤의 비율이 81%나 되어 높은 비타민 E 역가를 나타낸다. 토콜은 체내에서 항산화제로 작용하여 몸에 해로운 활성산소를 제거할 뿐만 아니라 암세포의 성장을 억제하는 효과가 있으며, HMG-CoA reductase의 활성을 저해하여 mevalonate의 생성을 저해함으로써 혈중 콜레스테롤을 낮추는 것으로 알려져 있다.

보리 지질은 다른 유지에 비하여 토코트리에놀 함량이 높으며, 간의 효소에 작용하여 콜레스테롤 합성을 줄여주는 작용과 함께 LDL 콜레스테롤의 분해를 촉진하는 작용이 있다. 보리기름에는 토코트라이에놀이 558ppm 함유되어 옥수수기름의 23ppm과 비교하여 20배 이상의 함유량을 나타내고 있다.

2) 피트산(phytic acid)

피트산은 혈중 지질을 낮추고 암을 예방하며, 영양분의 흡수를 지연시키는 작용이 있다. 철분과 결합하여 대장에서 발암물질 생성을 저해하는 작용도 한다.

3) 비타민과 미네랄

주식으로 쌀만을 계속 섭취하면 비타민 결핍, 특히 비타민 B의 결핍 현상으로 식욕감퇴, 허약, 권태, 기억력 감퇴, 우울증상, 각기병, 펠라그라병, 빈혈, 피부염 등이 나타날 수 있다. 보리에는 비타민 B_1(티아민), B_2(리보플라빈), B_3(나이아신), 엽산, 칼슘, 철분 등의 성분이 쌀에 비해 풍부하므로 각기병, 펠라그라병, 빈혈 등을 예방할 수 있으며, 장내에서 유익한 세균에 의한 비타민 B_6와 판토텐산의 합성을 촉진한다.

보리에는 비타민 B_1, B_2, 나이아신, 엽산, 칼슘, 철분 등의 성분이 쌀에 비해 풍부하므로 각기병, 펠그라병, 빈혈 등을 예방하고, 식이섬유 함량이 높아 장의 연동운동과 소화를 도와 변비를 해소해 주며, 유익한 장내세균의 번식을 도와 비타민 B_6, 판토텐산의 합성을 촉진시켜 준다. 보리는 체내에서 지방산, 콜레스테롤 및 중금속, 니트로스아민과 같은 발암물질을 흡착하여 배설시킴으로써 대장암의 발생을 억제하고, 혈당과 뇨당의 급격한 변동을 억제하여 당뇨병 관리에 적합하며 비만을 방지한다. 현대인의 성인병인 비만병을 예방할 수 있는 건강식품으로 다시 한 번 주목받을 것이다.

옛날 우리는 먹을 것이 없어 봄이면 보릿고개를 느끼며 보리쌀을 싫어하고 하얀 쌀밥만 밥인 줄 알았다. 농사꾼들이 일을 하고나 양푼 한 그릇 보리밥에 열무로 비벼 먹던 시절을 생각할 때 쌀을 그리워했던 시절이 생각난다.

이러한 보릿고개가 있었기에 오늘날 우리의 식생활에 우리만이 소화시킬 수 있는 비만 예방용 소화면역을 가지고 있는 것이다. 오늘날 우리 국민은 그래서 서구 인간들보다도 비만에서 해방될 수 있었을 것이다. 우리 국민은 우리의 잡곡만이 몸에 맞는 것이다. 우리 농촌을 FTA에서 건지고 농민을 살리기 위해서도 우리의 것만이 우리 민족이 살 수 있는 길일 것이다.

〈곡물의 지방산 조성(%)〉

구분	팔미트산	스테아린산	올레인산	리놀레산	리놀렌산
	16:0	18:0	18:1	18:2	18:3
보리	23.0	1.1	16.0	54.0	6.0
현미	20.4	1.6	41.3	34.5	1.0
백미	33.8	2.7	43.3	18.0	0.6
쌀	24.0	1.3	18.0	55.0	2.3

▪보리에는 비타민 B1(티아민), B2(리보플라빈), B3(나이아신), 엽산, 칼슘, 철분 등의 성분이 쌀에 비해 풍부

▪각기병, 펠라그라병, 빈혈 등을 예방

▪장내에서 유익한 세균에 의한 비타민 B6와 판토텐산의 합성을 촉진

비타민과 미네랄

보리

▪체내에서 지방산, 콜레스테롤 및 중금속, 니트로소아민과 같은 발암물질을 흡착하여 배설시킴 => 대장암의 발생 억제

▪혈당과 뇨당의 급격한 변동을 억제하여 당뇨병 관리에 적합하며 비만을 방지

Ⅲ. 학습정리

(1) 보리는 혈중 콜레스테롤을 저하시켜 고혈압, 동맥경화, 심장병 증의 위험을 낮출 뿐만 아니라 암과 노화를 억제하고 당뇨병 환자의 식이요법에 적합한 곡물임이 과학적 연구에 의해 지속적으로 밝혀지고 있어 건강기능식품에 가장 근접한 식품이라 할 수 있으며, 보리에 함유되어 있는 기능성 성분은 다양한 건강기능식품의 원료로 활용될 여지가 매우 크다. 국민 건강증진, 특히 성인병 차원에서 보리의 섭취를 늘리는 것은 보건·의료 측면에서 매우 바람직하다.

(2) 쌀보리는 단일 열성 유전자를 갖으며, 다양한 유전형질을 나타내는데, 껍질이 없으므로 정맥공정이 필요하지 않고 겉보리에 비해 바람직한 조리특성을 지녀 오래 전부터 식용으로 이용되고 있다. 껍질을 포함한 겉보리에는 탄수화물 82%, 단백질 12%, 지방과 회분이 각각 3% 정도 함유되어 있다. 82%를 차지하는 탄수화물 중 60%는 전분 또는 당질로 구성되며, 20%는 식이섬유로 구성되어 있다. 쌀보리에는 전분 60～65%, 단백질 10～20%, 식이섬유소 12～23%가 함유되어 있다. 쌀보리는 껍질이 없으므로 겉보리에 비하여 낮은 식이섬유 함량을 보이지만 가식부위를 기준으로 하면 겉보리보다 높은 식이섬유 함량을 나타낸다.

(3) 미국 농무성과 한국영양학회에서 권장하는 성인의 1일 식이섬유 섭취 권장량은 20～25g이다. 미국 국립 암연구소에서는 25～35g을, 미국 당뇨협회에서는 50g을 각각 권장하고 있으며, 이 권장량으로 주로 수용성 식이섬유를 섭취할 것을 장려하고

있다. 우리나라 사람은 채식을 위주로 하기 때문에 충분한 식이섬유를 섭취하는 것으로 생각하기 쉬우나, 현재 우리국민의 하루 식이섬유 섭취량은 13～16g으로 보고되어 섭취하려면 현재 우리가 먹고 있는 식생활에서 적어도 보리와 쌀을 반씩 혼합한 밥(보리 50g, 쌀 50g, 포함, 약 8g의 식이섬유 함유)을 한 그릇 더 섭취하여야 한다.

(4) 베타 글루칸은 또한 장내에서 피도박테리아와 젖산균의 증식을 돕고 대장균과 크로스트리디움 등 유해균의 생장을 억제함으로써 장내균층을 건강하게 유지하는 작용을 하며, 장내에서 피도박테리아와 같은 유익한 장내세균에 의해 발효되어 부티르산 등 단쇄지방산을 생산함으로써 대장암 발생을 억제하는 효과가 있다.

(5) 주식으로 쌀만을 계속 섭취하면 비타민 결핍, 특히 비타민 B의 결핍 현상으로 식욕감퇴, 허약, 권태, 기억력 감퇴, 우울증상, 각기병, 펠라그라병, 빈혈, 피부염 등이 나타날 수 있다. 보리에는 비타민 B_1(티아민), B_2(리보플라빈), B_3(나이아신), 엽산, 칼슘, 철분 등의 성분이 쌀에 비해 풍부하므로 각기병, 펠라그라병, 빈혈 등을 예방할 수 있으며, 장내에서 유익한 세균에 의한 비타민 B_6와 판토텐산의 합성을 촉진한다.

(6) 우리 선조들은 주식으로 주로 보리밥을 먹고 살았기 때문에 성인병을 예방하고 면역력을 기르는데 중요한 역할을 일임했다 할 수 있다. 단지 밥을 맛있게 먹으려면 오히려 쌀밥을 먹었을 것이다.

(7) 보리는 콜레스테롤 수치를 낮추고 성인병 예방에 좋은 곡물이며, 간질환 보다는 당뇨병에 좋은 곡물이로 고혈압, 동맥경화, 심장병 중의 위험을 낮출 뿐만 아니라 암과 노화를 억제하고, 간질환 환자의 식이요법에 적합한 곡물임이 과학적 연구에 의해 지속적으로 밝혀지고 있어 건강기능식품에 가장 근접한 식품이다

(8) 인간이 하루 필요로 하는 식이섬유 함량은 약 25g이다. 3끼를 쌀보리 혼합식 절반으로 했을 때의 양으로는 그 함량을 충족할 수 없다. 섭취하려면 현재 우리가 먹고 있는 식생활에서 적어도 보리와 쌀을 반씩 혼합한 밥(보리 50g, 쌀 50g, 포함, 약 8g의 식이섬유 함유)을 섭취하면 충분한 식이섬유 함량이라 할 수 있다.

(9) 보리의 성분 중 베타 글루칸은 장내세균의 활성화에 의해 대장암을 예방하는데 중요한 역할을 한다.

제 6 장

우리 인체의 구성 요소와 생화학적 작용

Ⅰ. 학습목표

1. 인체의 구성 요소
2 각 인체 구성 요소들의 역할
3. 단백질의 작용
4. 인체 내의 각 지방산의 구조와 역할

Ⅱ. 학습내용

1. 생체 구성물의 화학

1.1 생체의 화학적 조성

O(산소), C(탄소), H(수소), N(질소) 성분이 전체의 96%를 차지하고 있으며 I(요오드)는 호르몬 성분, F(불소)는 치아 구성, Fe(철)은 혈청 성분으로 이용되고 있으며, 생체구성 원소는 화합물 형태로 존재한다.

생체구성 원소

원소명	O	C	H	N	Ca	P	K	S	Na	Cl	Mg	I	F	Fe
%	62	21	10	3	1.9	1.0	0.23	0.16	0.08	0.08	0.03	0.014	0.009	0.006

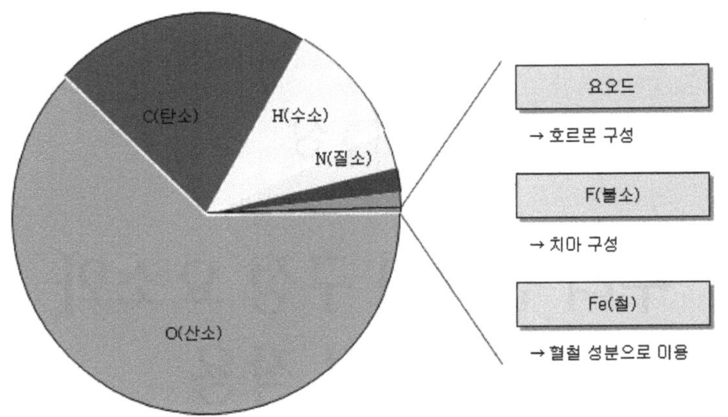

1.2 생체분자의 조성

인체는 45～60%가 수분으로 구성되어 있으며, 성인 남자에서는 약 63%, 성인 여자는 남자보다 5～10% 가량 감소한 양으로 지방을 제외한 상태로 평균 70.1%가 물로 이루어졌다고 해도 과언이 아니다.

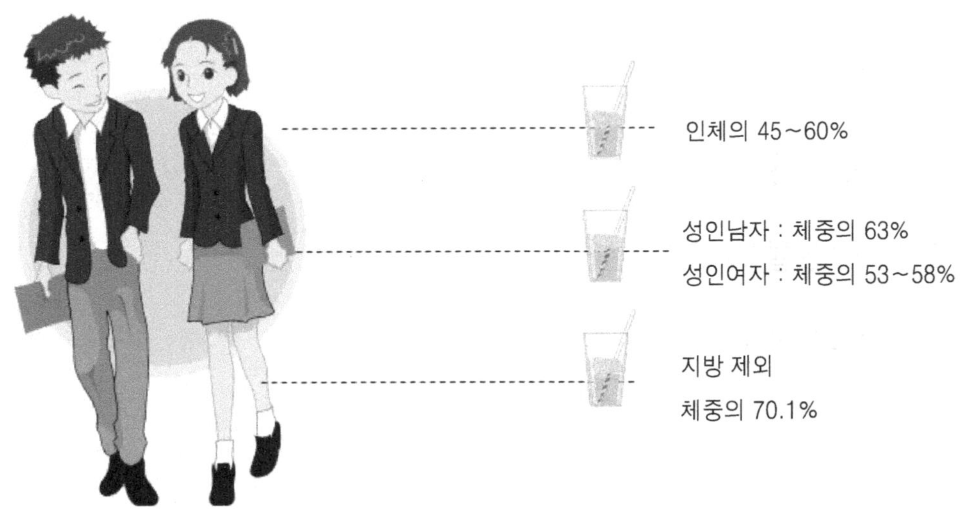

2. 수분(moisture)

2.1 생체의 수분함량

체중(B.W)의 2/3를 차지하고 있으며, 세포 중에 50%, 세포간 물질에 15%로 수분을 10% 잃게 되면 위험한 상태이며, 20%를 잃게 되면 죽게 된다.

• **유기물(25~35%)**

아미노산 →단백질
당 →글리코겐
지방산 →지방
핵산(보효소, ATP의 구성재료)

• **무기물(54%)**

다량원소 Ca, P, Mg 등은 골격과 치아를 구성
Na, Cl, K 체액으로 혈소, 림파, 조직간액으로 이온상태로 존재한다.
미량원소 : Fe(헤모글로빈 성분), Cu, Mn, I, F, Zn, Se
필요성 불명 : Al, B, Pb

원형질의 화학 조성

	함량(%)
수 분	88~90
단백질	7~10
지 질	1~2
그 외 유기물	10~15
무기이온	1.0~1.5

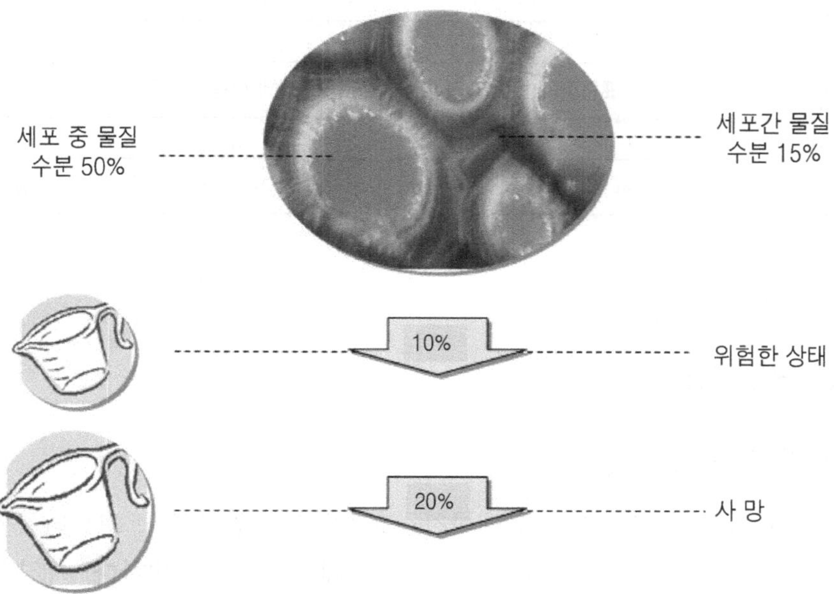

2.2 생체와 물의 특성

물 분자(H_2O)는 H^+와 O^-로 쌍극자를 이루고 있다.

① 물은 불점, 융점이 높고 수소결합과 관련이 있으며, 생체의 조직 중에서 당질의 산소(O), 단백질의(N, O) 사이에서 생기기 쉽다.

② 물은 비열, 조발열이 크고, 생체의 온도를 일정하게 유지할 수가 있다.

③ 물은 표면장력이 크며, 모세혈관 현상에 의해 조성간 물의 이동에 편리하다.

④ Na^+, Cl^-, K^+, $-OH$, $-NH_2$, $-COOH$, $-SO_3H$를 용해시킨다.

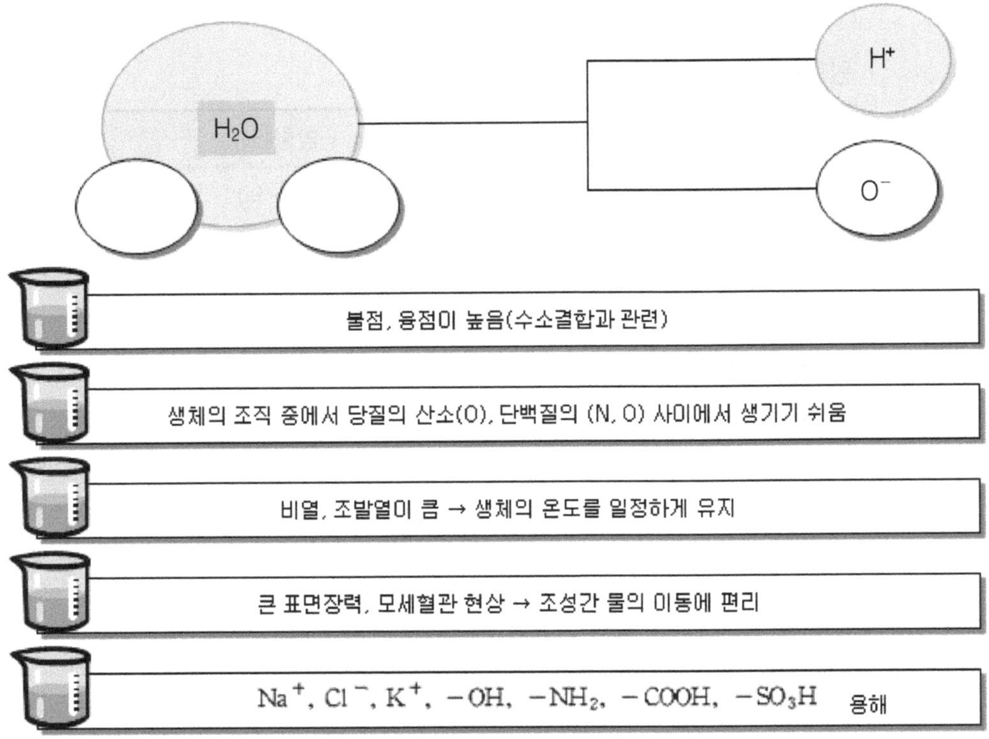

3. 질소 성분(N)

3.1 생체의 질소 성분

단백질, 아미노산, 요소, 요산, 크레아친, 크레아치닌, 암모니아, 그루터치온의 주성분으로 암모니아가 요소로 변하고 크레아친, 크레아치닌으로 변한다. 특히 크레아치닌은 영양물이 충분한가의 척도가 되기도 한다.

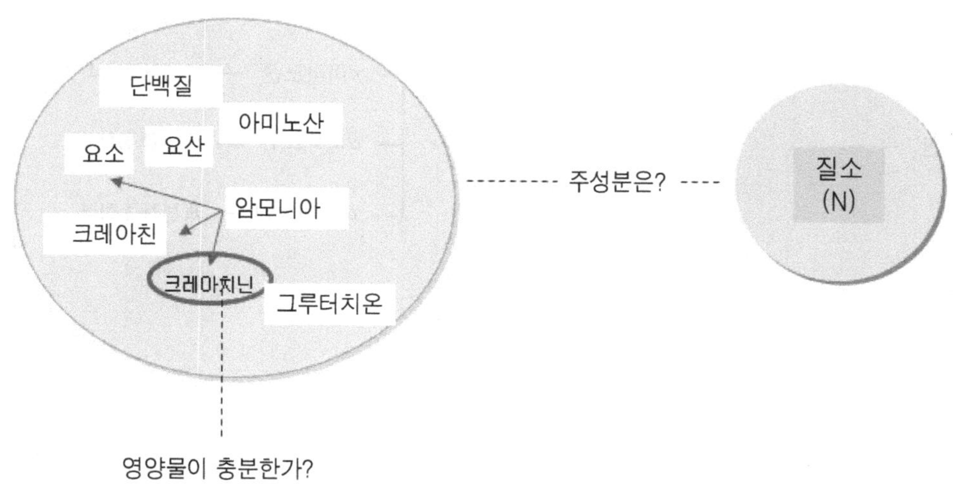

3.2 아미노산

분자 내에서는 **COOH, NH_2, NH** 등으로 존재한다. 아미노산은 α, β, γ 아미노산으로 구분하는데, 만일 다음 화학식에서 첫 번째 탄소를 γ, 2번째 탄소를 β, 3번째 탄소를 α 아미노산이라고 한다. 또 아미노산의 D, L 아미노산의 구분은 부재탄소 원소를 중심으로 NH_2기가 어느 위치에 있느냐에 따라 L아미노산, D아미노산으로 구분된다.

필수 아미노산과 필수적 이유를 살펴보면 Ile, Leu, Val 아미노산은 탄소의 가지 분리가 생체 내 합성 불가하며 Lys, Thr은 α-케토산이 체내에 없기 때문에 Trp, Phe 등은 방향족은 체내에서 합성이 불가하기 때문이다.

Met(메치오닌)은 -C-S-C-의 결합이 체내에서 합성 불가하기 때문이다.

(1) 아미노산의 성질

① 음이온($-COO^-$)로 양이온($-NH_3^+$)로 동일 분자 내에 가진 양성이온 양성 전해질(산소용액 중 양이온) (양성이온) (염기성 용액 중 음이온)

② 분자 내의 정과 부의 전하가 똑같이 된다.

③ pH를 아미노산의 등전점이라고 한다.

④ 아미노산 R(촉매)의 종류는 pH에 따라 다르다.

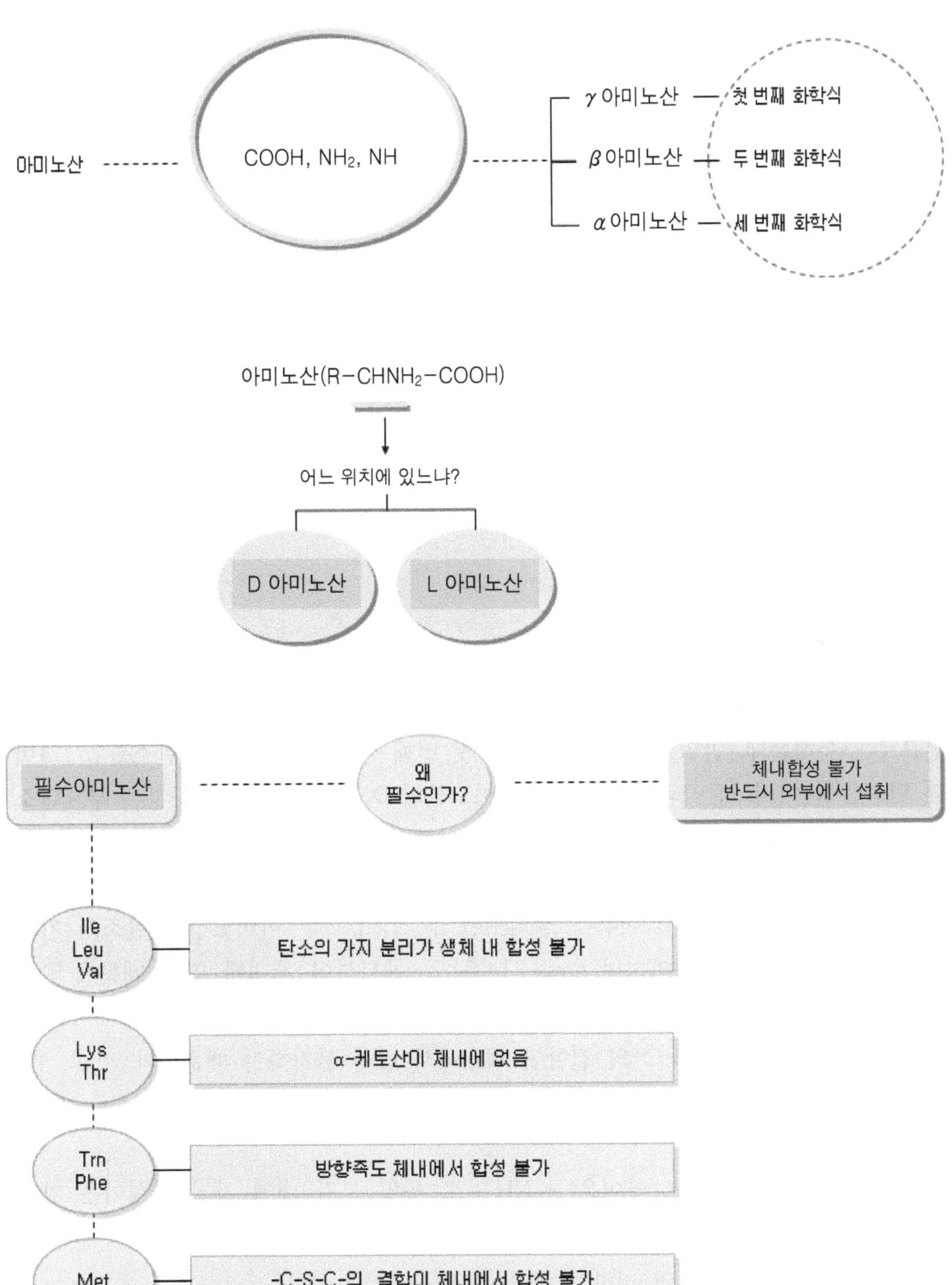
아미노산
COOH, NH2, NH
γ 아미노산 — 첫 번째 화학식
β 아미노산 — 두 번째 화학식
α 아미노산 — 세 번째 화학식
아미노산(R–CHNH2–COOH)
어느 위치에 있느냐?
D 아미노산
L 아미노산
필수아미노산
왜 필수인가?
체내합성 불가
반드시 외부에서 섭취
Ile
Leu
Val
탄소의 가지 분리가 생체 내 합성 불가
Lys
Thr
α-케토산이 체내에 없음
Trn
Phe
방향족도 체내에서 합성 불가
Met
-C-S-C-의 결합이 체내에서 합성 불가

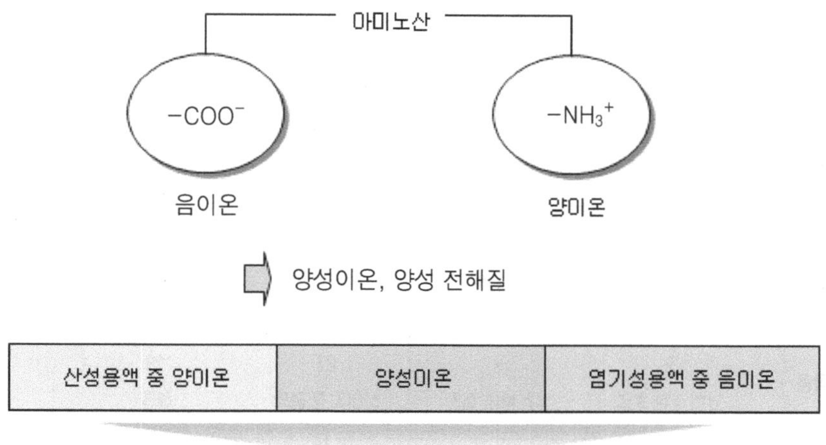

분자내의 정(+)전하 = 분자내의 부(-)전하
→ PH를 아미노산의 등전점

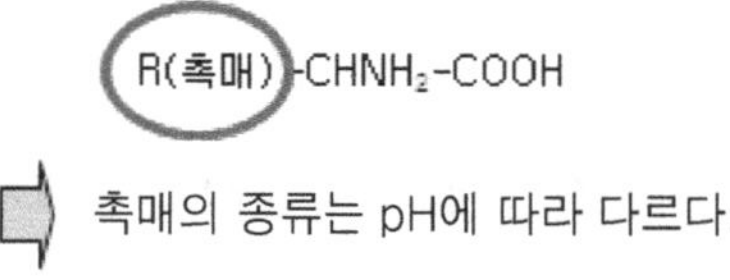

3.3 펩티드

2개가 결합한 것을 지펩티드, 3개를 트리, 다수결합된 것을 폴리펩티드라 한다. 생체내에서 산화환원 작용을 하는 부루타치온(트리 펩티드) 뇌하수체 후엽 호르몬인 Oxytocin은 자궁을 수축, 유선 분비촉진 호르몬으로 Vasopressin은 9개의 아미노산이 결합된 펩티드로 말초혈관 수축, 항이뇨작용을 하는 호르몬이다.

췌장에서 β 세포로 인슈린(51 아미노산 결합)은 혈당 저하를, α-세포 글루카곤은 (29 아미노산 결합) 혈당을 상승시키는 역할을 하며, 십이지장 점막에서 분비된 세크레친(27 아미노산 결합)은 췌액의 분비를 촉진시킨다.

3.4 단백질

세포 원형질의 주성분으로 생체의 근육골격, 장기를 구성, 혈액의 주성분이기도 한다. 생체에서 운동, 생식, 유전 등의 생명현상의 기본이 되는 물질이며, 단백질은 C, H, O, N, S로 구성되어 있다. 질소(N)가 전체의 16%를 함유하고 있으며, 단백질 20종의 아미노산으로 만들어져 있다.

(1) 단백질의 구조

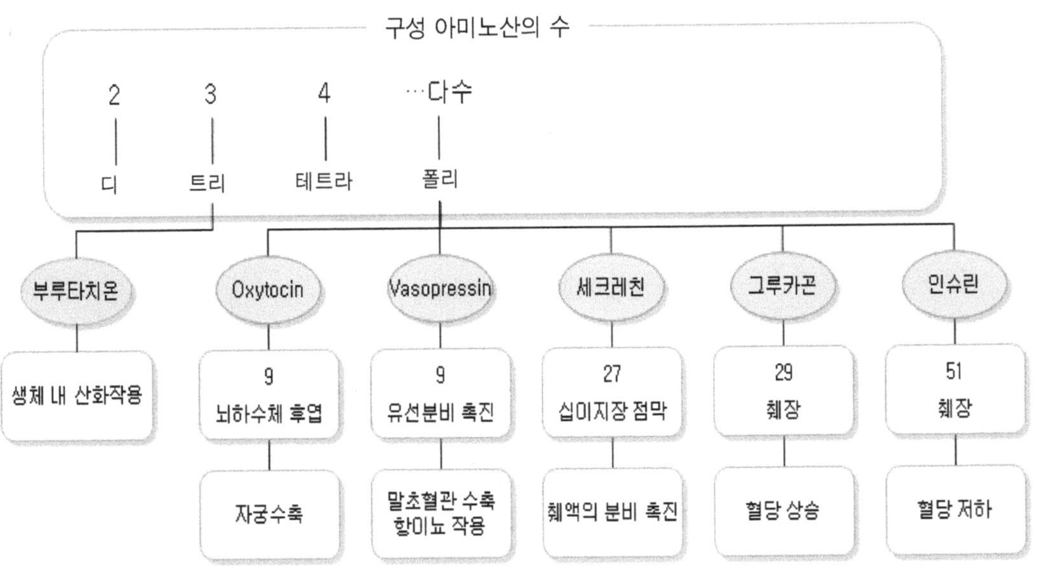

① 1차 구조 : 아미노산 배열
② 2차 구조 : 수소결합, 이온결합에 의해 나선, 지그재그형의 입체구조를 가진다.
③ 3차 구조 : 꺾어져 구부러진 구상으로 되거나 언젠가 만나서 선 이상 구조를 이루기도 한다.
④ 4차 구조 : 단백질 서브 유니트의 집합상태이다.

<DNA의 2중 나선구조>

P는 인산, S는 디옥시리보오스, A는 아데닌, T는 치민, C는 시토신, G는 구아닌을 나타내고, AT, GC는 2개의 수소결합, 3개의 수소결합을 나타낸다.

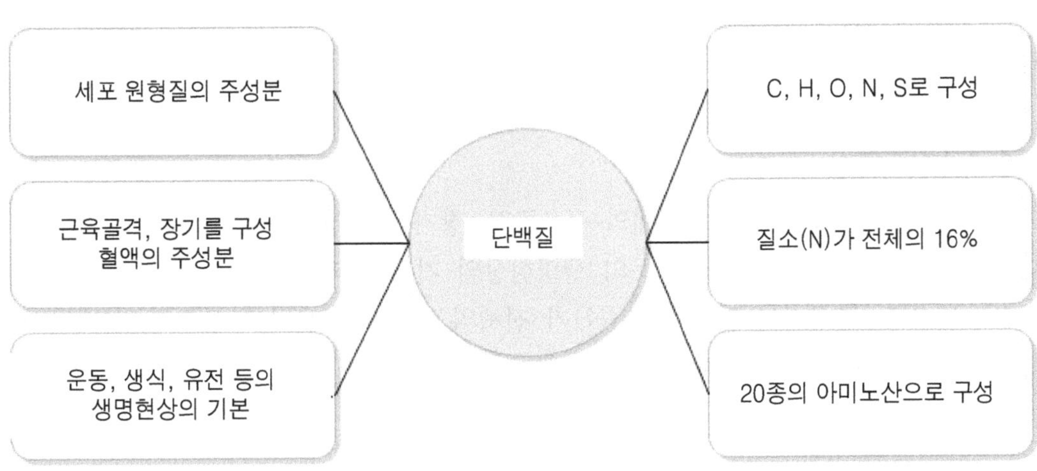

(2) 단백질의 성질

① 전기적 성질 : 단백질의 분자 정전하 부전하의 양성이온으로 산성일 때 음성이동을 하고, 알칼리성일 때는 양성이동을 등전점일 때는 이동이 없다.

② 용해성 : 친수성 측쇄구조로 분자의 표면에 나와 있으면 용해성이 커진다. Tyr, Phe는 환상부로, Leu(긴 탄소쇄)로 표면에 나와 있다. 이 단백질은 용해성이 적다.

③ 변성(denaturation) : 3차 구조 이상의 변성으로 그 원인은 물리적 요인으로는 열, 건조, 진동, 자외선, 압력, 흡착 등을 들 수 있고, 화학적 요인으로는 산, 알칼리, 유기용매, 중금속의 첨가 등을 들 수가 있다.

〈미변성 단백질 불규칙한 휠〉

단백질이 변성되면 끊어지는 형태가 붕괴되고 용해성이 저하되며, 응고를 일으키기도 하며, 점도를 증가시키고 생리작용을 잃기도 한다. 이 변성된 단백질도 재생이 가능하다.

(3) 단백질의 분류

① 선이상의 단백질로는 콜라겐(연골), 미토신(근육), 제라친(손톱) 등에 존재하고, 생체의 구조 단백질로 물에 녹지 않는다.

② 구상 단백질 : 물에 불용하고 혈청의 알부민, 유선의 락토 알부민, 미오신(근육)에 존재한다.

전기적 성질	정전하, 부전하를 같이 갖는 양성이온 산성:음성으로 이동 /알칼리성: 양성으로 이동 /등전점: 이동이 없음
용해성	친수성 측쇄구조 분자의 표면 → 용해성이 커짐 Tyr, Phe는 환상부로, Leu(긴 탄소쇄)로 표면 → 용해성이 적음
변성 (denaturation)	3차 구조 이상의 변성 물리적 요인- 열, 건조, 진동, 자외선, 압력, 흡착 화학적 요인 - 산, 알칼리, 유기용매, 중금속의 첨가 등

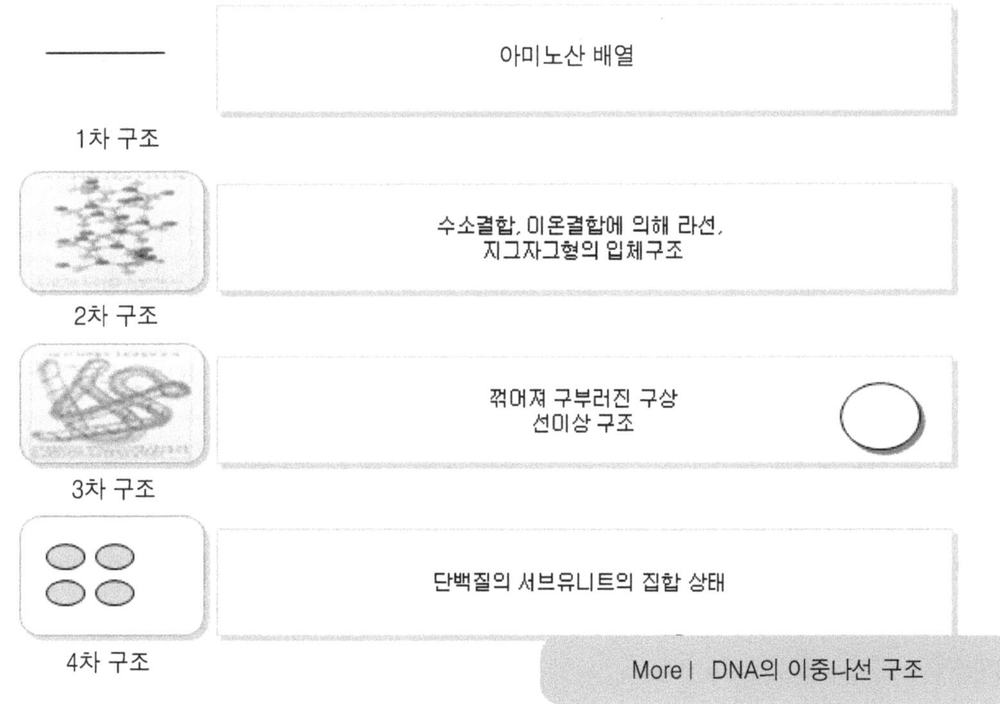

③ 단순 단백질 : 가수분해에 의한 아미노산만을 만든다. 알부민(물에 불용), 락토 알부민(모유), 미오겐, 혈청 알부민, 오보 알부민, 글로브린(물에 불용), 락토 글로브린, 혈청 글로브린, 리조침(알), 인슈린 등이 있다.

④ 복합 단백질

	조 성	분 포
핵 단백질	핵산과 히스톤 결합	DNA, RNA로 동식물 세포
인 단백질	인산을 포함한 것	카제인(우유), 비테린(노란자)
리포 단백질	지질을 포함	스론보라스친(혈액), 리포비테린(노란자)
색소 단백질	금속 또한 유기색소를 포함	헤모글로빈(혈액), 미오글로빈(근육), 카타라제(간), 치토크롬(근육)
당 단백질	당 또한 그 유도체를 포함	헤파린(간), 무친(수액)

⑤ 유도 단백질 : 제1차 유도 단백질로 제라친, 응고 단백질 등이 있으며 제2차 유도 단백질로 프로테오스, 펩톤, 펩티드 등이 있다.

(4) 기능에 의한 단백질의 분류

① 효소 단백질 : 펩신
② 저장 단백질 : 우유의 카제인, 오보 알부민(흰자), 밀가루 크레아친
③ 운반 단백질 : 헤모글로빈
④ 수축 단백질 : 근육 악친, 미오신
⑤ 구조 단백질 : 연골의 코라겐, 제라친
⑥ 항체 단백질 : 혈액의 γ-글로브린
⑦ 호르몬 단백질 : 인슐린

3.5 Nuclotide(뉴클레오티드)

프린 염기로는 아데닌과 구아닌이 있으며 피리미진 염기로는 우라실, 치민, 씨토신 등이 있다.

당	뉴클레오시드	인 산	뉴클레오티드
리보오스(-1)	아데노신	5′ -인산	아데르산(AMP)
〃	구아노신	〃	구아니르산(GMP)
〃	그리신	〃	우리지르산(UMP)
〃	치미신	〃	치미지르산(TMP)
〃	미친진	〃	미치지르산(CMP)

〈데옥시리보스-데옥씨〉

Adenosine diphosphate(ADP), adenosine triphosphate(ATP), 단백질 합성에 쓰이는 구아노신 3인산(GTP)와 우리진 3인산(UTP)는 당질 합성에, 미친진 3인산(CTP)는 인산 합성에 쓰인다.

3.6 핵 산

핵산은 histine 또는 photamine이 결합하여 핵단백질인 세포의 핵과 세포질이 된다.

핵산 = 폴리 뉴클레이티드로 인산과 오탄당인 리보스, 데옥시리보스가 염기인 프린과 피리미진과 합쳐져 구성되었으며 구성당, 염기의 종류에 의해 분류된다. 구성당으로 RNA(Ribonucleic acid), DNA(deoxyribonucleic acid)가 있으며, 염기로는

아데닌, 구아닌, 시토신, 우라실, 치민 등이 있다. 뉴클레오티드 간의 결합은 3′, 5′ 호스호지에스테르 결합을 한다.

(1) DNA의 구조 : 2중 나선구조
아데닌 - 티민
구아닌 - 시토신 등에 의해 수소결합에 의해
A=T, G≡C으로 된다.

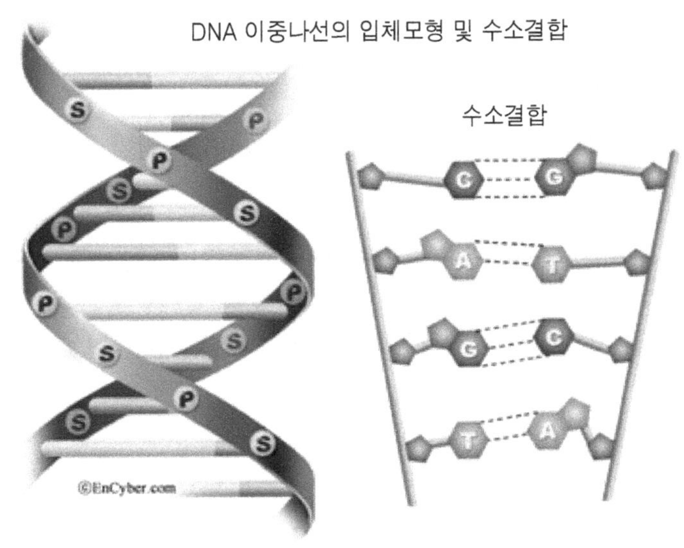

P: 인산
S: 데옥씨리보오스

A: 아데닌 , T: 치민
C: 씨토신, G: 구아닌
AT: 2개의 수소결합
CG: 3개의 수소결합

(2) RNA의 구조 : 한 봉의 쇄를 형성한다.

RNA의 형태	기 능	세포내 함유량
m-RNA	아미노산의 결합 순서에 의해 정보 보유	5～10%
t-RNA	아미노산을 결합하여 단백질 합성 장소에 이동	10～20%
r-RNA	리보솜의 구성물	75～80%

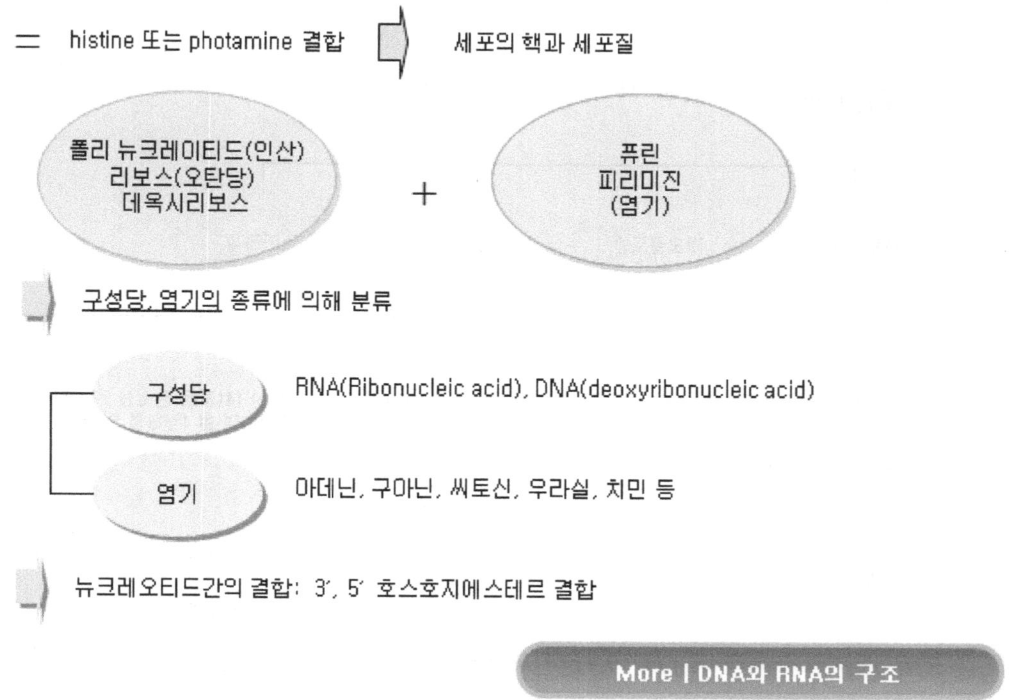

More | DNA와 RNA의 구조

3.7 햄 단백질(색소 단백질)

햄은 4개의 삐롤 핵이 메찰기 -CH=와 결합하여 포리피린과 Fe이 결합하여 착화합물인 햄(heme)을 형성한다. 종류로는 헤모글로빈, 미오글로빈, 치토크롬, 카타라제, 파옥시다제로 되어 있다.

〈포르피린과 햄〉

(1) 헤모글로빈(hemoglobin)

4분자의 햄과 글로빈이 결합하여 골수에서 헤모글로빈을 합성(Hb)한다. 아미노산 141개로 된 α쇄 2개, 아미노산 146개로 된 β쇄 2개가 결합하여 계 4개의 폴리텝티드로 각 쇄가 1분자의 햄과 결합하여 철 4양체를 만든다. MW는 약 65,000이고, 주로 산소운반의 역할을 담당한다.

적혈구의 주성분이 되며, 수명은 120일 정도이고, 비장에서 없어진다. 헤모글로빈이 적을 경우는 빈혈을 일으키고, 남자의 정상치는 16g/100mℓ이며, 빈혈의 경우는 13g/100mℓ이하, 여자의 경우는 14g/100mℓ이고, 빈혈이 11g/100mℓ 이하인 사람을 말한다.

헴 단백질(색소단백질)

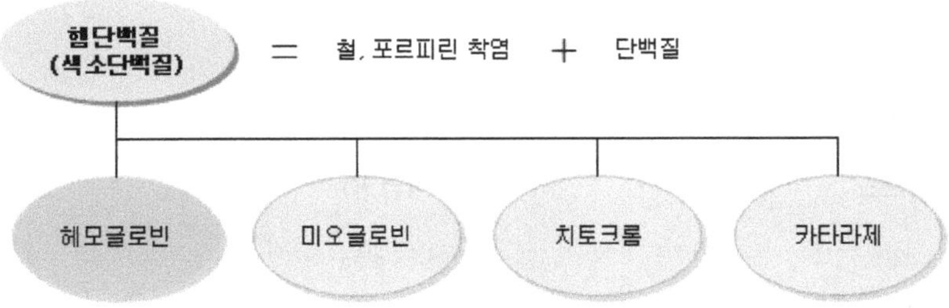

- 4분자의 햄과 글로빈이 결합하여 골수에서 헤모글로빈을 합성(Hb)한다. 아미노산 141개로 된 α쇄 2개 아미노산 146개로 된 β쇄 2개가 결합하여 계 4개의 폴리텝티드로 각쇄가 1분자의 햄과 결합하여 철 4양체를 만든다.
- MW는 약 65,000이고 주로 산소운반의 역할을 담당한다.
- 적혈구의 주성분이 되며 수명은 120일 정도이고 비장에서 없어진다.
- 헤모글로빈이 적을 경우는 빈혈을 일으키고 남자의 정상치는 16g/100㎖이며 빈혈의 경우는 13g/100㎖이하, 여자의 경우는 14g/100㎖이고 빈혈이 11g/100㎖ 이하인 사람을 말한다.

More | 헤모글로빈

〈Hb(헤모글로빈)의 분해〉

① 헴 → 비리베르진 → 비리르빈(단즙 색소)

② Fe → 토란스훼린(헤모글로빈의 재합성에 이용)

③ 글로빈 → 아미노산의 분해

주로 간장의 망내피세포에서 분해된다.

※ 베르르빈 : 일부는 담즙 중에 일부는 장내 세균에 의해 환원되어 우로비르노겐이 산화되어 우로비린이 되어 사용되어 배출하게 된다.

(2) 미오글로빈(myoglobin)

근육 중에서 혈액 헤모글로빈으로부터 O_2를 얻어서 O_2를 조직 내에 저장한다.

(3) 치토크롬(Cytochrome)

세포 내에서 Fe^{3+} 산화환원 Fe^{2+} 치토크롬 a, a_3, b, b_3, c, c_1 등이 있다.

(4) 카타라제(Catalase)

유독성인 과산화수소를 분해($2H_2O_2 \rightarrow 2H_2O+O_2$)

Paroxidase : 효소활성을 가진 햄 단백질 과산화수소와 공동으로 산화를 촉매로 한 효소를 말한다.

4. 지질(lipid)

4.1 지 질

지질은 지질 또한 지방류와 비슷한 물질의 모두를 총칭한다.

(1) 생리기능

체지방으로서 에네르기를 효율적으로 저장하고, 생체의 조직성분으로서 세포내 구성물질로 되기로 하고 뇌, 신경계, 그 외의 장기의 구성에 인, 지질로 관여한다. 부신피질호르몬, 콜레스테롤 등의 스테로이드 화합물의 합성재료가 되기도 한다.

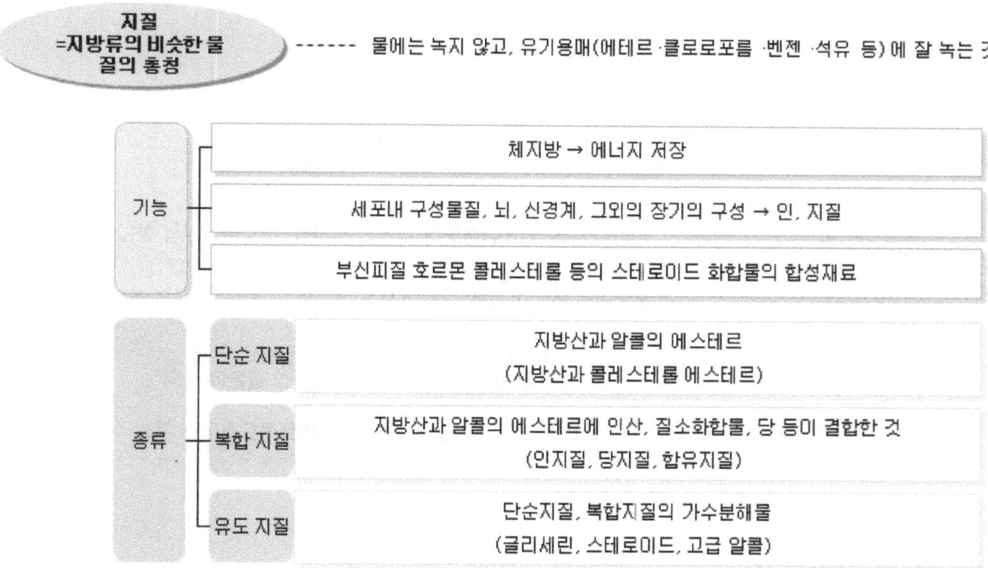

① 탄소쇄 카르복실기
(이 부분이 짧으면 물에 녹기 쉽고 길면 길수록 녹지 않는다) 속수성을,
(물에 녹기 쉽다) 친수성을 말한다.

② 단순지질 : 지방산과 알콜의 에스테르(지방산과 콜레스테롤 에스테르)

③ 복합지질 : 지방산과 알콜의 에스테르에 인산, 질소화합물, 당 등이 결합한 것 (인지질, 당지질, 함유지질)

④ 유도지질 : 단순지질, 복합지질의 가수분해물(글리세린, 스테로이드, 고급 알콜)

4.2 지방산

탄화수소의 일단 =COOH기를 가진 염기성의 유기산으로 탄소 수에 따라 저급, 고급 지방산으로 구별할 수 있다. 쇄의 연결 중 −CH=CH−를 갖지 않은 것이 포화지방산, 가진 것을 불포화지방산으로 구별한다.

(1) 아세칠 화합물

CH_3CO^-로부터 합성되며, 수개의 원자를 가진 직쇄상의 화합물이다.

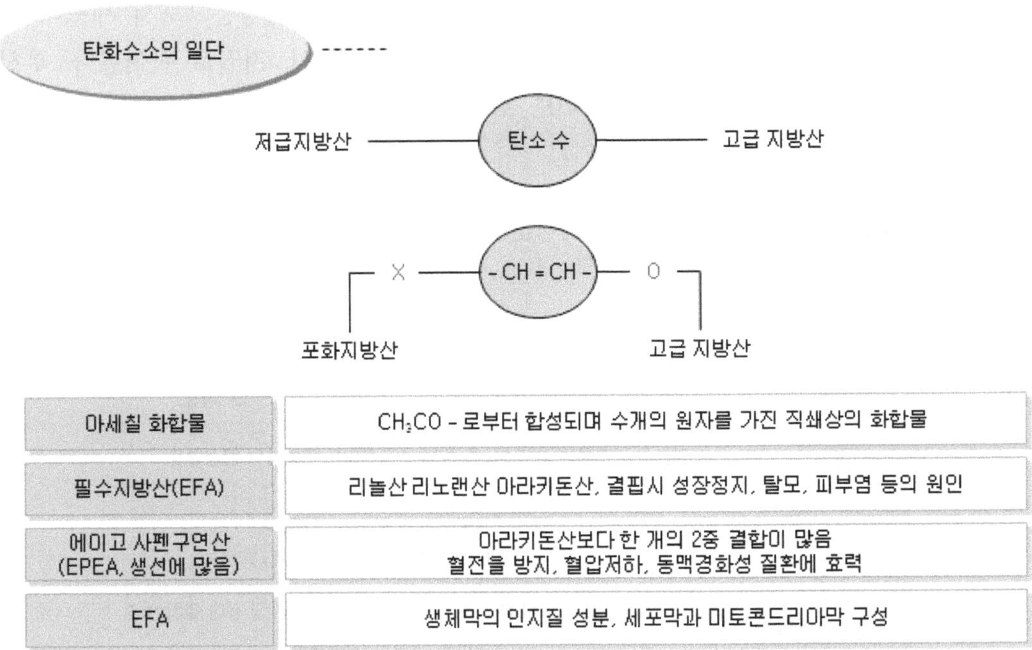

(2) 필수지방산(EFA)

리놀산 리노랜산 아라키돈산이 필수지방산이 결핍현상을 일으키며 성장정지, 탈모, 피부염 등의 원인이 된다.

① 리놀산

$$CH_3-(CH_2)_4-CH=CH-CH_2-CH-(CH_2)_7-COOH$$

① ⑥ ⑨ ⑱

아라키돈산은 유도합성 prostaglandin 사람, 양의 정액, 프로스타 그란딘의 생합성에 도움을 준다.

② 에이고 사펜구연산(EPEA, 생선에 많음) : 아라키돈산보다 한 개의 2중결합이 많아졌다. 혈전을 방지하고 평골근에 이용되어 혈압저하, 동맥경화성 질환에 효력이 있다.

③ EFA : 생체막의 인지질 성분으로서 세포막과 미토콘드리아막을 구성하고 있다.

4.3 Glyceride

글리세린과 지방산이 에스테르 결합한 것을 말한다.

① Ex 식물유 : 오레인산, 리놀산, 리는산(C_{18}) = 불포화지방산
융점이 낮고 상온에서 액체이다.

② 동물유 : 파르미친산, 지테아린산(C_{16}, C_{18}) = 포화지방산
융점이 높고 상온에서 고체, 즉 유지의 성질은 액체인가 고체인가에 따라 다르다.

③ 생체 내에서의 일 : 에네르기의 저장물질 ATP를 생성한다.

포화지방산의 종류

명 칭	C수	구 조 식	융 점
로 산	4	$CH_3(CH_2)_2COOH$	-7.9
카프론산	6	$CH_3(CH_2)_4COOH$	-3.4
카르릴산	8	$CH_3(CH_2)_6COOH$	16.7
카포린산	10	$CH_3(CH_2)_8COOH$	31.6
라우린산	12	$CH_3(CH_2)_{10}COOH$	44.2
미리스친산	14	$CH_3(CH_2)_{12}COOH$	53.9
파르미친산	16	$CH_3(CH_2)_{14}COOH$	63.1
스테아린산	18	$CH_3(CH_2)_{16}COOH$	69.6
아라키진산	20	$CH_3(CH_2)_{18}COOH$	75.3
베레닌산	22	$CH_3(CH_2)_{20}COOH$	79.9
리그노세린산	24	$CH_3(CH_2)_{22}COOH$	84.2
세로친산	26	$CH_3(CH_2)_{24}COOH$	87.7
메리신산	30	$CH_3(CH_2)_{26}COOH$	90.0

불포화지방산의 종류

명 칭	C수	구 조 식	2중결합의 위치
(2중결합 1개의 것)			
미리스토오레인산	14	$CH_3(CH_2)_3CH=CH(CH_2)_7COOH$	△9:10
파르미토레인산	16	$CH_3(CH_2)_5CH=CH(CH_2)_7COOH$	△9:10
오레인산	18	$CH_3(CH_2)_7CH=CH(CH_2)_7COOH$	△9:10
바크센산	18	$CH_3(CH_2)_5CH=CH(CH_2)_9COOH$	△11:12
가도렌산	20	$CH_3(CH_2)_9CH=CH(CH_2)_7COOH$	△9:10
에르신산	22	$CH_3(CH_2)_7CH=CH(CH_2)_{11}COOH$	△13:14
비르본산	24	$CH_3(CH_2)_7CH=CH(CH_2)_{13}COOH$	△15:16
(2중결합 2개의 것)			
리놀산	18	$CH_3(CH_2)_4CH=CHCH_2CH=$ $CH(CH_2)_7COOH$	△9:10 △12:13
(2중결합 3개의 것)			
리노랜산	18	$CH_3CH_2CH=CHCH_2CH=$ $CHCH_2CH=CH(CH_2)_7COOH$	△9:10 △12:13 △15:16
(2중결합 4개의 것)			
아라키돈산	20	$CH_3(CH_2)CH=CHCH_2CH=$ $CHCH_2-CH=CHCH_2CH=$ $CH(CH_2)_3COOH$	△5:6 △8:9 △11:12 △14:15

4.4 Wax

장쇄 지방산과 고급 알콜(C_{13}～)이 에스테르 결합한 것을 말한다.

4.5 Phosholipid

호스파지질 에탄올아민, 세린, 이노시톨 등이 있다.

① 분 포 : 뇌, 신경조직, 간, 폐, 신장
세포내(미토콘드리아 구성 물질로 중요)에 존재한다.

② 성 질 : 통상 백색이지만 공기에 접촉되면 갈색으로 변한다.

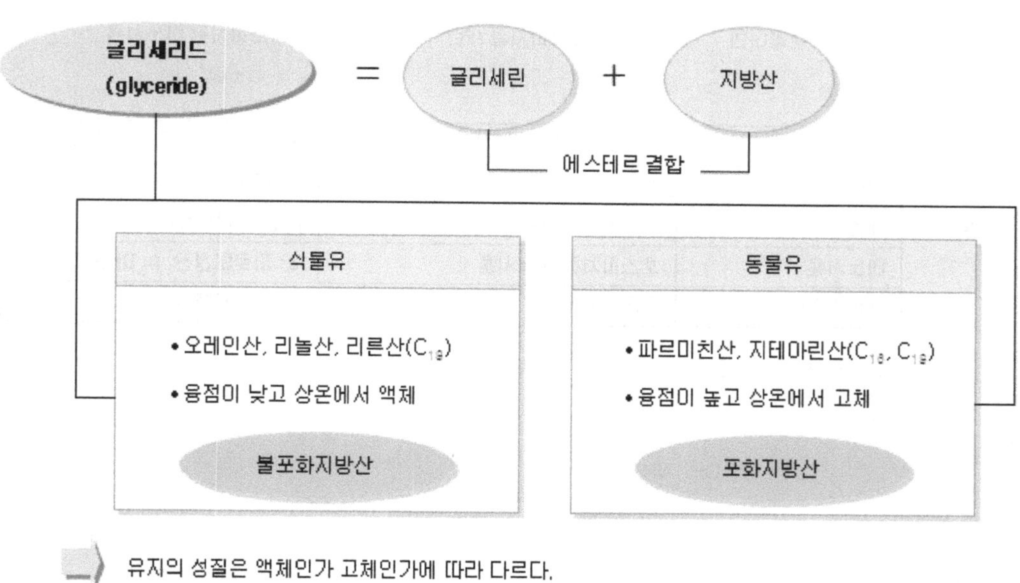

유지의 성질은 액체인가 고체인가에 따라 다르다.

역할 에네르기의 저장물질 ATP를 생성한다.

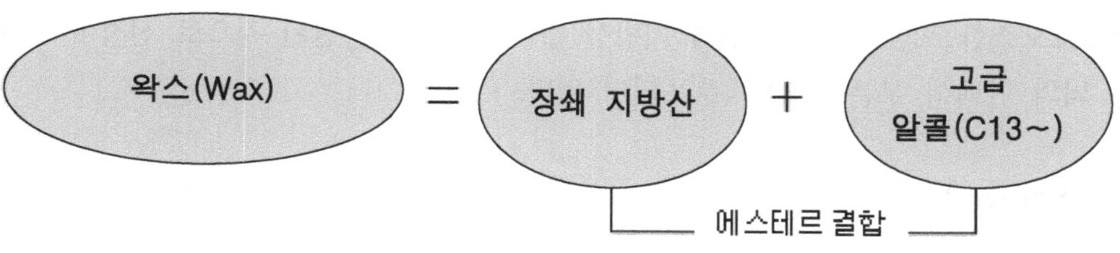

파르미친산 세칠(파르미친산과 세칠 알콜과 결합), 오레인산 세칠 등

역할 체표, 뇌, 과피, 잎, 물의 증발을 방지, 생물의 체표면의 보호물질

성질 상온에서는 고체, 물에 녹지 않으며 지방분해 효소로도 분해되지 않음
→ 즉 소화되지 않으므로 영양분으로 쓰이지 않음

호스파치질 에탄올아민 | 호스파치질 세린 | 호스파치질 이노시톨

예

코린	호스파치진코린(레시친)	α 스테아린산, 파르미친산
에탄올아민	호스파치질에탄올아민	α 마테아린산, 파르미친산
세린	호스파치질 세린 게파린	β 불포화지방상
이노시톨	호스파치진 이노시톨	α: 파르미친산, β: 아라키돈산
에탄올아민	프라즈 마로겐	α:불포화에테르 β: 리놀산

구성

비극성부+극성부+염기
(지방산) (인산)
$CH_3-(CH_2)_{12}-CH=CH-CH-CH-CH_2$
OH NH$_2$ OH
인산 + 코린
리그츠세린산 C_{24} 스핀고 메린
네르본산 C_{24}

분포 및 성질

- 뇌, 신경조직, 간, 폐, 신장, 세포 내(미토콘드리아 구성물질로 중요)
- 통상 백색이지만 공기에 접촉되면 갈색으로 변함

4.6 Glycolipid

갈락토오스를 포함한 스핀고신과 지방산 갈락토오스가 혼한된 것으로 신경이 모여 있는 뇌의 탄백색 부분에 많이 분포되어 있다.

4.7 Steroid

스테로이드는 핵을 가진 일련의 물질이다.

① Bile acid(담즙산) : 담즙 중에 존재, 콜레스테롤의 대사물이 된다.

② 남성호르몬, 여성호르몬, 부신피질호르몬

③ β-시토스테롤(미생물의 growth-factor), 에르고스테롤(사람에 효과 없음), 7-디히드로 콜레스테롤(사람에 유용)

4.8 Lipoprotein

지질과 protein(복합지질이기도 하고 복합단백질이기도 함)이 혼합된 것을 말한다.

① 혈장 중에 존재하여 소장과 간, 조직에 지질을 운반한다.

② 카이로미크론, 알부민, 글로브린을 복합체를 만들어 체내에 이동한다.

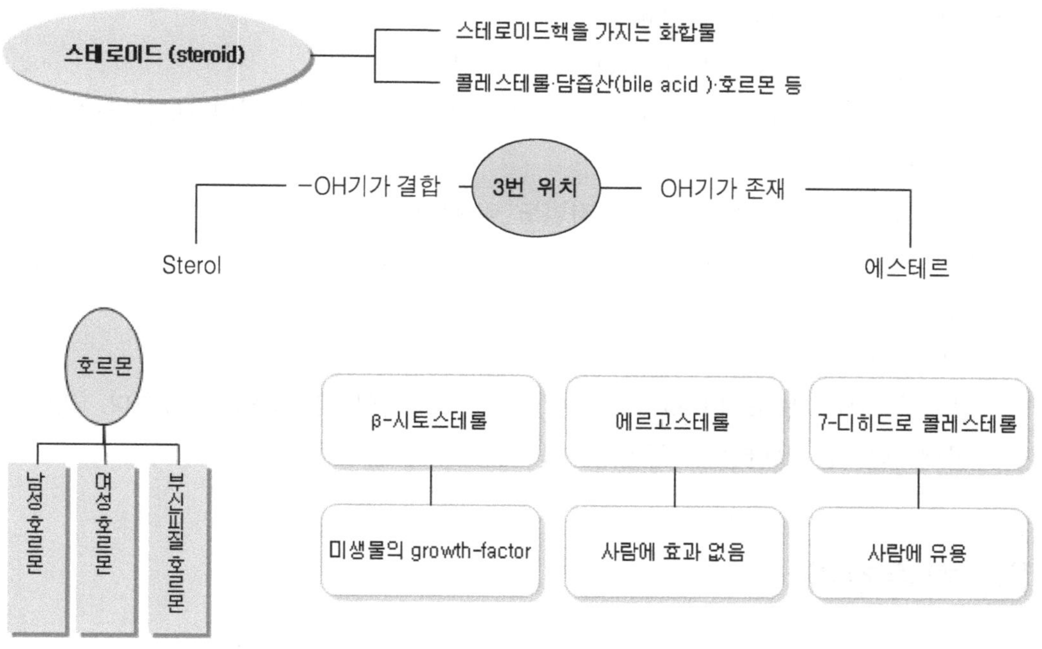
스테로이드 (steroid)
스테로이드핵을 가지는 화합물
콜레스테롤·담즙산(bile acid)·호르몬 등
-OH기가 결합
3번 위치
OH기가 존재
Sterol
에스테르
호르몬
남성 호르몬
여성 호르몬
부신피질 호르몬
β-시토스테롤
에르고스테롤
7-디히드로 콜레스테롤
미생물의 growth-factor
사람에 효과 없음
사람에 유용

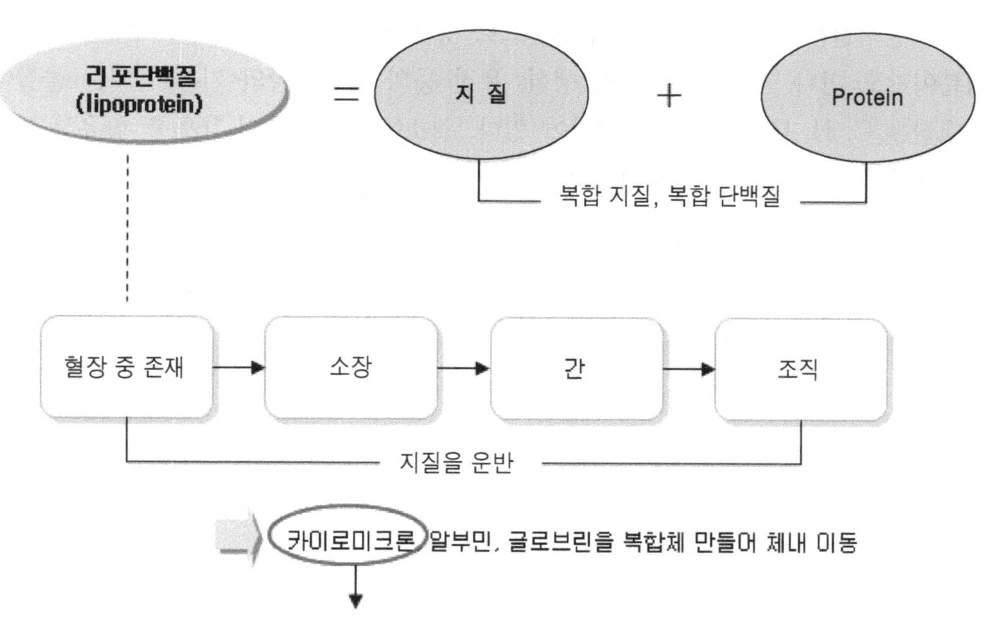
리포단백질
(lipoprotein)
=
지 질
+
Protein
복합 지질, 복합 단백질
혈장 중 존재
소장
간
조직
지질을 운반
카이로미크론
알부민, 글로브린을 복합체 만들어 체내 이동
triglyceride protein 콜레스테롤 인지질 등이 결합
→ 0.5~1㎛의 지방구를 만들고 림파를 통해 정맥에 들어옴

▣ 혈장 단백질의 밀도에 의해 분류

1. VLDL(very density lipoprotein 초밀도 리포단백질)
   단백질 10%, 밀도 0.96～1.006g/mℓ, 간에서 만들어져 내인성의 TG를 조직에 운반(재합성)한다.
2. LDL(low density lipoprotein 저밀도 리포단백질)
   단백질 20%, 밀도 1.006～1.063g/mℓ, 콜레스테롤을 말초 조직에 운반한다. 동맥경화를 촉진(나쁜 콜레스테롤)
3. HDL(high density lipoprotein)
   단백질 50%, 밀도 1.063～1.210g/mℓ, 말초조직의 세포막에 존재한다. 과량의 콜레스테롤을 운반한다. 동맥경화를 예방(좋은 콜레스테롤)

Ⅲ. 학습정리

(1) 인체는 45～60%가 수분으로 구성되어 있으며, 성인 남자에서는 약 63%, 성인 여자는 남자보다 5～10% 가량 감소한 양으로 지방을 제외한 상태로 평균 70.1%가 물로 이루어졌다

(2) 단백질은 세포 원형질의 주성분으로 생체의 근육골격, 장기를 구성, 혈액의 주성분이기도 한다. 생체에서 운동, 생식, 유전 등의 생명현상의 기본이 되는 물질이며, 단백질은 C, H, O, N, S로 구성되어 있다. 질소(N)가 전체의 16%를 함유하고 있으며, 단백질은 20종의 아미노산으로 만들어져 있다.

(3) 지질과 protein(복합지질이기도 하고, 복합단백질이기도 함)결합하여 혈장 중에 존재하여 소장과 간, 조직에 지질을 운반하고 카이로미크론, 알부민, 글로브린을 복합체를 만들어 체내에 이동한다.

제 7 장

당질과 무기질의 역할과 생리

Ⅰ. 학습목표

1. 당질의 역할
2. 사람의 몸을 구성하는 무기질과 각 역할

Ⅱ. 학습내용

1. 당 질

1.1 당질이란

일반식은 $C_n(H_2O)_n$으로 당 또한 가수분해에 의해 당을 생산하는 화합물로 분자 내에 2개 이상의 −OH, 1개의 카르복실기(−CHO 또는 =O)를 가진 화합물로 구성되어 있다.

(1) 단당류는가수분해의 영향을 받지 않는 당을 말한다.

① 3탄당은 글리셀알데히드, 디히드로기시 아세톤 등이 있다.
② 5탄당은 기실로스, 아라비도스, 리보스 등이 있다.
③ 6탄당은 글루코스, 후룩토스, 갈락토스, 만토스 등이 있다.

(2) 소당류는 2~5개의 당으로 구성된 당질을 말한다.

① 2당류는 만토스, 락토스, 사카로스 등이 있다.
② 3당류는 라휘토스가 있다.

③ 4당류는 스타키오스 등이 있다.

(3) 다당류는 많은 단당류가 결합된 물질을 말한다.

① 단순 다당류는 동일종의 단당류부터 구성된 전분, 글리코겐, 셀룰로오스, 이누딘 등이 있다.

② 복합다당류는 2종 이상의 단당류로 된 것으로 말난, 햄 셀룰로오스 등이 있다.

1.2 단당류의 구조

(1) CHO기를 가진 단당류 : aldose

(2) =CO기를 가진 단당류 : ketose로 나타내고, 일반식은 $(CH_2O)_n$으로 나타낸다.

① 부제 탄소 : 4기둥의 결합 점에 다른 원자단 또는 원자가 결합하고 있는 탄소를 말한다.

② 광학 이성체 : 2개의 입체 이성체를 만든다.

※ 입체 이성체란
빛의 편광면을 좌, 우에 회전시킨 시광성(광학 이성체) 우시성(+) 좌시성(-)으로 되어 있다.

③ D. L 이성체 : 알콜(CH_2OH)의 옆 C(탄소)원자에 결합되어 있다.
OH가 오른쪽에 붙은 것을 D형 이성체라 한다.
OH가 왼쪽에 붙은 것을 L형 이성체라 한다.

④ 환상구조와 α, β 이성체(아노마-)
aldose란 CHO기의 좌우를 나타낸다.
씨크 반응이 음성일 경우를 환상구조라 한다.

훅씬액 환원
CHO기 ———————— ————————→ 적자색

당의 동일 분자 내에 존재한다.
CHO기 OH기가 햄 아세탄과 결합하여 환상구조를 만든다.
D-글루코스는 CHO기 5개의 COOH와 6인환을 형성 pyramose라고도 한다.
D-후룩포스(캐토스)는 2부위의 탄소(케톤기)와 5부위의 COOH가 5인환을 형성 furanose라고도 한다.
CHO기(−1)는 부제 탄소원자로 된다. 새로운 이성체를 생산한다.
OH의 환에 밑 방향에 붙은 것을 α형, 위 방향에 붙은 것을 β형으로 구별하고, 이것을 anomer라 한다.

⑤ Epimer : 부제 탄소 원자에 결합되어 있는 원자탄의 배위가 틀리고, 2개의 당을 상호간에 epi로 함께 읽는다.
D-갈락토스-D-포도당
D-만노스-D-포도당
(α -D-글루코스) (β -D-후룩토스)

1.3 주요한 단당류

(1) 5탄당(pentose) $C_5H_{10}O_5$
리보스 : RNA, ATP, NAD, NAPP 구성성분이 된다.

(2) 6탄당(hexose) $C_6H_{12}O_6$
글루코스 혈당 0.1 함유 소당류, 다당류의 구성단위가 된다.

1.4 단당류의 반응과 유도체

(1) 산화와 환원

말토스를 산화시키면
CHO 산화 COO = 말톤산
CH_2OH 산화 COO = 말타르산
C_2OH 산화 COO = 우론산 등으로 변한다.

① 글루크론산(혈액, 간에서 해독작용을 한다.)
② 만마론산(알긴산의 성분. 미역 등에 존재)
③ 갈락츄론산(과실의 다당류의 펩친에 존재)

〈말토스〉

포도당(CHO) —환원→ 솔비톨(감 말린 것 하얀 분에 들어 있음. 비타민 C의 합성재료)이 된다.
말토스(CHO) —환원→ 만니톨(버섯류, 말린 감, 말린 다시마)
리보스(CHO) —환원→ 리비톨(비타민 B_2의 성분으로 된다)

(2) 글루코시드 결합

① 환상구조 햄 아세탈결합 OH가 생긴다.
② 단당류 반응성이 풍부(글루코시드 OH라 부름)하다.
③ 글루코시드 OH CH_2OH로 탈수, 결합 글루코시드를 형성(α-글루코시드 결합)한다.
④ 포도당은 글리코시드로 된다.
⑤ 갈락토지는 갈락토시드로 된다.
⑥ 결합한 알콜이 다른 당의 OH와 글리코시드 결합에 의해 사당류, 다당류를 생산한다.

(3) 인산 에스텔

(4) 아미노당
① 6단당의 2C는－OH가 NH_2에 치환되어 된 것이다.
② 포도당으로부터 글루코사민(혈액 중에 헤파린의 성분 키친)이 된다.
③ 갈락코스로부터 갈락토사민(연골의 훈드로 리친의 구성성분)이 된다.

(5) 데옥기시당은 당의 OH 중 1개가 H에 치환된 것이다.
① D-2 디옥시리보스 : 핵산의 구성성분이 된다.
② L-후코스는 당단백질을 가진다.

1.5 주요한 소당류, 다당류

1) 소당류

(1) 슈클로스(소당)는 사탕으로 다량 섭취 가능하다.
(2) 락토스(유당)는 모유, 우유의 당으로서 유아의 당 보충에 중요하다.
(3) 말토스(맥아당)는 전분을 소화할 때 나온다.

2) 다당류

(1) 글리코겐은 간, 근육에 포함(저장 당질)되어 또한 글리코겐 과립으로 존재(세포내)한다. 8, 9개의 가지로 분리 수천 개의 글리코스로 정보는 가지고 있지 않는다.

(2) 무코 다당류는 Mucus(점액)로부터 명명된 점성복합 다당류이다.
① 히아르론산은 체액의 윤활유 같은 역할을 한다.

세포막의 얇은 피막의 주성분으로 세균의 침입을 방지하고 벽으로 되어 있다.

② 훈도로이친(A, B, C)은 콜라겐 선이상의 단백질 구성을 만들기 위해 도움을 준다. 연결과 결합조직에 주로 이용된다.

③ 헤파린은 간에 포함되어 혈액응고를 방지하는 작용이 있다.

(3) 당단백질은 단백질의 펩티드 구조의 아미노산 염기에 짧은 당쇄가 결합한 것을 말한다. 당액, 분비물, 혈장에 분포한다.

2. 무기질(mineral)

2.1 사람의 몸과 무기질

(1) Macro-element(다량원소)는 주로 육체 구성성분의 형성에 관여하고 Ca, P, S, K, Na, Cl, Mg 등이 있다.

(2) Micro-element(미량원소)는 생리작용, 효소작용에 영향을 끼친다. 주로 Fe, Cu, F, Zn, Mn, Co, I 등이 있다. 미량원소(trace element)는 ppm 단위에서 유효하게 작용한다.

(3) 생리적으로 확실하지 않는 원소는 Al, Mo, Ni, B, Se(vitamin E) 등이 있다. 또한 Cd, Hg, Pb, Cr은 사람의 육체 기능에 장해를 주기도 한다. 이러한 원소들은 특히 공해문제에 영향을 끼친다.

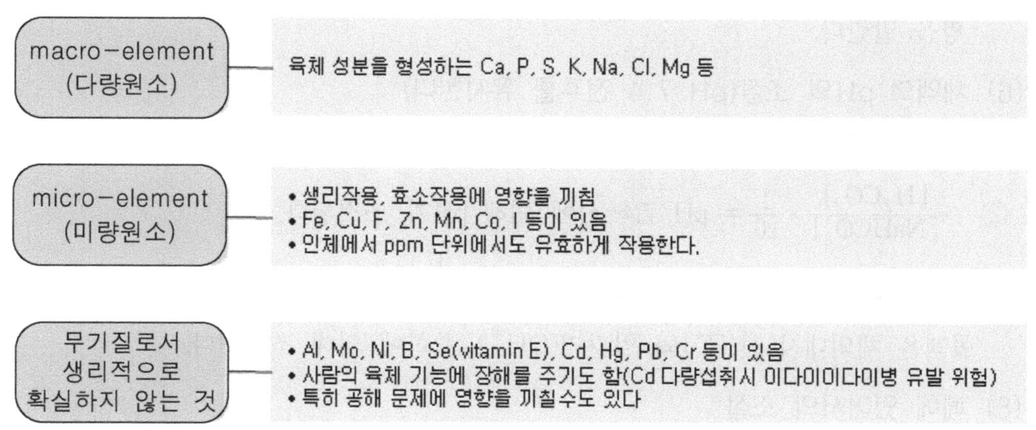

2.2 무기질의 역할(체내에서는 분해하지 않는다)

(1) 뼈, 이 등의 딱딱한 조직의 성분으로 사용되는 원소인 Ca, P, Mg는 주로 뼈,

이를 구성하는 데 쓰인다.

(2) 연한 조직의 성분

① 단백질의 결합에 의해 근육, 혈액, 피부 등의 구성성분이 되기도 한다.

② 근육의 미오글로빈은 Fe이 있어야 작용한다.

③ 피의 헤모글로빈도 Fe이 있어야 생성된다.

④ 손톱의 형성에는 S이 사용된다.

⑤ 갑상선 호르몬 생성에는 I를 필요로 한다.

(3) 효소의 성분 또한 효소반응을 촉진시킨다.

① 시토크롬, 카타라제 생성에는 Fe이 사용된다.

② ATP의 성분으로는 P이 사용된다.

③ 효소반응을 촉진시키는 원소는 Mg^{2+}, Mn^{2+}, Ca^{2+}, Cu^{2+} 등이 있다.

(4) 신경 또한 근육 흥분성의 조절에 있어서

① 흥분작용을 돕는 역할은 Na^+, K^+ 원소에 의해 작용한다.

② 진정작용을 하는 역할은 H^+, Ca^{2+}, Mg^{2+} 등의 작용이 필요하다.

(5) 체액 침투압의 조절

① 체액으로 세포 외핵은 Na^+, Cl^-에 의해 작동한다.

② 세포 내핵은 K^+, PO_4^{2}에 의해 세포막을 자유로 출입할 수가 있다.

③ 통과하지 않는다는 것은 세포 내외에서 침투압과 똑같은 상태를 유지하는 상황을 말한다.

(6) 체액의 pH의 조절(pH 7.4 전후를 유지한다)

① H_2CO_3(탄산), $NaHCO_3$(중탄산)에 의해 pH를 조절한다.

② $\frac{[H_2CO_3]}{[NaHCO_3]} \times \frac{1}{20} =$ pH 7.4 식에 의해 pH가 조절된다.

(7) 혈액의 완충작용(buffer action)

혈액은 체외대사(산(H^+)와 알칼리(OH^-) 중화에 의해 조절된다.

(8) 폐에 있어서의 조절

H_2CO_3(혈액 중의)와 $CO_2 + H_2O$(호흡에 의해) 조절된다.

(9) 신장에 있어서의 조절

① 산성, 알칼리성, 인산염, 중탄산염, 강산 등은 신장에서 배설하여 체내의 pH를 조절한다.

$Na^{+} + H^{2} + HPO_4^{2-} \rightarrow NaH_2PO_4$

② 체액의 pH의 조절 실패는 ⓐ 산이 이상하게 많은 양 축적되어 알칼리성을 잃게 되면 pH 평형이 깨지게 된다. pH 저하에 의해 산성증 acidosis를 일으키기도 한다. ⓑ 알칼리성이 많이 축적되면 pH 상승에 의해 알칼리증 alkalosis를 일으키기도 한다.

6.8	7.35~7.45	7.8
죽은 acidosis	정상치 alkalosis	죽음

2.3 주요한 무기질

1) Ca

(1) Ca량은 성인의 체내에서 1kg당 99%가 뼈와 이에 작용한다.

① 생리작용에 작용한다.

② $3Ca_3(PO_4)_2 \cdot Ca(OH)_2$ 형태로 존재하여 인체에서 작용한다.

③ 뼈의 탄화에는 비타민 D_3를 필요로 한다.

④ 비타민 C가 있어야만 Ca^{2+}로 연약조직, 혈액 등에 1% 정도 존재한다.

⑤ 10mg/혈액dℓ 혈액응고를 돕는다.

⑥ 근육 수축의 액토 미오신의 반응에 필요로 한다.

⑦ 신경의 흥분을 억제한다.

⑧ 리파제, 후확산 탄수효소로서 ATPase를 활성화 한다.

⑨ 부갑상선 호르몬(파라토르몬)은 뼈로부터 Ca^{2+}를 동원하여 혈중 Ca량을 상승시킨다.

Ca량(성인의 체내)=1kg→99%가 뼈, 이에 존재함

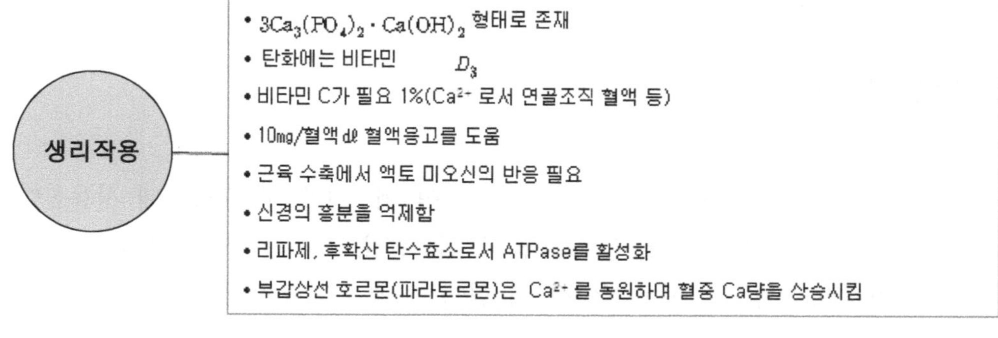

(2) Ca의 대사

① Ca^{2+}의 흡수를 돕는다.

② Ca^{2+} 단백질 결합에 의해 장벽으로부터 위액의 HCl을 필요로 한다.

③ Ca : P의 사용 비율은 1:2에서 2:1 정도로 작용한다.

④ 몸의 상태에 따라 보통 40% 전후로 작용한다. 그러나 임산부가 모유를 줄 때는 60% 정도 대사에 관여한다.

⑤ Ca 부족의 상태일 경우는 흡수가 좋다. 식사 중의 Ca 함량이 적을 때 흡수가 좋다.

⑥ 구연산 Ca, 유산 Ca 등은 흡수가 좋다.

⑦ 탄산 Ca, 인산 Ca 등은 흡수가 떨어진다.

⑧ 시금치(슈산), 곡류(휘친) 등에 Ca 함량이 풍부하다.

⑨ 지방산 Ca^{2+}과 불용성의 염은 지방산 에스텔을 만들기 때문에 흡수가 나쁘게 된다.

⑩ Ca^{2+}의 배설

㉠ 땀으로 65～75% 정도 배설한다.

㉡ 오줌으로 25～35% 정도 배설한다.

⑪ Ca^{2+}의 필요량은 성인에서 800mg/day를 필요로 하고, 임산부 모유 때는 1.2g 사용된다. 결핍증으로는 성장 중 구루병(다리가 둥그렇게 되는 ; 성인일 경우는 뼈 연합증)이 발생하기도 한다.

⑫ Ca 부족과 비타민 D의 부족으로 뼈의 탈탄, 이가 연하게 된다.

⑬ 혈액 중의 Ca^{+} 부족으로는 tetany를 일으킨다.

⑭ 인체의 무기질 분포는 무기질 조성식에 의해 결정된다.

체액의 무기질 조성은

$$[1mEq = 1m\text{당량} = \frac{\text{원자량}}{\text{원자가}}(mg)]$$

⑮ 체액의 pH를 조절한다.

2) P(인)의 생리작용

(1) P함량(성인의 체내)은 500g 정도이다.

① 75%는 뼈를 생성하고 Ca, Mg와 결합하여 뼈, 이를 구성하는 데 사용한다.

② 그 외의 P는 전부 조직에 분포한다(뇌, 살, 신경, 간) 속에서 핵단백질, 인단백질, 인지질, 인산 K, 인산 Na으로서 혈액, 체액 연약조직의 구성 물질이 된다.

기 호	함유량(%)	주요 소재지
O	65	물, 단백질, 지질, 핵산, 당질
C	18	단백질, 지질, 핵산, 당질, 탄산
H	10	물, 단백질, 지질, 핵산, 당질
N	3	단백질, 핵산
Ca	1.5	뼈, 이
P	1.0	핵산, 뼈
S	0.25	단백질
K	0.2	세포내액
Na	0.15	세포외액
Cl	0.15	세포외액
Mg	0.05	세포내액
Fe	0.006	헤모글로빈, 치토크롬
Cu	0.0002	효소
Mn	0.00003	효소
I	0.0004	갑상선 호르몬
F		이
Co		비타민 B12
Zn		췌장 호르몬

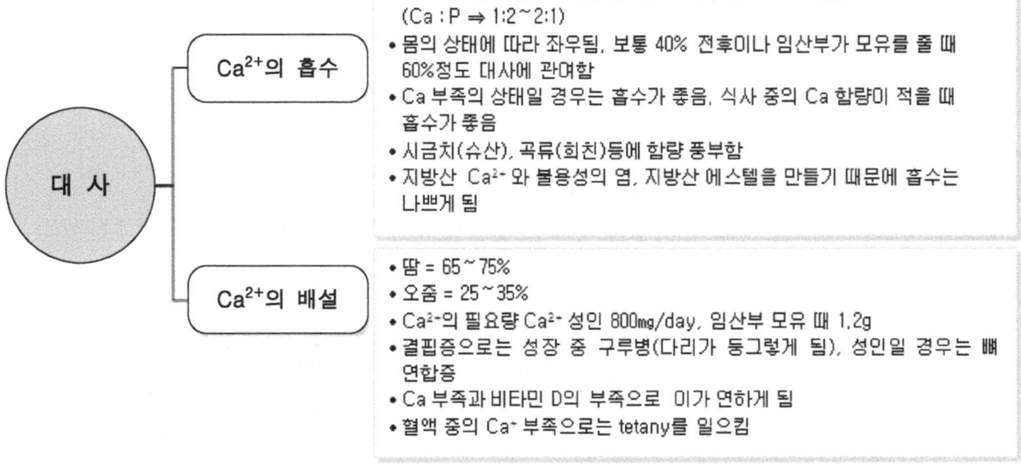

③ 혈액 중에서는 인산염으로 혈액 pH의 완충물질로 쓰이며, 체액 중 산 과승에 의해 H^+ 농도가 상승하지만 인산과 결합하여 인산염으로 되어 H^+ 농도의 상승을 저지하고 신장에서는 산성오줌을 배설하고 체액 중의 과승의 산을 방출하여 체액의 산염기 평형을 조절한다.
④ ATP로서 에테르기 전환에 이용되기도 한다.

(2) 대 사
① 유기 인산화합물(핵산, 인지질, 카제인)로 대사한다.
② 인의 섭취형태로는 약간 무기인산으로 소화된다. 인산염으로 흡수하고 배설은 오줌으로 나오며, 배설의 조절은 부갑상선 호르몬에 의해 조절된다.
③ 뇨세관에서는 인의 재흡수를 촉진하고 오줌 중에 배설된 인의 양을 저하시킨다.
④ 정상인은 P의 2/3가 대사된다.
⑤ Ca에 많은 식물을 섭취하면 인산 Ca이 만들어진다. 알칼리성에서는 용해가 나쁘게 되어 흡수 또한 나쁘게 된다.
⑥ 곡물에는 인산이 많다. 호이치산으로 존재하고 있다.
⑦ 산, 지방, 비타민 등에 의해 D-인산의 흡수를 돕는다.
⑧ 소요량은 보통 인산의 결핍증은 일어나지 않는다.
⑨ Ca : P의 대사 비율은 1 : 1～2 정도 된다.

P(인)의 생리작용

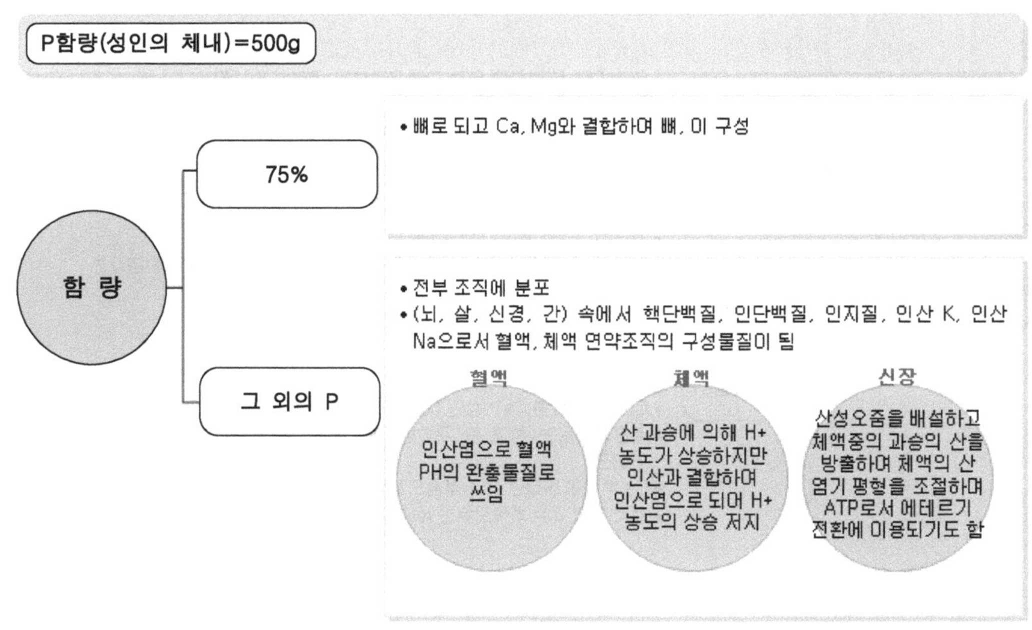

3) Na

(1) Na

① NaCl $NaHCO_3$ Na_2PO_4 등으로 체액 중에 포함되어 세포 외액의 pH를 일정하게 한다.

② 세포 외액의 침투압을 조절한다.

③ 수분평형을 조절한다.

④ Na^+는 신경과 근육의 흥분성 유지에 불가결한 물질이다.

(2) 대 사

Na, HCl로 완전 흡수(소장)되고, 나머지는 배설한다.

(3) 결핍증

Na^+가 결핍되면 세포 외액의 침투압이 낮아져 탈수상태를 일으키기도 한다.

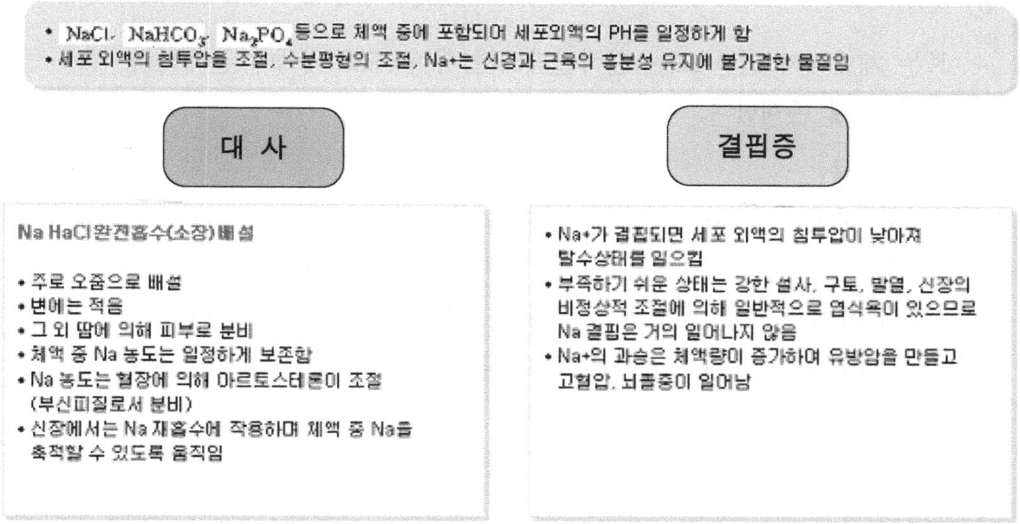

- NaCl, $NaHCO_3$, Na_2PO_4 등으로 체액 중에 포함되어 세포외액의 PH를 일정하게 함
- 세포 외액의 침투압을 조절, 수분평형의 조절, Na+는 신경과 근육의 흥분성 유지에 불가결한 물질임

대 사

Na HaCl 완전흡수(소장) 배설

- 주로 오줌으로 배설
- 변에는 적음
- 그 외 땀에 의해 피부로 분비
- 체액 중 Na 농도는 일정하게 보존함
- Na 농도는 혈장에 의해 아르토스테론이 조절 (부신피질로서 분비)
- 신장에서는 Na 재흡수에 작용하며 체액 중 Na을 축적할 수 있도록 움직임

결핍증

- Na+가 결핍되면 세포 외액의 침투압이 낮아져 탈수상태를 일으킴
- 부족하기 쉬운 상태는 강한 설사, 구토, 발열, 신장의 비정상적 조절에 의해 일반적으로 염식욕이 있으므로 Na 결핍은 거의 일어나지 않음
- Na+의 과승은 체액량이 증가하여 유방암을 만들고 고혈압, 뇌졸중이 일어남

4) Cl

(1) 생리작용

① 침투압의 유지에 작용한다.

② 위액 중의 HCl의 생성분으로 불가결한 물질이 된다.

③ 소장에서 완전 흡수되나 배설은 오줌(NaCl), NaCl로 땀으로 분비되고, 과다증이 문제이다.

- Cl = 통과함(세포막)
- 세포내 = KCl(30%) : 콜라겐과 결합, 적혈구와 Cl 농도가 높음
- 세포외 = NaCl

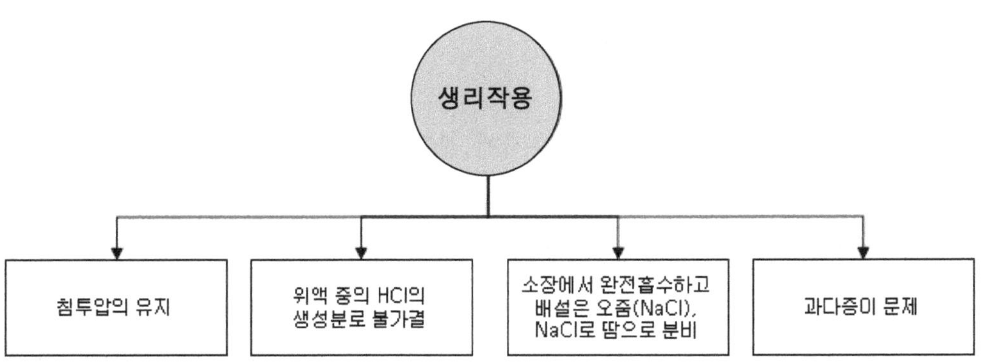

5) K

K는 체내에서 인산 또는 단백질과 결합하여 세포 내액에 존재하며, 주로 근육, 장기 등에 존재한다.

(1) 생리작용

① 세포 내액의 침투압, pH의 조절에 사용된다.

② 요소 사이클에 관여하여 효소의 부활제 역할을 한다.

③ 당 분해에서 중간 대사의 부활제(피르빈산키나제)로 사용한다.

④ K^+(세포 내액), 세포막 Na^+(세포 외액)에 존재한다.

⑤ 세포막 전위에 이용(길항작용)된다.

⑥ 세포 외액에서 K^+ 농도가 적으면 정상이 되고, 많으면 심근의 수축력을 약하게 한다.

⑦ 혈중의 K^+가 감소하면 수의근의 마비를 일으킨다. 과다일 경우는 골격근과 심근이 약하게 된다.

(2) 대 사

K의 결핍은 거의 일어나지 않는다. 과다증일 경우는 심근의 움직임을 약하게 한다.

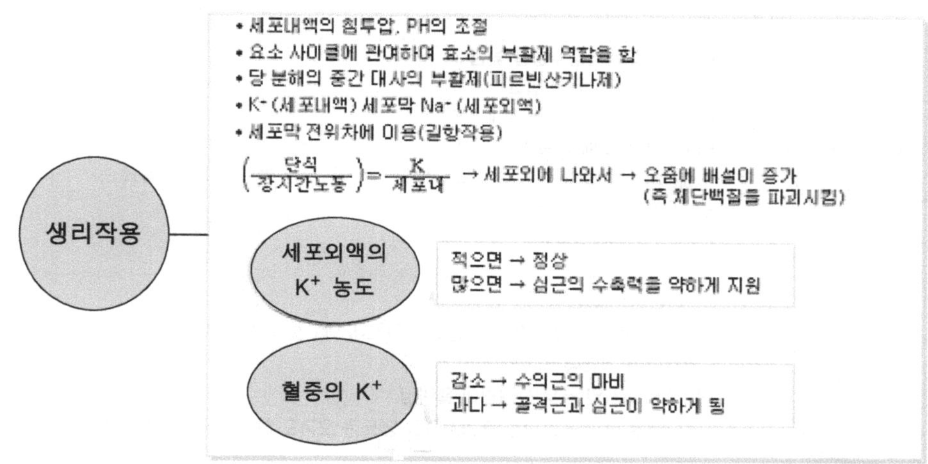

6) Mg

① 70%는 Ca으로 인산염, 탄산염으로 뼈에 존재하게 된다.

② 30%는 근육, 뇌, 신경, 체액에 존재한다.

(1) 생리작용

① 골격근의 자극감수성을 높인다.

② 장에서의 자동운동에 필요한 물질이다.

③ 신경의 자극감수성을 억제한다.

④ 일부 생체 중의 산염기의 평형을 돕는다.

⑤ Mg^{2+}로는 호스파타제, 호스호리라제와 펩티다제를 활성화하는 데 필요하다.

⑥ ATPase의 활성을 억제하는 작용도 한다.

⑦ Ca^{+}와의 길항작용을 하기도 한다.

(2) 대 사

① Mg은 주로 엽록체 식물에 포함되어 있으며, 야채를 섭취하면 결핍증은 일어나지 않는다(250~400mg/day). 만성 설사를 할 경우는 결핍이 일어난다.

② 과다증일 경우는 혈당을 증가시키고, 당뇨가 오기도 하며 혼수상태에 빠뜨리기도 한다.

- 70%=Ca으로 인삼염, 탄산염으로 뼈에 존재
- 30%= 근육, 뇌, 신경, 체액에 존재

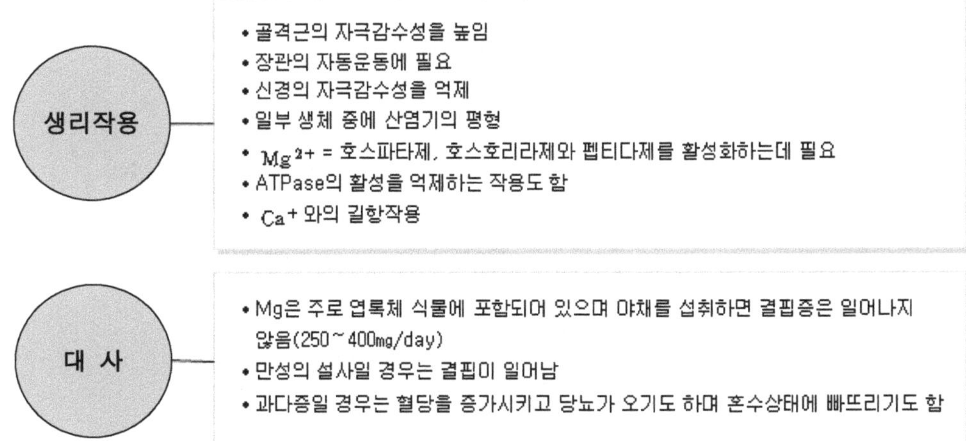

7) S

① 인체에서 적은 양 사용되는 S는 무기 형태로 혈액, 조직에 존재하며 당과 결합하여 연골, 뇌, 뼈 등에 존재한다.

② 비타민 B 비오친의 성분이 되기도 한다(코엔자임 A, 그루타치온의 구성성분).

③ S은 유산염의 호스호아데노신, 호스호썰페이트로 전환되어 해독작용에 쓰이기도 한다.

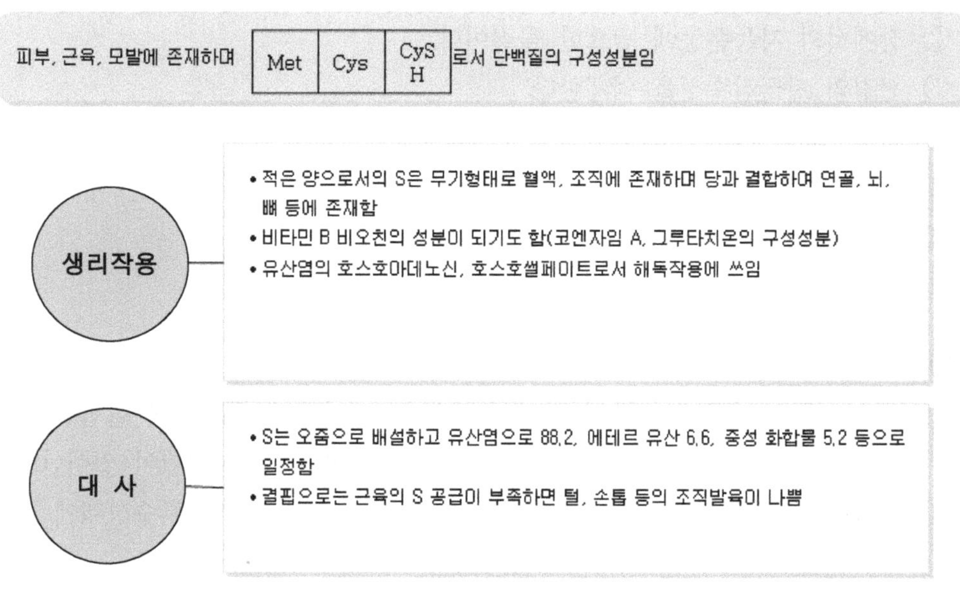

8) Fe

(1) 생리작용

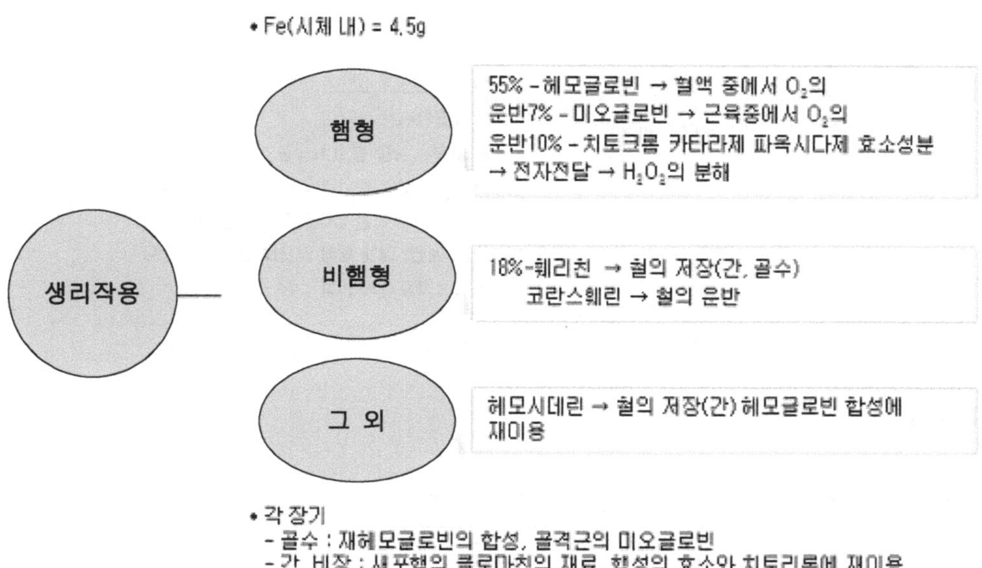

〈비햄형〉

① 18%는 훼리친으로 철의 저장(간, 골수)을 돕는다.
코란스훼린으로 변환하여 철의 운반에 도움을 준다.

② 그 외 헤모시데린은 철의 저장(간), 헤모글로빈 합성에 재이용된다.

(1) 생리작용

① 골수에서는 재헤모글로빈의 합성, 골격근의 미오글로빈 생성에 도움을 준다.

② 간, 비장에서는 새포핵의 클로마친의 재료, 햄성의 효소와 치토크롬에 재이용되기도 한다.

(2) 대 사

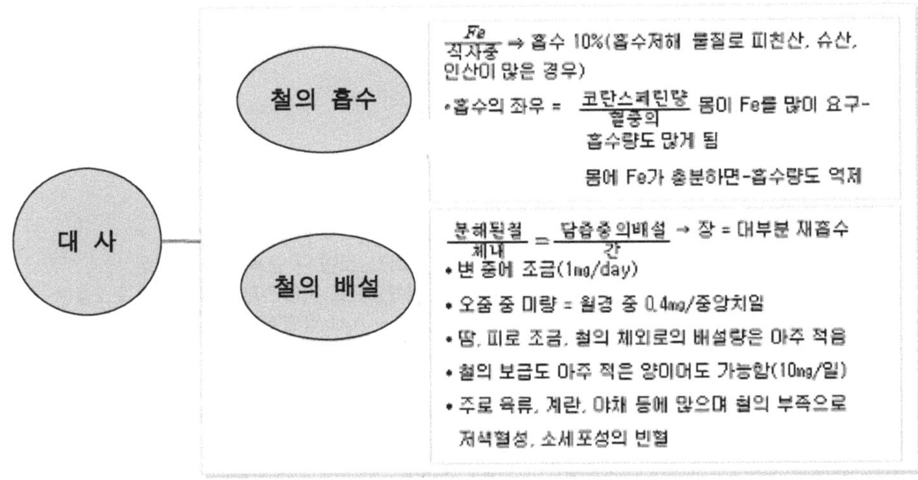

9) Cu

인체의 Cu 총량 100~150mg 간, 신장, 비장 등에 포함

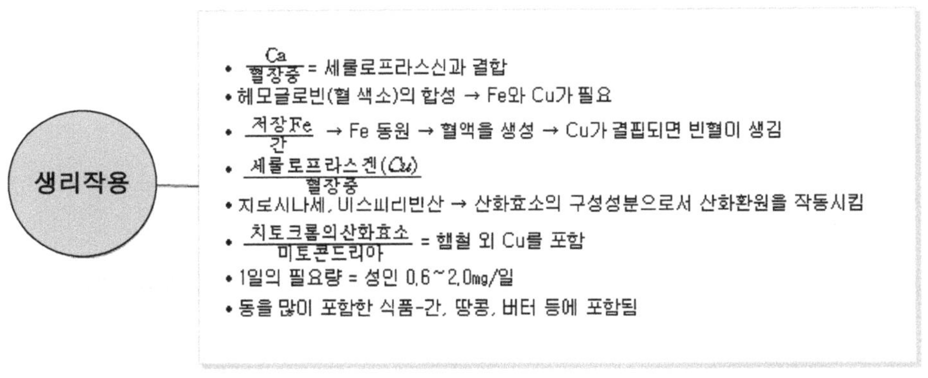

10) F

① CaF_2로 뼈, 이에 존재하고 생리작용으로는 충치예방, 노화에 의한 뼈의 파괴를 방지한다.

② F의 1.3ppm(음료수)이 포함되어 이의 에나멜질 생성을 저해하는 역할을 하기도 한다.

③ F는 0.5~1ppm(적량) 적당량 사용할 경우는 이의 에나멜질 강화를 돕는다.

④ 즉, F는 적당량 미량으로 사용하지 않으면 오히려 해롭다는 사실을 인지해야 된다.

11) Zn(인체 중 2g)

① 인슐린이 Zn과 결합하여 인슐린의 안정화, 작용의 활성화를 돕는다.
② 당뇨병은 Zn의 함량이 정상치의 1/2 이하일 경우 발생할 수도 있다.
③ Zn의 공급 물질은 동물 단백질이 공급원이다. 곡물만의 식사를 먹는 나라 이란, 이집트 등의 국민은 Zn 결핍이 일어난다.
④ Zn이 부족하면
㉠ 성장이 지연된다.
㉡ 성기능 발육 불량을 일으킨다.
㉢ 피부의 거칠음과 식욕부진을 유발한다.
㉣ 정신적 무기력 증상이 일어나기도 한다.
㉤ 전염병에 걸리기 쉽다.
㉥ 소요량 소비 열량은 1,000kcal 당 5～7mg/일 정도이다.

모발, 뼈, 안구 등 탄산탈수소 효소 알콜디히드로키나제
카르복시펩티다제 구성성분 → 알코올 분해→ 수액의 단백질 소화의 효소의 하나

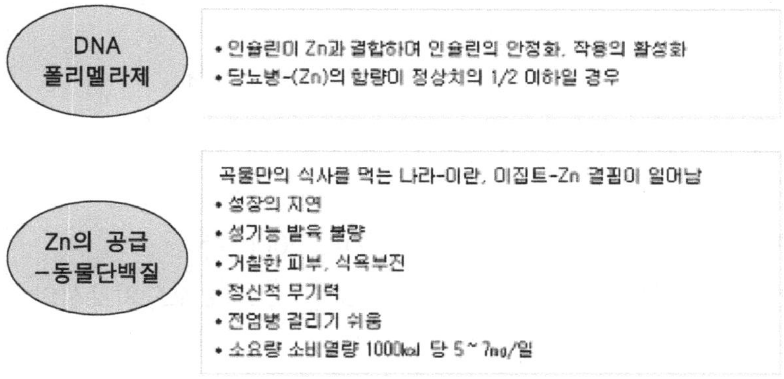

DNA 폴리멜라제
- 인슐린이 Zn과 결합하여 인슐린의 안정화, 작용의 활성화
- 당뇨병-(Zn)의 함량이 정상치의 1/2 이하일 경우

Zn의 공급 -동물단백질
곡물만의 식사를 먹는 나라-이란, 이집트-Zn 결핍이 일어남
- 성장의 지연
- 성기능 발육 불량
- 거칠한 피부, 식욕부진
- 정신적 무기력
- 전염병 걸리기 쉬움
- 소요량 소비열량 1000㎉ 당 5~7㎎/일

12) Mn :

특히 간, 피부, 뼈, 근육에 많다.

성인 70kg 기준 약 20mg

1	효소의 윤활제로서의 일을 하고 아르키나제로 산화적 인산화, 지방산 대사, 콜레스테롤의 합성
2	당 신생에-피르빈산, 카르복시라제의 구성성분 결핍증은 거의 보이지 않음
3	동물 실험에서의 Mn의 결핍으로는 발육이 나쁘고 생식기는 발육하지 않음
4	유화부전-뼈의 위축이 보임(중추신경의 장해)
5	Mn의 과다증 : Mn 광산에서 일한 사람에서 보임 대뇌 내부, 단백질 부족

13) Co

비타민 B_{12}의 구성성분으로 효소의 윤활제로 인슐린의 활성화, 아르키나제의 활성화에 쓰인다.

14) I

인체 중의 요오드는 약 20mg 가지고 있으며, 20mg 중

① 8mg은 갑상선에서 갑상선 호르몬 치로신, 트리요오드치로신의 구성성분으로 기초대사 조절에 사용한다.

② 1.2mg은 혈액 중(PBI)에 존재한다.

③ 그 외는 근피부, 위 등에 존재한다.

④ 결핍증은 거의 없으나 가끔 내륙지방 사람들은 결핍증으로 갑상선 호르몬 부전현상이 일어날 수도 있다.

⑤ 필요량은 50～300μg/d 정도이다.

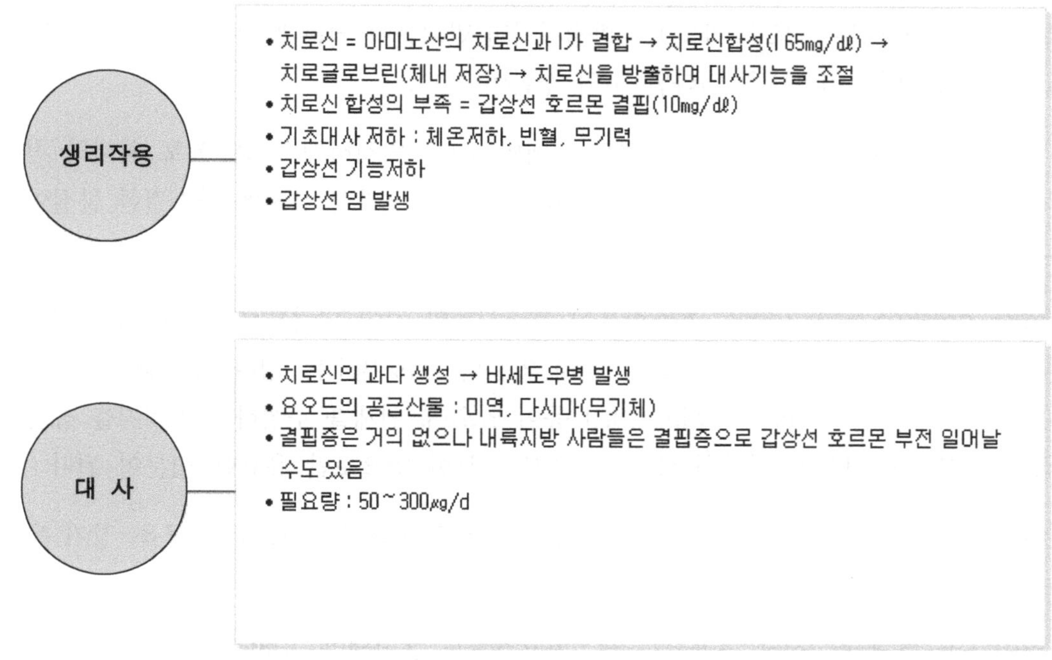

Ⅲ. 학습정리

(1) 당질의 일반식은 $C_n(H_2O)_n$으로 당 또한 가수분해에 의해 당을 생산하는 화합물로 분자 내에 2개 이상의 −OH, 1개의 카르복실기(−CHO 또는 =O)를 가진 화합물로 구성되어 있다.

(2) 글리코겐은 간, 근육에 포함(저장 당질) 또한 글리코겐 과립으로 존재(세포내) 8, 9개의 가지로 분리 수천 개의 글리코스 정보 가지고 있지 않다.

(3) 사람의 몸과 무기질은 다량원소로는 육체 성분의 형성 Ca, P, S, K, Na, Cl, Mg등이 있으며, 미량원소는 생리작용, 효소작용에 영향을 주고 Fe, Cu, F, Zn, Mn, Co, I 등이 있다. 미량원소(troce element)는 ppm 단위에서 유효한 성분이 된다.

(4) 무기질의 역할로 체내에서는 분해되지 않고 뼈, 이 등의 딱딱한 조직의 성분으로 Ca, P, Mg는 뼈, 이에 포함되어 있다. 또한 연한 조직의 성분으로 단백질의 결합 근육, 혈액, 피부 등의 구성성분이 되기도 한다. 피 속의 헤모글로빈 Fe로 작용하고 손톱에서는 S이, 갑상선 호르몬에서는 I가 효소의 성분과 효소반응의 촉진을 유도한다.

(5) 포도당(CHO)으로서 솔비톨은 감 말린 것 하얀 분에 들어 있고, 비타민 C의 합성재료로 쓰이는 말토스(CHO)를 환원시키면 만니톨이 되는데 버섯류, 말린 감, 말린감 등에 많고, 리비톨은 비타민 B_2의 성분이 된다.

(6) Na은 체액 중에 포함되어 세포 내액의 pH를 일정하게 하고, 세포 외액의 침투압을 조절, 수분평형의 조절 Na^+는 신경과 근육의 흥분성 유지에 불가결한 물질이다.

(7) 미량원소는 생리작용, 효소작용에 불소시개와 같이 미량으로 작용하여 직접적으로 에너지 공급과는 별 영향을 끼치지 않는다. 미량원소는 생리작용, 효소작용에 영향을 주고 Fe, Cu, F, Zn, Mn, Co, I 등이 있으며, 인체를 구성하고 에너지를 공급하는 생화학적 반응에 미량원소는 인체에서 충분한 양으로만 유효한 성분이 된다.

(8) K는 체내에서 인산, 단백질과 결합하여 세포 내액에 존재, 주로 근육, 장기 등에 존재한다.

(9) F는 주로 뼈, 이에 존재하고 생리작용으로는 충치예방, 노화에 의한 뼈의 파괴를 방지한다.

제 8 장

우리 생체의 구조와 각 기관별 역할

Ⅰ. 학습목표

1. 세포의 구조
2. 호르몬의 역할

Ⅱ. 학습내용

1. 생체의 구조

1.1 세 포

1) 세포의 구조

세포는 세포막, 원형질, 핵, 핵막, 핵질, 핵소체, 세포질, 미토콘드리아, 골기체, 소포체, 중심체, 리소좀 그 외 구조물질로 되어 있으며, 각 기관의 분리는 농도 균배(질량의 크기)를 이용하여 원심분리에 의해 분리가 가능하다.

2) 세포막

화학조성으로는 대략 protein 44%, lipid 53%(절반 이상은 인지질), sugar 3%로 구조는 인지질 2중층이 protein층에 끼어든 구조로 단위막으로 되어 있으며, 반투과의 성질을 가지고 포식세포 작용을 한다.

3) 세포내 과립

(1) 소포체(미크로솜의 본체)

① 소포체는 조면소포체로 단백질의 합성(리보솜)에 계면소포체로서 지질의 합성, 해독(간), Ca^{2+}의 유송(근) 등이 일어나며, 근 완충작용이 일어난다.

세포의 구조

- 세포막, 원형질, 핵, 핵막, 핵질, 핵소체, 세포질,미토콘드리아, 골기체, 소포체, 중심체, 리소좀 그외 무구조물질로 이루어짐
- 각 기관의 분리 : 농도 균배를 이용하여 원심분리에 의해 가능

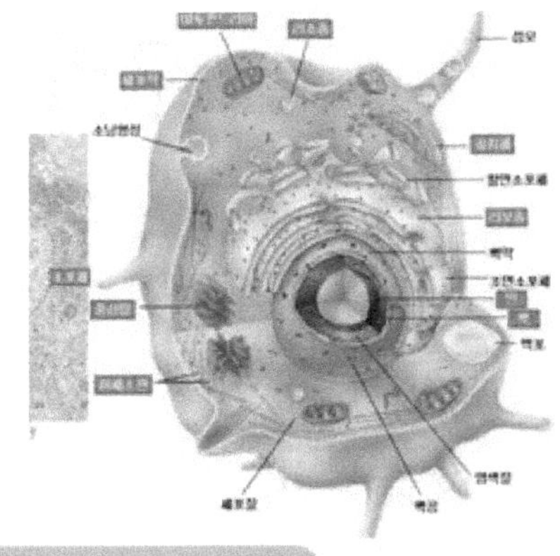

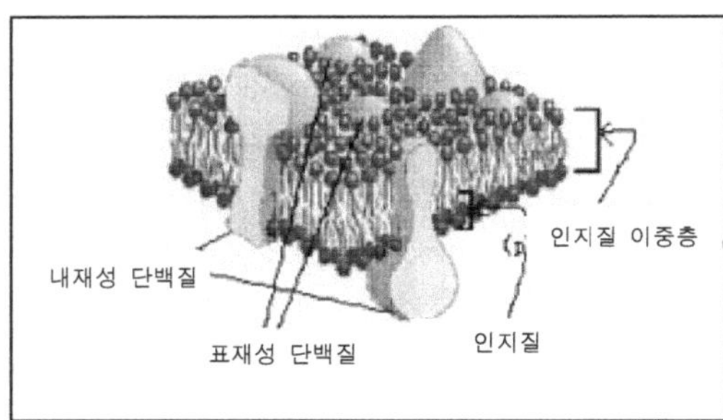

세포의 막

- 화학조성
  _protein 44%
  _lipid 53% (절반 이상은 인지질)
  _sugar 3%
- 구조
  _인지질 2중층이 protein층에 끼어든 구조
- 단위막으로 되어 있음
- 반 투과의 성질을 가지고 포식 세포 작용

② 리보솜은 직경 1.5mm RNA와 결합하여 핵단백을 생성하고, 핵으로부터의 mRNA에서 protein 합성을 돕는다.

(2) 미토콘드리아

① Cristae로 산화적 인산화 효소군 포함으로 ATP 생산이 일어난다.

② Matrix로는 TCA Cycle계의 효소군을 포함하고, fatty acid의 β 산화, AA의 산화에 관여하고 에네르기를 생산하는 장소가 된다.

(3) 중심체는 세포분열의 방향을 결정한다.

(4) 골기체는 점 다당류를 생산한다.

(5) 리소솜(라이소솜)은 형태와 수는 세포의 종류에 의해 다르지만, 일반적으로 핵산 단백질을 가수분해하는 효소군을 포함하고 있다.

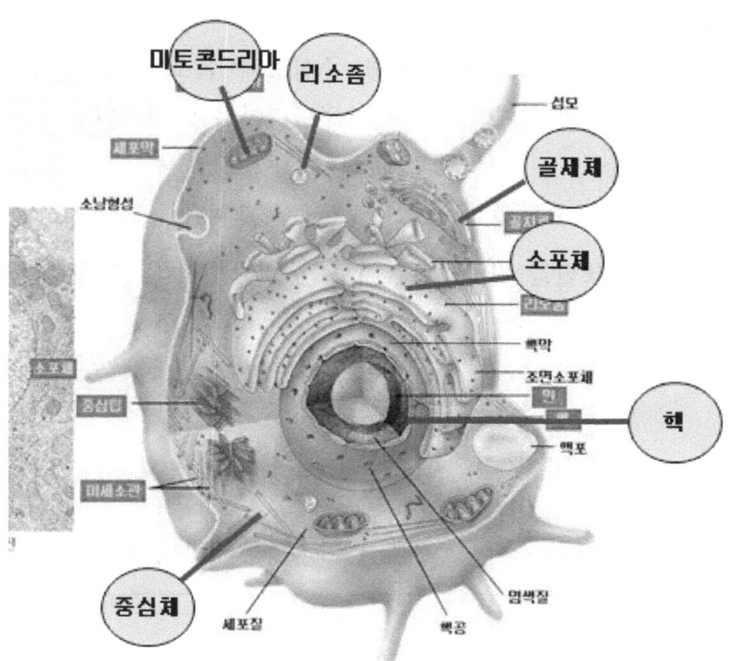

More | Rat 간세포 소기관의 종류와 성상

4) 핵 : 세포에 1개 존재한다. 핵막으로 쌓여 있다.

① 세포분열을 할 때에는 DNA로부터 만들어진 염색체에 의해 유전정보를 전달한다. 염색체 DNA의 유전정보는 mRNA를 통해 핵 외의 리보솜과 전달된다.

② 세포분열 이외에는 불투명, 불규칙한 과립으로 되어 있다.

More | Rat 간세포 소기관의 종류와 성상

소기관	용적또는면적(%)	단백질량(%)	밀도(g/ml)	직경(μm)	표식 효소
전세포	100(5000μm³)	100	1.0	20	–
핵	5~10	15	1.32	5~10	DNA 폴리메라제
골기 장치	1~3	2	1.10	2	글리코트랜스페라제
미토콘드리아	15~20 (1개의 세포에 500~3000)	25	1.20	1	모노아민옥시다제(외막) 치토크롬옥시아제(내막)
리소솜	0.2~0.5	2	1.20	0.5	산성호스파다제
소포체	15(40000μm²)	20	1.15	0.1	글루코스 6호스파다제
형질막	–	2	1.15	–	Na+-K+ ATP아제
페르옥시솜	0.5~1	–	–	0.5	페르옥시다제

③ 핵소체(핵)에서는 RNA의 합성을 돕는다.

④ 세포질은 세포막, 골기장치, 리보솜, 조면소포체, 중심소체, 음소포(마시는), 라이소솜, 계면소포체, 핵소체(인), 핵막, 핵, 미토콘드리아로 되어 있다.

1.2 조 직

(1) 상피조직은 인체의 내외의 표면을 싸고 있다(피부, 점막으로서 얇은 막상구조 많다).

(2) 결합 또는 지지조직 결합조직은 조직과 기관을 결합한 세포간 물질로 조성된다.

(3) 근 조직은 근섬유(근 세포)의 집합체로 수축성이 있다.

(4) 신경조직은 신경세포와 신경섬유로 구성된다.

상피조직	•인체의 내외의 표면을 싸고 있음 •피부, 점막으로서 얇은 막상 구조가 많음 •기능 : 각 기관의 보호, 물질의 흡수, 유송, 분비 •피부, 구공점막: 편평상피 •눈의 창체, 귀의 내면: 입방상피형상에 의한 분류 •공선, 소화선, 료선 : 원주상피
결합 및 지지 조직	•결합조직 : 조직과 기관을 결합한 세포간 물질 세포가 적고 세포간을 채우는 기질이 많으며 섬유질이 많음 섬유 단백질 •콜라겐과 에라스친을 많이 포함 •지지조직 : 뼈와 같이 딱딱하고 일정의 형상을 가지고 몸의 형태를 지지하는 조직 뼈, 연골에는 무기염이 적고 물이 많으며 탄력성을 가짐(콜라겐 포함)
신경조직	
근조직	•신경세포와 신경섬유에 의해 구성 •신경단위(neuron) → 신경세포 + 신경섬유

1.3 대사조절 물질과 작용

1) 뇌와 신경

(1) 신경계

신경계

자극에 대한 피부말초 신경수기로써 중수에 전해져 흥분에 대한 각 기관를 조절

중수신경계

뇌 연골이라고도 하며 말초신경계, 체성신경계, 자율신경계로 이루어져 있음

*각 항목을 클릭해 보세요.

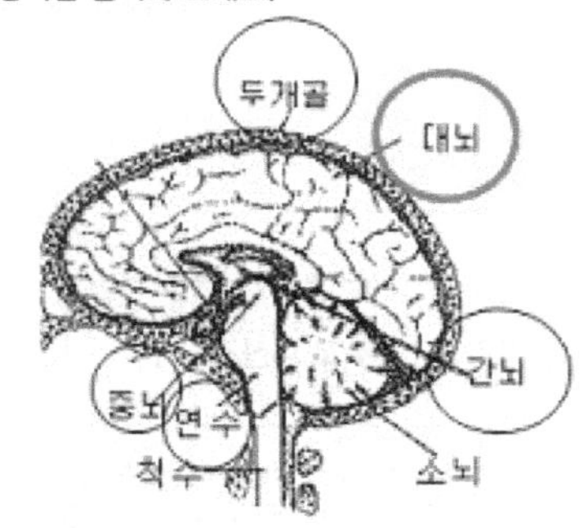

대뇌

•대뇌 피질(단백질)임
•신경세포로부터 운동, 감각, 정신작용 등

① $\frac{\text{자극}}{\text{피부말초신경수기}}$ 에 의해 중수에 전해져 흥분에 의해 각 기관을 조절하는 작용이 있다. 중수신경계는 뇌 연골에 있다.

② 말초신경계, 체성신경계, 자율신경계로 나눈다.

(2) 중수신경

① 대뇌는 대뇌피질(단백질)로 신경세포로부터 운동, 감각, 정신작용 등에 관여한다.

② 대뇌 골수(백질)는 신경조직으로부터 지각, 운동신경의 전달로 역할을 한다.

③ 간뇌는 시말로부터 신경책과 같이 감각을 전달하는 작용을 한다.

④ 시말하부는 자율신경의 중수로 음식물의 섭취, 체온유지, 혈당, 혈압의 조절작용을 한다.

⑤ 소뇌는 신체의 평형을 유지하는 작용을 한다.

⑥ 중뇌는 자율신경의 호흡, 순환, 심뇨 등의 작용을 한다.

⑦ 연수는 상하로 달리는 원주상의 신경조직으로 H자 상태의 단백질로 전근(운동신경) 운동에 작용한다.

⑧ 후근(자각신경) 신경섬유는 전신의 말초신경과 결합한다.

⑨ 백질(신경섬유)은 반사 등의 자율신경의 일부로 뇌와 신체의 말초부를 연결하는 다수의 전달로가 된다.

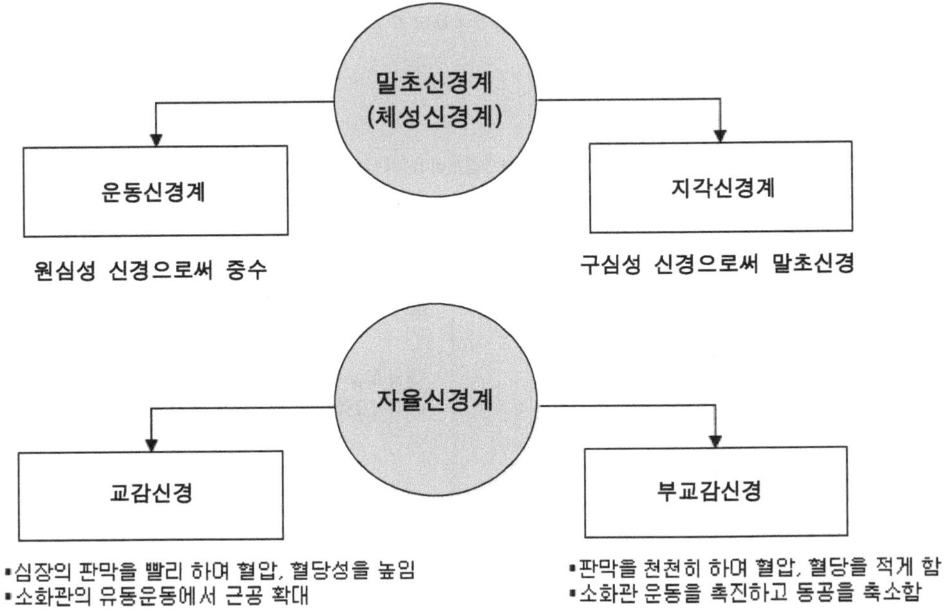

(3) 말초신경

체성신경계, 운동신경계는 원형 구조로 지각신경계는 구심성 구조로 작용한다.

① 자율신경계인 교감신경은 심장의 판막을 빨리하여 혈압, 혈당성을 높인다. 특히 소화관의 유동운동에서 근공을 확대한다.

② 부교감신경은 판막을 천천히 하여 혈압, 혈당을 적게 하고, 소화관 운동을 촉진하고, 동공을 축소한다.

③ 중수는 흥분을 전하는 신경계로 원심성 신경구조로 되어 있다.

④ 말초신경계는 구심성 신경구조로 되어 있다.

(4) 신경의 전달

자극 전달로는 외계로부터 자극이 있으면 인체 발전기에서 전위가 일어난다. 감각은 수기(감각신경에 임팔스 발생)이 인지되면 중수에 전달한다.

① 임팔스는 발현 제어 신경전달 화학물질에 의해(아세칠코린, 히스타민, 노르에피에후린, 히로토닌, 도파민, α-아미노산, 헤리신, 프로스타그란딘) 일어난다.
② 아세칠코린은 신경섬유의 리포단백질과 결합하고 있다. 자극을 받으면 유리막의 투과성에 의해 임팔스를 일으키고 전달한다.

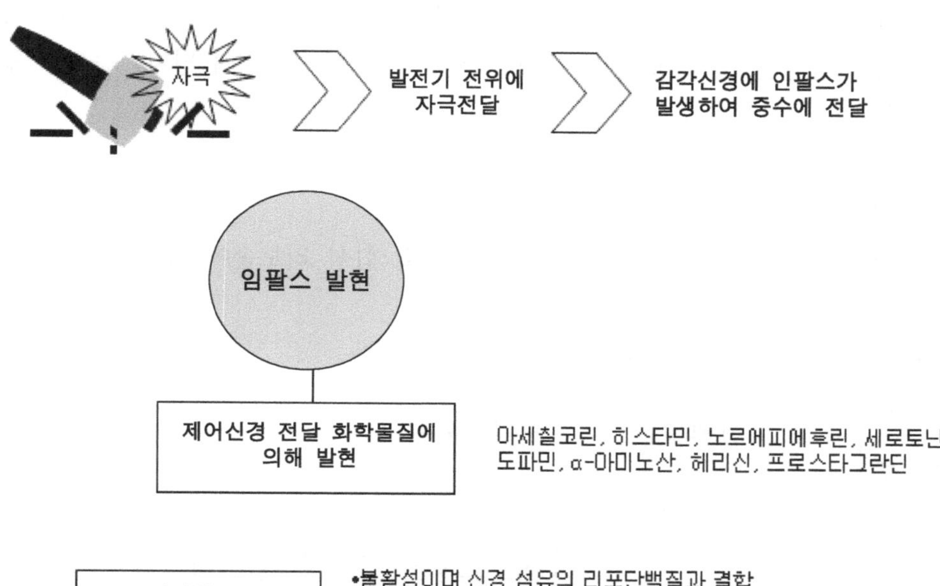

③ 중수 신경계와 말초 신경계로는 뇌선 대뇌피질, 시상, 간뇌, 송과체, 사구체, 중뇌, 대뇌막, 소뇌, 연수, 뇌간, 뇌하수체, 시상하부 등이 있다.

2. 호르몬

2.1 내분비선과 호르몬

생체의 분비선으로 외분비선에서는 오부에 도관을 가진 것(소화액, 땀)과 내분비선으로 도관을 갖지 않고 직접 혈액에 분비하는 그 구조로 되어 있다.

호르몬은

① 미량으로 확실한 생리활성이 있다.
② 혈액에서 신체의 각 기관에 운반한다.
③ 기능을 제어하는 유기화합물로 되어 있다.

(1) 스테로이드 호르몬 : 아르도스테론, 코르게졸(부신피질), 프로게스테론, 에스트라지올(암란), 테스토스테론 등이 있다.

(2) 펩티드 호르몬 : 옥시톡신(뇌하수체 후엽), 부신피질자극 호르몬, 성장호르몬(뇌하수체 전엽), 인슐린, 글라카곤(췌장) 등이 있다.

(3) 아미노산 유도체 호르몬 : 치로신(갑상선), 에피호후린(부신수질), 뇌하수체, 송과선, 부갑상선, 갑상선, 흉선, 부신, 췌장, 난자(여자), 정자(남자) 등으로 구성된다.

<내분비선의 위치>

억제자 호르몬(mRNA 합성), mRNA 효소단백질 합성 리보솜이 있다.

<호르몬과 억제자의 결합과 효소 단백질 합성 모형>

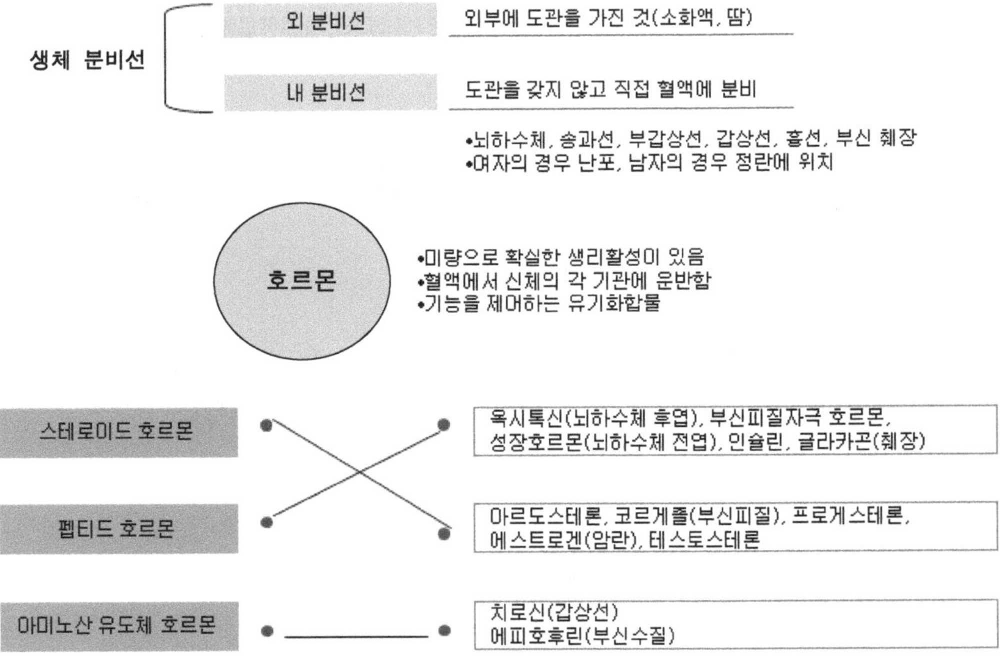

2.2 호르몬의 작용 기강

(1) 호르몬이 세포에 작용하여 세포의 구성성분과 막구조 등의 입체구조를 변화할 수 있다.

(2) 호르몬이 세포내에 들어가 DNA에 작용하여 RNA의 합성을 촉진한다.

(3) 호르몬이 막 표면의 수용체와 결합하여 막 내면에 있는 아데닐사이크라제를 활성화 시키는 것에 따라 세포내에서 ATP보다 사이클 AMP를 합성하고 세포내의 대사를 억제한다.

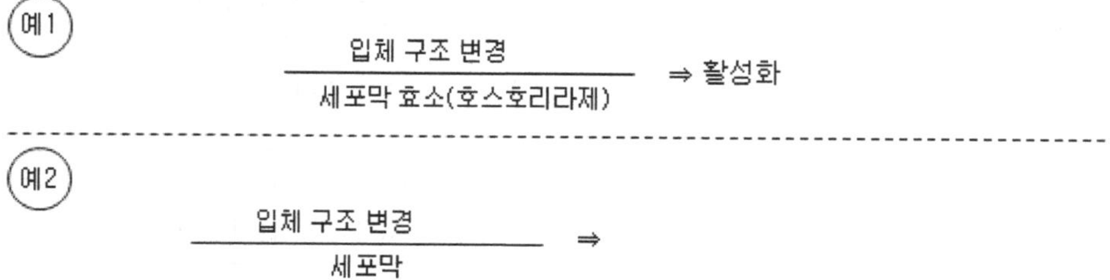

(2) 호르몬이 세포내에 들어가 DNA에 작용하여 RNA의 합성을 촉진

$\frac{\text{DNA}}{\text{염색체}}$ = 통상은 억제에 의한 저지할 수 없는 상태가 됨

(3) 호르몬이 막 표면의 수용체와 결합하여 막 내면에 있는 아데닐사이크라제를 활성화 시키는 것에 따라 세포내에서 ATP보다 사이클 AMP를 합성하고 세포내의 대사를 억제하는 방법

2.3 뇌하수체 호르몬

[보기]

뇌하수체 호르몬	갑상선 호르몬	생식선 호르몬	부신 피질 호르몬
부신 수질 호르몬	부갑상선 호르몬	췌장 호르몬	소화관 호르몬

(1) 전엽 호르몬

호르몬명	작용기관	생리작용
성장호르몬(STH) Somatotraphin Hormone	근, 골격, 간 신장	단백질 합성, • 과분비 성장대사촉진 : 조아-거인증 성인-신체의 말단부 비대 • 분비부족 = 소아, 난장이증
갑상성자극호르몬(TSH) thyroid-stimulating hormone	갑상선	갑상선 호르몬 분비촉진
부신피질자극호르몬(ACTH) Adreno corticotropic hormone	부신 피질	부신피질호르몬 분비촉진 : 부상, 한냉자극 스트레스 ACTH의 분비증가, 감각
성선자극호르몬 (gonadotropin) 앙포자극호르몬(FSH) follicle stimulating hormone	앙포, 정세관	♀ 앙포 호르몬 분비촉진 ♂ 정자 형성촉진
황체형성호르몬(LH) luteinizing hormone	황체, 간질세포	♀ 황체 형성촉진 ♂ 황제 남성호르몬 분비촉진
황제자극호르몬(LTH) luteotropic hormone	유선 황체	황체호르몬 유선 분비촉진

(2) 중엽 호르몬(melanocyte-stimulationg-hormone)

멜라닌 세포자극 호르몬(MSH)을 분비하여 색소세포, 피부색소의 침착을 촉진한다.

(3) 후엽 호르몬

Oxytocin은 자궁을 수축시키고 진통을 촉진, 유선분비를 촉진한다. Vasopressin은 말초 혈관을 수축하여 혈압을 높이고 신장에서 물의 재흡수를 촉진한다(항제뇨작용).

2.4 갑상선 호르몬

Thyroxin은 Triiddothyronine에서 갑상선 내에서 합성되고, 치로글로부린으로 저장한다. 혈중에 방출 가수분해 하여 뇌하수체의 갑상선 자극호르몬으로 작용한다.

① 생리작용으로는 기초대사를 높이고, 단백질 합성을 돕는다.

② 부족할 경우 기초대사의 저하, 유방암 등 점액암을 유발하기도 한다. 특히 소아에서는 체격, 지능저하(크레친병)에 관여한다.

③ 과다대사에 의해 갑상선의 비대현상이 일어나 안구 돌출(파세도우병) 현상이 일어나기도 한다.

뇌하수체 호르몬

중엽 호르몬

- 멜라닌 세포자극 호르몬(MSH)만이 분비 : 색소세포, 피부색소의 침착을 촉진함
- melanocyte-stimulationg-hormone

후엽 호르몬

- oxytocin : 자궁을 수축시키고 진통을 촉진, 유선분비를 촉진
- vasopressin : 말초 혈관을 수축하여 혈압을 높이고 신장에서 물의 재흡수를 촉진(항이뇨작용)

갑상선 호르몬

- 갑상선 내에서 합성 -> 치로글로부린으로 저장
- 혈중에 방출 - 가수분해
- 생리작용 : 기초대사를 높이고, 단백질 합성을 도움

- 부족시 : 기초대사의 저하
  유방암 등 점액암 발생
  소아의 경우 체격, 지능저하(크레아친병)
- 과다시 : 갑상선의 비대
  안구 돌출(파세도우시병)

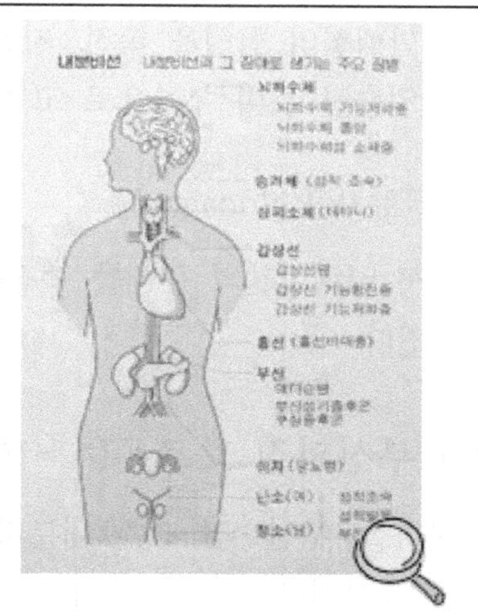

2.5 부갑상선 호르몬(상피소체, Parathormone)

생리작용으로는 뼈에서 Ca를 동원하여 혈액 중의 Ca 농도를 일정하게 보유하고, 신장에서의 인 배설을 증가시켜 준다.

2.6 췌장 호르몬

췌장은 췌액을 분비하는 소화선 호르몬을 분비하는 내분비선으로, 란겔한스섬에서 섬형태의 세세포군 100만 개 / 췌장에 2.5g 존재한다.
α-세포액 분비호르몬에서는 글루카곤을 생성한다.
β-세포액 분비호르몬에서는 인슐린을 생성한다.

(1) 인슐린(inculin)

인슐린이 췌장으로부터 분비 시는 프로인슐린(불활성) 트립신 과정을 거쳐 활성화 인슐린이 된다.

생리작용은

① 혈당에서는 글리코겐의 합성 촉진(간, 근육)을 돕는다.
② 포도당의 세포막 투과성을 좋게 하고 각 조직에서의 포도당 산화를 돕는다.
③ 단백질의 합성을 촉진, 지방의 산화와 아미노산으로부터 당신생을 억제한다.
④ 인슐린 분비 부족으로 고혈당치 된다(당뇨병).

(2) 글로카곤(glucagon)

간에서 글리코겐의 분해를 촉진하고, 혈당치를 높인다. 당신생과 지방산의 합성을 저하시킨다.

2.7 부신피질 호르몬(4～10g)

부신피질, 부신수질 각기 내분비선으로 독립된 외층은 구형대로, 중층은 속상대로, 내층은 망상대로 구성된 스테로이드 호르몬으로 되어 있다.

분 류	피질의 합성층	생리작용	대표 호르몬
코르치고이드	외 층	물, 무기질의 대사	마르도스테론
글루코콜치고이드	중 층	단백질 당질의 대사	코치졸
성호르몬	내 층	남성호르몬 작용	디히드로에피 안드로스테론

(1) 생리작용

① 신장에서는 뇨세관의 Na^+ 재흡수를 촉진시키고, K^+의 배출을 막는다.

② 단백질의 분해, 간에서의 당신생을 촉진, 담즙 억제작용에 관여한다.

부갑상선 호르몬

상피소체 parathormone

•생리작용 : 뼈에서 Ca를 동원하여 혈액 중의 Ca 농도를 일정하게 보유
신장에서의 인 배설을 증가시켜 줌

췌장 호르몬

췌장 : 췌액을 분비하는 소화선 호르몬을 분비하는 내분비선 공존

•란겔 한스섬
•섬형태의 세세포군 100만개/췌장에 2.5g

인슐린

글루카곤

• α-세포액 분비호르몬
▪작용 간 글리코겐의 분해를 촉진하고, 혈당치를 높임
▪당신생과 지방산의 합성을 저하시킴

2.8 부신수질 호르몬(Epine phrin cadrendin)

(1) 생리작용

① 말초 혈관을 수축하며, 혈압 상승에 관여한다.

② 간 글리코겐의 분해를 증가시키고, 혈당치를 높인다.

③ 체지방을 분해하고, 지방산을 유리한다.

부신 피질 호르몬

•부신피질 부신수질 각기 내분비선으로 독립
외층 : 구형대
중층 : 속상대
내층 : 망상대스테로이드 호르몬

분 류	피질의 합성층	생리작용	대표 호르몬
코르치노이드	외층	물, 무기질의 대사	마르도스테론
글루코치고이드	중층	단백질 당질의 대사	코치롤
성호르몬	내층	남성호르몬 작용	디히드로에피 안드로 스테론

•생리작용 : 신장은 뇨세관의 재흡수 촉진
단백질의 분해, 간에서의 당신생 촉진 - 담즙억제 작용

부신 수질 호르몬

•생리작용 : 말초 혈관을 수축하며 혈압 상승
간 글리코겐의 분해를 증가시키고 혈당치를 높임
체지방을 분해하고 지방산 유리

2.9 생식선 호르몬

남자는 정낭에서, 여자는 암란으로부터 분비되는 호르몬으로 스테로이드 호르몬(전엽의 성선자극 호르몬에 의해 분비 촉진)에 속한다.

1) 남성 호르몬

$\frac{\text{정과간질세포}}{\text{정낭내}}$ 로부터 testosterone을 분비한다.

그 외 안도로스테론, 디히드로 에피안드로스테론 등이 있다.

생리작용으로는

① 남성의 제2차 성징을 발현하며, 생기의 발달에 도움을 준다.

② 체단백질의 생합성 축척을 한다.

2) 여성 호르몬

암란으로부터 분해되어진 여성 호르몬

(1) 암포 호르몬

성숙한 암포에서 만들어짐 태벽과 부신피질에서도 만들어진다. 여성의 성기와 유방을 발달시킨다. 지방을 축적하여 성주기를 조절한다.

(2) 황체 호르몬(progesterone)

전엽의 황체형성 호르몬, 황제자극 호르몬으로부터 분비촉진 수정란과 자궁 내에 착안되고, 자궁 내에서 발육할 수 있도록 자궁막의 증식을 일으킨다. 기초대사를 높이고 유선을 발달시킨다.

생식선 호르몬

남성 호르몬

- 정낭으로부터 분비되는 호르몬 $\frac{\text{정과 간질세포}}{\text{정낭내}}$
- 생리작용 : 남성의 제2차 성징을 발현하며, 생기의 발달에 도움을 줌
  체단백질의 생합성 축척을 함

여성 호르몬

소화관 호르몬

- 가스트린 : 위 단면부 점막에 존재 위 분비선을 자극하며 위액분비 촉진
- 세크레틴 : 십이지장, 저막으로부터 분비, 췌액, 담즙의 분비를 촉진
- 코레시커닌 : 소장 점막으로부터 분비

2.10 소화관 호르몬

(1) 가스트린은 위 단면부 점막에 존재하여 위 분비선을 자극하여 위액분비를 촉진시킨다.
(2) 세크레친은 십이지장에서 췌액, 담즙의 분비를 촉진시킨다.
(3) 코레시커닌은 소장 점막으로부터 분비된다.

2.11 그 외 호르몬

(1) 송과선에 의한 멜라닌 분해는 생식선의 발육을 억제, 멜라닌 색소세포의 작용에 의해 담색화시킨다.
(2) 흉선에 의한 사이모신 분비는 림파절에 작용하여 린파구의 형성을 촉진하고 소아의 면역성 높인다. 귀밑선에서 파로친을 분비하고 골격의 탄화를 촉진하여 혈액 중의 Ca 농도를 저하시킨다.

Ⅲ. 학습정리

(1) 세포는 세포막, 원형질, 핵, 핵막, 핵질, 핵소체, 세포질, 미토콘드리아, 골기체, 소포체, 중심체, 리소좀 그 외 구조물질로 되어 있으며 각 기관의 분리는 농도 균배를 이용하여 원심분리에 의해 분리가 가능하다.

(2) 상피조직은 인체의 내외의 표면을 싸고 있으며 피부, 점막으로서 얇은 막상구조로 되어 있다. 각 기관의 보호, 물질의 흡수, 유송, 분비를 돕는다.

(3) 신경의 전달은 자극 전달을 받아 외계로부터 자극 있으면 발전기 전위 일어나 감각 수기(감각 신경에 임팔스 발생) 중수에 전달하여 임팔스를 발현하고 제어 신경 전달물질에 의해(아세칠코린, 히스타민, 노르에피에후린, 히로토닌, 도파민, α-아미노산, 헤리신, 프로스타그란딘) 전달된다.

(4) 췌장 호르몬은 췌액을 분비하는 소화선 호르몬을 분비하는 내분비선 공존. 란겔 한스섬으로 인슐린(inculin)을 췌장으로부터 분비하고 프로인슐린(불활성) 트립신을 활성화 시킨다. 생리작용은 혈당속의 글리코겐의 합성촉진(간, 근육) 포도당의 세포막 투과성을 좋게 하고, 각 조직에서의 포도당 산화를 돕는다.

(5) 소화관 호르몬으로는 가스트린은 위 단면부 점막에 존재 위 분비선을 자극하여 위액분비를 촉진하고, 세크레틴은 십이지장, 점막으로부터 분비, 췌액, 담즙의 분

비를 촉진시키며, 코레시커닌은 소장 점막으로부터 분비된다.

(6) 중수 신경에서 대뇌는 신경세포로부터 운동, 감각, 정신작용에 대뇌 골수(백질)는 지각, 운동신경의 전달로 간뇌는 자율신경계의 중수로 음식물의 섭취, 체온유지, 혈당, 혈압의 조절 소뇌는 신체의 평형을 유지하는 중수 중뇌, 연수는 자율신경의 호흡, 순환, 심뇨 등의 중수이다.

(7) 호르몬은 미량으로 확실한 생리활성이 있으며, 혈액에서 신체의 각 기관에 운반하고 기능을 제어하는 유기화합물로 작용한다.

(8) 핵은 세포에 1개 있고, 세포분열을 할 때에는 DNA로부터 만들어진 염색체에 의해 유전정보를 전달하여 염색체 DNA의 유전정보를 가지고 있다.

제 9 장

우리 인체의 효소작용과 보효소로서의 비타민

Ⅰ. 학습목표

1. 무기질의 역할
2. 효소의 작용
3. 보효소와 비타민제
4. 비타민제는 섭취가 타이밍이다.

Ⅱ. 학습내용

1. 무기질(mineral)

1.1 사람의 몸과 무기질

(1) Macro-element(다량원소)는 육체 성분을 형성하는 Ca, P, S, K, Na, Cl, Mg 등이 있다.

(2) Micro-element(미량원소)는 생리작용, 효소작용에 영향을 끼치고 Fe, Cu, F, Zn, Mn, Co, I 등이 있으며, 미량원소는 인체에서 ppm 단위에서도 유효하다.

(3) 무기질로서 생리적으로 확실하지 않는 것은 Al, Mo, Ni, B, Se(vitamin E), Cd, Hg, Pb, Cr 등이 있으며, 사람의 육체 기능에 장해를 주기도 한다. 특히 공해 문제에 영향을 끼친다.

2. 효 소

2.1 촉매와 효소

(1) 촉매작용은 반응의 전후를 통해 그것 자신이 변화하지 않고 화학반응을 변화시키는 작용을 하는 물질로 무기염, 금속에 많다.

(2) 효 소

① 생체 내에서 촉매로 작용한다.

② 단백질에서 만들어진다.

③ 무기촉매보다도 활성화 에네르기가 적게 반응을 진전시킨다.

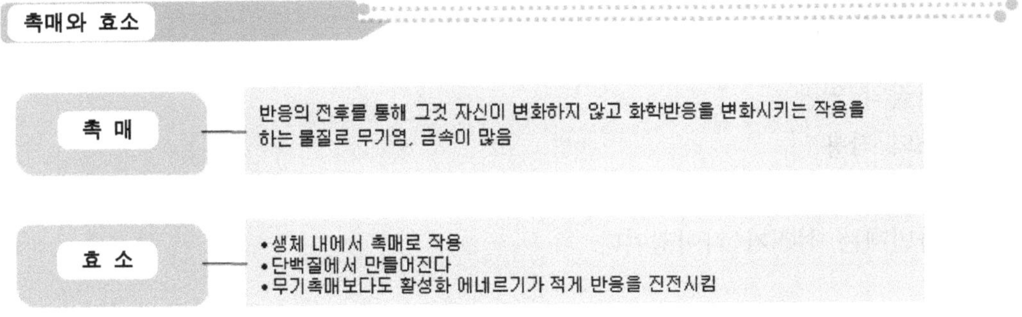

2.2 효소반응의 저해

E ← 활성(activator)(Ma^{2+})과 E + S 저해제(inhibitor)로 작용한다.

(1) 길항적 저해로는 저해분자가 효소의 활성부분에 결합하는 것에 의해 기질이 효소와 결합한다는 의미를 말한다.

예) 고학산, 탈수소효소, 후말산, 마론산

(2) 비길항적 저해는 효소의 활성 중심에 기질 결합 부위와 다른 부분에 저해제가 결합하여 효소반응을 저해하는 방법을 말한다.

예) SH 효소(파파인)은 중금속에서 비길항적 저해를 받는다.

E ← 활성 activator(Mg^{2+})
E + S 저해제 inhibitor

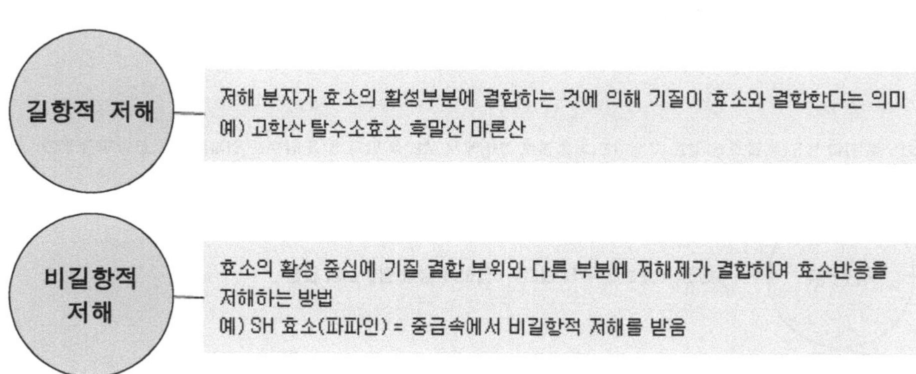

각 반응에 있어서의 활성화 에네르기

반 응	촉 매	활성화 에네르기(cal/mol)
H_2O_2의 분해	백금 콜로이드 카타라제	11,700/2,000
카제인의 가수분해	H^+(산 가수분해) 트립신	20,600/12,000
쇼당의 가수분해	H^+(산 가수분해) 사카라제	25,600/10,00

2.3 보효소와 비타민

1) 보효소의 종류와 역사

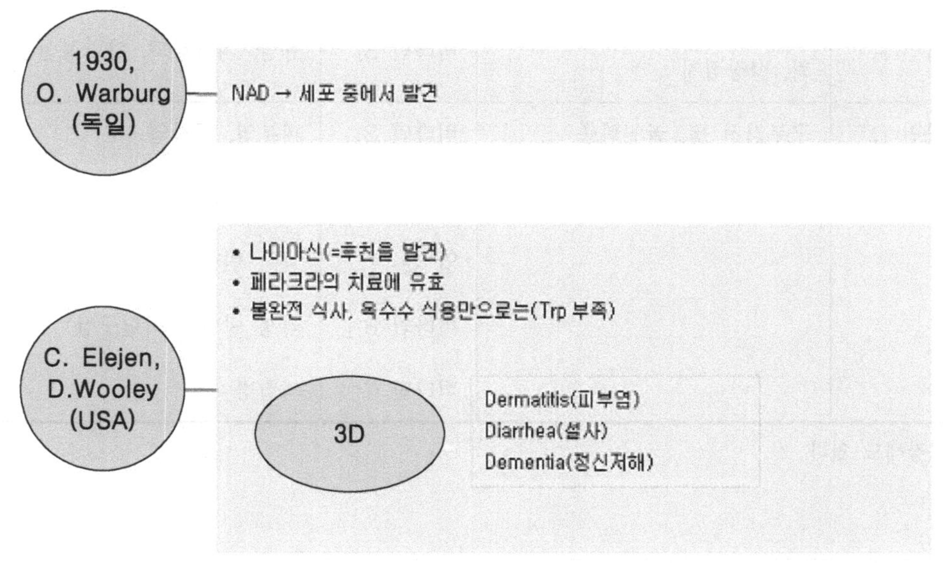

2) 비타민

(1) 비타민은 미량으로 사람 또는 동물의 영양을 지배하는 유기물로 체내에서 생합성 되지 않기 때문에 외부로부터 섭취해야만 한다.

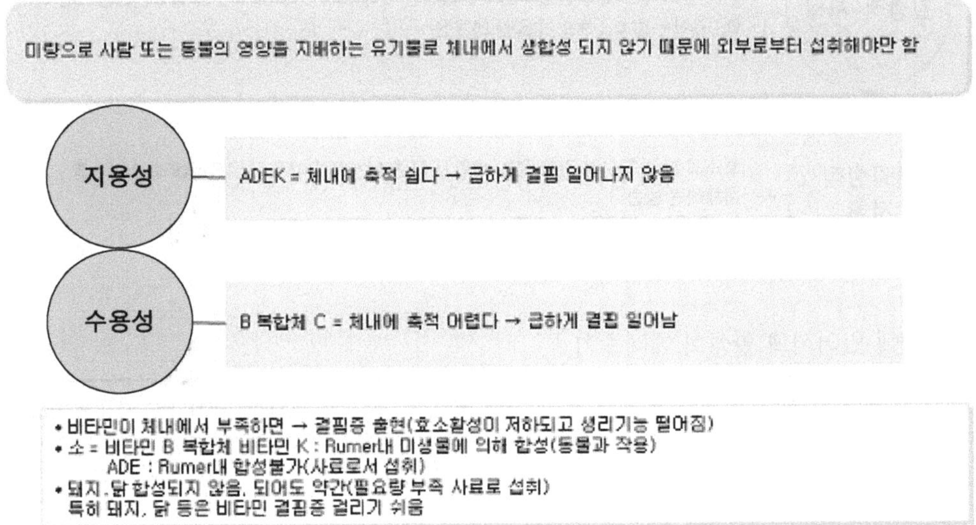

각종 비타민의 결핍증

지용성 비타민		수용성 비타민	
비타민 A*	야맹증, 각막건조증, 저항력감퇴, 성장정지	비타민 B_1	유암, 식욕감퇴, 다발성신경염
비타민 D*	구부러진 병, 골연화증	비타민 B_2	피부염, 구각염
		나이아신	페라구라, 위장장해
		엽 산	악성 빈혈(대적혈구성)
		비타민 B_{12}	악성 빈혈(대적혈구상)
		비타민 C	괴혈병

*과다장해도 있다.

보효소의 종류

효소 구분	보효소	관련 비타민	전달 그룹
산화환원 효소의 보효소	NAD(니코친아미드아데닌 디뉴크레오티드)	니코친산 아미드	수소
	NADP(니코친아미드아데닌 디뉴크레오티드인산)	니코친산 아미드	수소
	FMN(후라빈모노 뉴크레오티드)	비타민 B_2	수소
	FAD(후라빈아데닌 디뉴크레오티드)	비타민 B_2	수소
	치토크롬 C	-	전자
	CoQ(유비키논)	-	수소
	리포산		소수, 아실기
전이효소의 보효소	ATP(아데노신 3인산)		인산잔기
	UDP(우라진 2인산)		당, 우론산잔기
	CDP(사치진 2인산)		인산코린
	S-아데노실 메치오닌(활성메치오닌)		메칠기
	CoA(코엔자임 A)	판토텐산	아세칠기, 아실기
	CoF(데一라히드로 엽산, FH4)	엽산	홀밀기
	TPP(치아민피로인산)	비타민 B_1	C_2-알데히드기
	비오친	비오친	카르복실기
	PAlP(피리독살 인산)	비타민 B_6	아미노기
이성화효소 해리효소의 보효소	UDP(우리진 2인산)		당이성화 반응
	PALP(피리도끼살 인산)	비타민 B_6	탈탄산 반응
	TPP(치아민피로 인산)	비타민 B_1	탈탄산 반응
	CoB12(코엔자임 B12)	비타민 B_{12}	카르복실화 반응

3. 지용성 비타민

3.1 비타민 A

- 동물성 식품에는 장어에 많이 함유 되어 있음
- 식물성 식품에는 provitaminA (인삼) - 그것 자신은 비타민 A 활성은 없지만 체내에서 비타민 A가 변화한 것

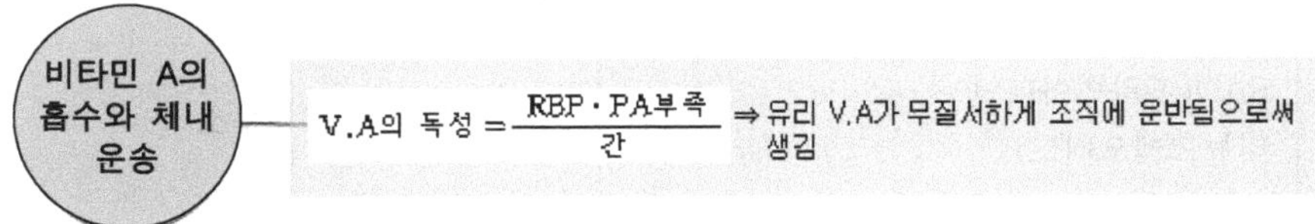

〈비타민 A의 생리작용〉

① 성장 촉진작용이 있다.

② 상피세포의 분화(정상화)를 유도한다.

비타민 A가 부족하면

(1) 시각작용의 이상으로 각막의 각질화가 되어 명암조화 저하현상을 초래한다. 야맹증과 각막 건조증, 각막 연화증(색맹)을 일으키기도 한다.

(2) 감염작용에 의해 피부의 각질화(상피세포 각질화)가 일어난다.

(3) 암 제어작용에 있어서 세균에 의한 저항력 감소(간염결핵증, 중이염 등) 현상이 일어난다. 상피의 각질화에 의해 상처가 나기 쉽다(암 유발 가능성)

(4) 비타민 A에 의한 시각작용

① 야맹증의 개선을 위해 레치놀 투여 레치노인산을 사용한다.

② 피부, 점막의 상피세포의 각질화 예방으로 레치놀 레치노인산을 사용한다.

(5) 비타민 A와 암

① 암에 저항력 있는 비타민은 A. C, E가 있다.

② 비타민 A가 부족하면 암에 걸리기 쉽다. 초기 암은 비타민 A 투여에 의해 축소 소실되며, 암 치료의 무기로 쓰일 가능성이 크다.

(6) 비타민 A 투여가 왜 암 예방치료에 유효한가?

① 세포는 점막과 점액에 의해 보호되는데, 즉 콘드로이친 유산의 생합성에 의해 보호되며, 이 생합성에는 비타민 A가 필요, 비타민 A가 충분하면 점막의 표면

은 보호되지만, 부족하면 상피세포가 수축, 그 결과 세포가 상처 입어서 암 상태로 된다.

$$V.A = \frac{RBP}{체내}$$

RBP는 간암이 되는 단백질을 상호간에 배제하는 관계 역할을 한다.

(7) 비타민 A의 섭취를 초과할 경우 부작용의 걱정은 있는가?

성인의 소요량은 2,000 Iu/day이다. 비타민 A를 섭취 초과하면 이용되지 않은 비타민 A가 간에 축적되어 부작용 과다증으로 아래와 같은 현상이 일어난다.

① 식욕부진, 두통, 구토
② 간지러움, 탈모
③ 입속이 허물어짐, 다리뼈 통증
④ 신경과민

1일에 30만~40만 Iu는 급성 과다증
1일에 5만~7만 Iu 1개월이상 계속되면 과다증을 유발한다.
임산부가 비타민 A가 과다증이면 이상 분만을 할 수도 있다.

비타민 A의 상대적 생리활성(Rat의 성장)

	전 trans	9-cis	13-cis
레치놀	100	22	75~85
레치날	91	19	93
레치노인산	100, 128	10	24
3-디히드로 레치놀	40, 51	14	35
β-카로친	50	19	27

3.2 비타민 D(calciferol)

1) 성 질

(1) 기름에 잘 녹는다.
(2) 공기에 산화되기 쉽다.
(3) 효과가 강하고 양적으로 많은 것은 비타민 D_2, D_3이다.
(4) 비타민 D의 포유동물에 유효한 것은 비타민 D_2, D_3이다. 조류는 비타민 D_3만

이 유효하다.

(5) 비타민 D_3는 0.025㎍(1u) 정도 필요하다.

(6) 비타민 D의 공급원으로는 동물성 식품(꽁치, 고등어)에 많으며, 특히 비타민 D_3를 직접 많이 섭취 방법은

① 프로비타민 D_2(식물)(ergesterol)는 자외선에서 비타민 D_2를 얻는다.

② 프로비타민 D_3(동물피부)(7-dehydrocholesterol)는 자외선에서 비타민 D_3를 얻는다.

③ 과다증에 의해서 식욕부진, 기분 나쁨, 체중 감소, 신장벽에 Ca 침착 등의 이상증후군을 야기시키고, 첨가식품으로부터의 섭취과다 원인을 들 수 있다.

지용성 비타민의 기능과 생리작용

비타민	화학명	기능, 생리작용	결핍증	많이 포함된 식품
비타민 A 포토비타민 A	레치놀(레치놀, 레치노인산 카로친	시각작용 피부, 점막정상화	야맹증, 각막건조증, 점막피부의 각화 성장억제, 암발생	돼지고기, 소간, 장어, 당근, 시금치
비타민 D 비타민 D_3 비타민 D_2 프로비타민 D_3 프로비타민 D_2	 콜레칼씨훼롤 에르고칼씨훼롤 디히드로콜레스테롤 에르고스테롤	칼슘대사 장관으로의 흡수촉진 신뇨세관에서의 재흡수 뼈로부터의 동원작용 뼈형성 촉진	구루병, 골연화증, 뼈, 이의 발육부진	어패류, 돼지소고기
비타민 E	토코페롤	항산화작용 과산화지질 산생저지 발암발생 물질저지 막의 안정화작용	불임증, 노화	두부, 식물유
비타민 K	훼로키논	혈액응고인자(프로트론빈 등)의 합성	혈액응고 장해	녹황색 야채, 돼지, 소고기
비타민 F	리놀산 리놀인산 리놀레인산 아라키돈산	지질대사(에네르기원, 콜레스테롤 저하작용) 프로스타그린딘의 소제	피부염, 성장정지, 노화	콩, 옥수수, 식물유

성 질

비타민 D의 활성

비타민 D와 병

- 기름에 잘 녹음
- 공기에 산화되기 쉬움
- 효과가 강하고 양적으로 많은 것은 D_2, D_3
- V.D의 유효 사람 포유동물 D_2= D_3
- 새류 D_3만이 유효
- V.D_3의 0.025㎍(1u)
- V.D의 공급원 .동물성 식품(꽁치, 고등어) = D_3 많이 직접 섭취
  .프로비타민 D_2(식물) ergesterol 자외선 V.D_2
  .프로비타민 D_3(동물피부) 7-dehydrocholesterol 자외선 V.D_2

성 질

비타민 D의 활성

비타민 D와 병

$\frac{흡수}{소장}$ V.D(D_2, D_6)D_3··· $\frac{D_3-25-히드로기시라제}{간}$

- 25 히드로기시 비타민 D_3(25-(OH)-D_3)
- D_3-노히드로기시라제 신장 1-25-디히드로기시 비타민 D_3
- (1-25$(OH)_2$-D_3) 활성물질
- 활성형 V.D의 세포에 있어서의 작용기강
  Ca, 특수 단백질과 결합 = Ca BPa 생성에 활성 V.D가 존재
- 활성형 V.D의 작용 부위와 생리작용

소장으로부터의 Ca, P의 흡수를 촉진함

↓

뼈로부터 Ca의 동원

↓

신장 세관에서 Ca, P의 재흡수 촉진

↓

뼈 생성의 촉진

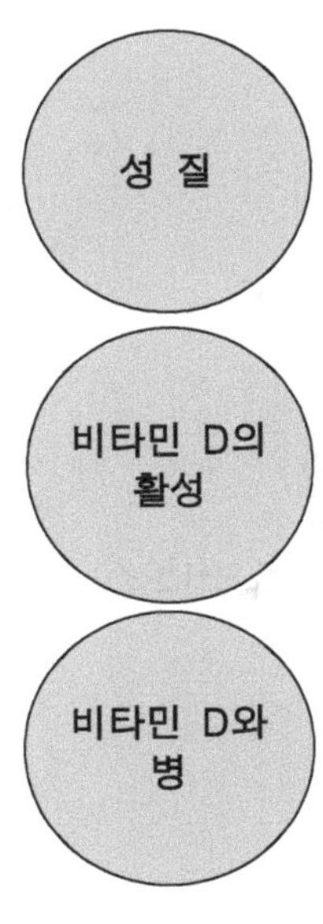

- V.D 결핍증의 원인
.V.D의 섭취 부족
.장관으로부터의 V.D의 흡수부전 = 영양적으로 V.D 부족
.프로비타민 D의 V.D에의 무환부전
.신장 장애에 의한 V.D의 활성화 부전
.조직에서의 활성형 V.D에 대한 반응성의 저하

- 장기적으로 V.D의 부족은 적음
- 만성신부전 환자 .혈액 투석에서 장기성 가능
  .신장에서의 V.D 활성화 되지 않음

- 소요량 = 성인 100/u/day (임신, 투유기는 통상의 4배양 필요)
- 과다증 : 식욕부진, 기분 나쁨, 체중감소, 신장 벽에 Ca 침착, V제 첨가식품으로부터의 섭취과다 원인

3.3 비타민 E(tocopherol)

LDL 콜레스테롤 운반 HDL 콜레스테롤의 돌려주는 운반
콜레스테롤 혈관 콜레스테롤의 다시 돌려주지 않으면 동맥경화 됨

<비타민 E의 화학구조>

1 비타민 E의 체내작용

- 생식세포의 기능을 유지 동물실험(쥐) 부족 = ♂ 정자 형성 안됨
  ♀ 불임
- 골격근의 수축에 관여(근 디스트로피) → Se 관여
- 항산화제로서의 작용 .V, A Carotene의 자동산화 방지
  .발암물질의 억제
  .노화를 방지

2 발암물질의 생성을 억제한다.

- 햄, 베콘의 색을 만듦
- 포프라누스 중독 : 아초산 Na의 첨가 + 아민반응(체내) = 니트로소아민(발암물질)
- V, E = 항산화 작용 니트로소아민의 생성 억제
- 담배의 연기 = 니트로소아민 많음(흡연가 니트로소아민 30배 먹음)

3 노화방지 비타민이라고 말한 이유

- 체내의 영양소 태우면 에너르기를 받아 = 생명 활성유지
- 산소 체내에서 섭취 산소가 많아지고
  산소의 활성이 이상하게 높아 과산화물질
- 과산화지질 = 불포화지방산과 산소가 결합
- 세포내에서 만들어진 과산화지질은 세포막을 덮고 영양분의 보급과 노폐물 배출을 저하시킴
- 세포내에서 V, E가 충분하면 불포화지방산과 산소가 결합하지 않고 과산화물질이 만들어지기 어려움
- 동맥경화, 고혈압은 V, E로 예방할 수 있음
- 노화현상 = 병에 직결된 혈관의 노화 = 동맥경화

4 비타민는 왜 동맥경화의 예방에 유효한가

혈액 중의 선콜레스테롤을 증가시키고 악성콜레스테롤을 감소시킴

- 혈액 중의 선콜레스테롤을 증가시키고 악성콜레스테롤을 감소시킴
  혈액 콜레스테롤
  인지질
  중성지질 물에 불용
  유리지방산 단백질과 결합(리포 단백질)
- 리포 단백질 LDL 작용 콜레스테롤 동맥벽에 운반하여 침착 시킴(악)
  HDL 작용 동맥벽으로 콜레스테롤간에 운반(선)
  VE = 선콜레스테롤을 증가시킴

혈행을 잘하게 도움(혈액의 점액을 저하)

혈관벽의 세포를 강화시킴

혈액 중의 중성지질을 감소시킴

프로스타그란딘의 생성을 촉진함

3.4 비타민 K(Koagulation)

(1) 비타민 K는 혈액 응고에 관한 phothrombin 생성에 필수적이다. 결핍증으로는 간 장해, 출혈을 일으키기도 한다.

(2) 과다증에 의한 빈혈, 황달을 유발하기도 한다.

응혈	효력
천연 K1 phylochimon(식물유, 면 야채)	50
천연 K2 farmochimon(동물조직, 장내조직에 의한 합성)	25
합성 K3 menadion	100

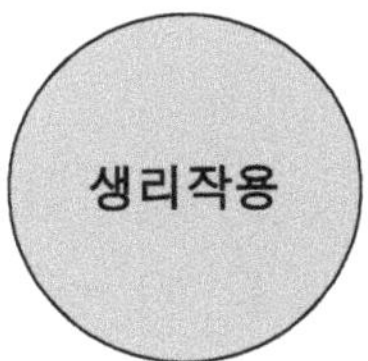

- 혈액 응고에 관한 phothrombin 생성에 필수
- 결핍증 : 간 장해, 출혈경향
- 과다증 : 빈혈, 황달
- 지용성 비타민 : A D E K
- 수용성 비타민 : B C

III. 학습정리

(1) 촉매는 반응의 전후를 통해 그것 자신이 변화하지 않고 화학반응을 변화시키는 작용을 하는 물질로 무기염, 금속 등에 많다. 효소는 생체 내에서 촉매로 작용하고 단백질에서 만들어지며 무기촉매보다도 활성화 에네르기가 적게 반응을 진전시킨다.

(2) 비타민은 미량으로 사람 또는 동물의 영양을 지배하는 유기물로 체내에서 생합성 되지 않기 때문에 외부로부터 섭취해야만 한다. 지용성 비타민은 A, D, E, K이며 체내에 축적 쉽다 쉽게는 결핍 일어나지 않는다. 수용성 비타민은 B복합체 C로 체내에 축적이 어렵고 급하게 결핍 일어난다. 특히 비타민이 체내에서 부족하면 결핍증이 출현하여 효소활성이 저하되고 생리기능이 떨어진다.

(3) 비타민 A는 동물성 식품 에는 장어에 많이 함유되어 있다. 식물성 식품에는 provitaminA로 인삼에 함유되어 있다. 염수생선, 포유동물의 간에 많다. 기름에 녹기 쉽고 공기에 산화되기 쉬우며 항산화제(α-tocopherol) 의약품으로도 사용된다.

(4) 활성형 비타민 D의 세포에 있어서의 작용기강은 Ca, 특수 단백질과 결합하여 소장으로부터의 Ca, P의 흡수를 촉진하고 뼈로부터 Ca의 동원하고 신장 세관에서 Ca, P의 재흡수를 촉진하며 뼈 생성을 촉진한다. 부족현상은 거의 일어나지 않으며, 과다증으로 식욕부진, 기분 나쁨, 체중 감소, 신장벽에 Ca 침착, V제 첨가식품으로부터의 섭취과다 원인이 될 수 있다.

(5) 비타민 E의 체내 작용으로 생식세포의 기능을 유지 하고 골격근의 수축에 관여(근 디스트로피)하고 Se에 관련이 있다. 항산화제로서의 작용 하여 자동산화 방지 발암물질의 억제하고, 노화를 방지하며 발암물질의 생성을 억제한다.

(6) 비타민 K는 혈액 응고에 관한 phothrombin 생성에 필수적으로 쓰이며, 결핍증으로는 간장해, 출혈경향이 있으며 과다증으로는 빈혈, 황달 등의 질환을 유도한다.

(7) 사람의 몸과 무기질은 다량원소로는 육체 성분의 형성 Ca, P, S, K, Na, Cl, Mg등이 있으며, 미량원소는 생리작용, 효소작용에 영향을 주고 Fe, Cu, F, Zn, Mn, Co, I등이 있다. 미량원소(troce element)는 ppm 단위에서 유효한 성분이 된다.

(8) 촉매는 반응의 전후를 통해 그것 자신이 변화하지 않고 화학반응을 변화시키는 작용을 하는 물질로 무기염, 금속 등에 많다. 효소는 생체 내에서 촉매로 작용하고 단백질에서 만들어지며, 무기촉매보다도 활성화 에네르기가 적게 반응을 진전시킨다.

(9) 비타민은 미량으로 사람 또는 동물의 영양을 지배하는 유기물로 체내에서 생합성 되지 않기 때문에 외부로부터 섭취해야만 한다. 비타민이 체내에서 부족하면 결핍증이 출현하여 효소활성이 저하되고 생리기능이 떨어진다.

(10) 비타민 A는 동물성 식품 에는 장어 함유되어 있다. 염수생선, 포유동물의 간에 많다. 기름에 녹기 쉽고 공기에 산화되기 쉬우며 항산화제(α-tocopherol) 의약품으로도 사용된다.

(11) 거의 부족함이 없고 태양열을 충분히 쏘이면 비타민 D는 자가 생합성이 가능하다. 과다증으로 식욕부진, 기분 나쁨, 체중 감소, 신장벽에 Ca 침착, V제 첨가식품으로부터의 섭취과다 원인이 될 수 있다.

(12) Na은 체액 중에 포함되어 세포 내액의 pH를 일정하게 하고, 세포 외액의 침투압을 조절, 수분평형의 조절 Na^{+}는 신경과 근육의 흥분성 유지에 불가결한 물질이다.

(13) K는 체내에서 인산, 단백질과 결합하여 세표 내액에 존재 주로 근육, 장기 등에 존재한다.

제 10 장

한국인의 쇠고기 콩과 인체의 부가 호르몬 작용

Ⅰ. 학습목표

1. 콩의 생리효과
2. 인체 내부의 생리 기강
3. 호르몬의 역할

Ⅱ. 학습내용

1. 한국적 식생활의 최고는 콩

1.1 콩의 영양성분과 작용

곡류에 부족되는 라이신, 시스테인, 트립토판 등이 많으며 알기닌, 글루타민산 등의 아미노산을 많이 함유하고 있다. 콩의 지방은 약 50%의 필수지방산인 리놀산과 6%의 리놀레인산이 들어 있어 콜레스테롤의 침착을 막아 주므로 동맥경화, 고혈압 예방과 치료에 효과적이다. 무기질 중에는 칼륨, 인, 칼슘이 많고 비타민 B_1, B_2, 니코틴산 등이 곡류보다 많다. 특히 이소플라보노이드(Isoflavonoid)는 여성호르몬인 estrogen과 같은 활동을 하여 phytoestrogen(식물성 여성호르몬)이라 하며 유방암, 전립선암의 위험을 낮춰 준다. 고혈압, 콜레스테롤치를 감소시켜 순환기 질환에 좋다. 하루 권장량으로는 30～100mg(1회 이상 콩을 이용한 요리나 콩 가공 식품을 먹도록 권장)이다. 결석을 예방하고 용해한다. 정장, 변비를 부드럽게 하며 변통을 조정(결장암 예방) 혈당치를 조절한다(식이섬유, 비타민 E).

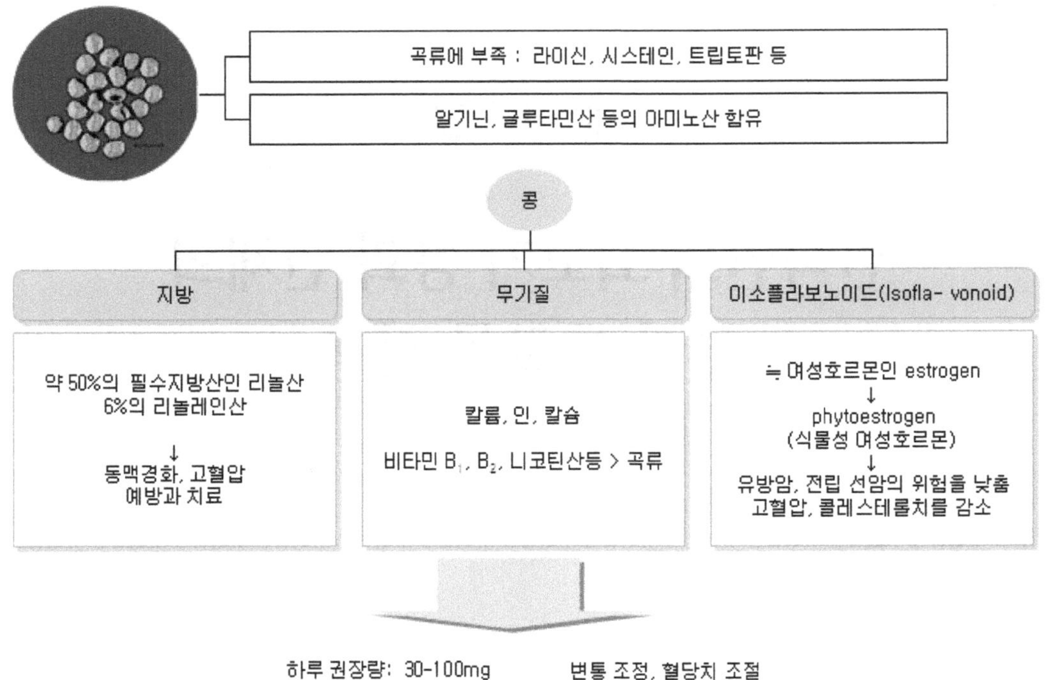

1.2 대두단백 특정 암 억제효과

대두단백의 특정 암 억제 효능에 대한 건강강조 표시는 소비자들에게는 믿을 수 있는 정보 습득의 기회가 될 것이다. 대두단백을 함유한 식품을 섭취했을 때 여성의 유방암 발생 확률은 20% 정도 억제되며, 특히 폐경기 여성을 대상으로 한 조사에서는 35%에 달하는 것으로 나타났다.

남성의 전립선암 발병률은 35% 억제효과가 있는 것으로 조사됐다. UN 소장의 42개국 자료를 이용한 분석에서는 콩이 시리얼, 넛트류 등 기존 전립선암에 효과가 있는 것으로 알려진 것들 보다 4배 이상 전립선암으로 인한 사망률을 줄여주는 것으로 분석됐다. 또한 대장암 발병률은 30% 억제된다.

1.3 콩(대두)섬유에 대하여

대두섬유(Soybean Protein Fiber)는 콩(大豆)을 주원료로 하고 있다. 기름을 제거한 콩 잔여물로부터 구형 단백질을 추출한 후 기능성 작용제를 첨가하여 단백질의 공간구조를 변화시켜 습식방사(Wet Spinning) 방법으로 만들어진 천연 식물성 섬유이다. 대두섬유는 생산공정이 환경 및 인체에 해를 주지 않는 친환경 천연섬유로서 콩

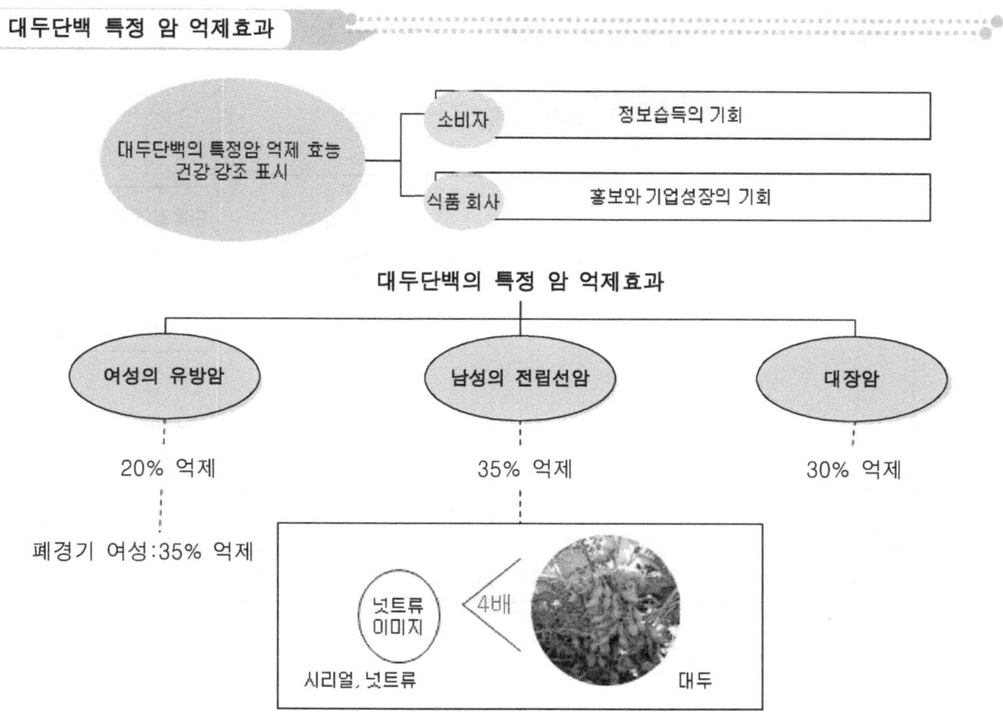

이 가지고 있는 고유한 성분을 함유하고 있는 건강섬유로 녹색섬유라고도 부르기도 한다.

대두섬유는 천연실크의 부드러운 광택, 면섬유의 수분 전도성과 캐시미어의 보온성을 가지고 있다. 특히 방적과정 중 항생물질과 소염제 또는 자외선 흡수제를 첨가하여 세균 저항기능과 자외선 차단 기능을 갖는 기능성 섬유를 얻을 수도 있다.

1.4 대두섬유의 기능 및 특성

대두섬유의 원료인 콩에는 인체의 노화 원인 중 하나인 산화반응을 막는 토코페롤과 사포닌이 풍부하게 함유하고 있어 피부노화 예방에도 효과를 보이며, 자외선 차단 효과에 의해 자외선으로 인한 피부의 손상과 노화를 예방하는 효과가 있다. 천연원료로 만들어진 대두섬유는 화학섬유와는 달리 피부에 들어붙어 알레르기 발생 빈도가 극히 드문 것으로 알려져 있다.

이밖에도 대두섬유는 비중이 1.29g/cm^{3}으로 동물성 섬유인 캐시미어와 유사한 수준으로 매우 가벼워 착용감이 우수하며, 보온성이 좋은 특징을 가지고 있어 다양한 형태의 제품 개발에 응용이 가능하다.

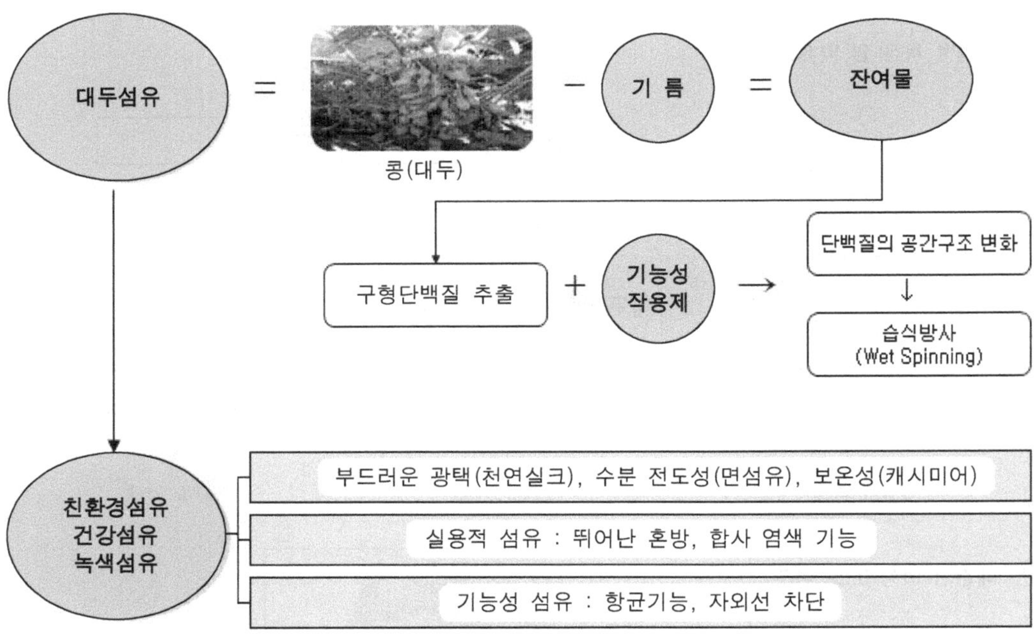

1.5 콩 장류의 영양성

재래된장은 일반적으로 개량된장에 비해 단백질이 적고 수분·회분·염분이 많다. 된장의 영양 강화의 일환으로 riboflavin 생성능력이 강한 변이주를 사용하여 된장을 만들었을 때의 성분 변화를 보면 수분 44%, 염분 11.7%, 회분 10～12%, 총산 1.4～1.6% 조단백질 9%, 아미노태질소 0.2%, 조지방 2.8% 를 나타내었다. 미노태질소 0.2%, 조지방 2.8%를 나타내었다. 된장 중의 아미노산 함량을 조사한 다른 보고에 의하면 18종의 아미노산 중에서 유리상태로 존재하는 것은 전체의 1/3이고 glutamic acid, glycine, methonine은 대부분 유리상태로 존재하며, tyrosine은 대부분 결합상태로 존재한다.

된장의 지방산은 불포화지방산이 대부분이며 포화지방산 및 콜레스테롤 함량이 낮고, 된장중의 linoleic acid는 콜레스테롤의 체내 축적을 방지하는 역할을 한다. 지질 중 필수지방산인 linoleic acid가 53%, linoleic acid 8%가 들어 있어 피부병 예방 및 혈관질환 예방, 정상 성장 등에 중요한 역할을 한다. 특히 콩이 발효되면서 유리된 linoleic acid가 많아지는데, 이 물질은 암 예방 및 항암효과가 큰 것으로 보고된 바 있다. 된장 중의 비타민 함량을 보면 thiamine20㎍/100g, riboflavin은 120㎍/100g이 함유되어 있고, riboflavin 생성능이 강한 *Aspergillus oryzae* 변이주를 사용하여 제조

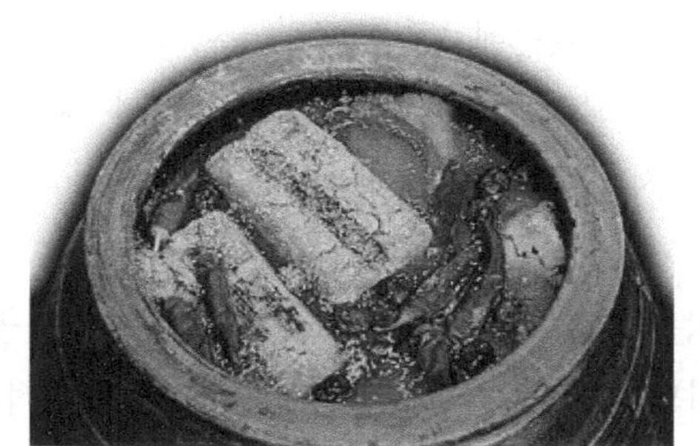

된장과 장독

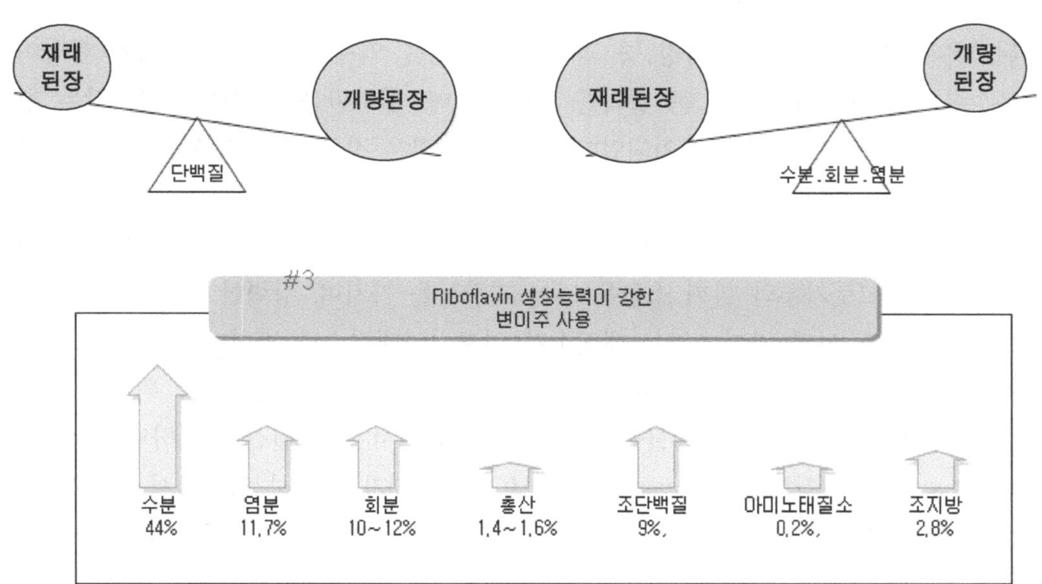

하는 경우 520㎍/100g나 되었다.

전통된장은 자연발효에 의해 제조되기 때문에 곰팡이 독의 오염, 특히 강력한 발암물질인 aflatoxin 오염에 대한 우려가 있다. 그러나 aflatoxin을 생성하는 균이 발효 중 오염된다 하더라도 콩의 특유한 기질로서의 특성 및 제조방법에 의해 파괴된다. aflatoxin 생성균은 중온균으로 여러 혼합 균주계에서는 경쟁력이 약하며, 콩 단백질의 발효 생산물인 암모니아·아미노산·갈색 색소·pH의 증가, 햇볕·숯의 첨가 등에 의해 파괴 제거된다.

된장은 생콩이나 삶은 콩보다 항돌연변이 활성이 크며, 다른 콩 발효제품보다 항돌연변이 활성이 높다. 된장의 메탄올 추출물에서 아플라톡시(AFB1)에 대해 강력한 항돌연변이성를 관찰할 수 있었는데, 된장 추출물이 50% 농도에서 AFB1에 의한 돌연변이 유발성은 완전히 저해되는 반면, 같은 농도에서 생콩과 삶은 콩에서는 각각 64～66%와 39～53%가 저해되었다. 된장 속에 있는 리놀레산(linoleic acid)이 항돌연변이 효과를 나타내는 물질의 하나이다.

된장의 암 예방 효과는 된장을 끓인 후에도 있으며 여러 종류의 발암물질에 대해 항돌연변이 활성이 확인되었다. 또한 된장의 추출물이 특이적으로 면역증강물질인 B 림프구의 증식을 증가시키고 대식세포 및 B 림프구의 싸이토카인 생성을 증가시킨다.

1.6 대두섬유의 기능성

된장은 지방질 산화반응 과정 중 과산화물 생성을 억제하며, 된장의 첨가 함량이 높을수록 항산화 작용이 더 큰 결과를 나타냈으며, 혈소판응집 저해활성을 갖는 항혈전 펩타이드가 있는 것도 확인되었다. 특히 청국장은 장류 중에서 숙성기간이 짧은 것이 특징이며, 단백질 발효식품이다.

단백질의 이용률 실험에서 영양가치가 가장 높고 소화가 잘 된다. 기호를 돋우기 위하여 마늘, 고춧가루와 함께 소금을 넣어 저장성을 가지며, 강력한 protease의 작용으로 오래 두면 여러 가지 아미노태질소가 암모니아태질소로 변한다.

가을에서 초봄까지 메주콩을 쑤어 식기 전에 시루에 볏짚을 깔고 그 위에 뜨거운 메주콩을 당은 후 아랫목에 이불을 씌워 40～50%에서 2～3일간 보온하면 숙성 중 *Bacillus subtilis*의 강력한 protease 생성으로 단백분해가 신속히 일어나서 특유한 향기를 가진 실모양의 끈끈한 점질물이 생성된다. 이것이 청국장으로 강력한 혈전 용해 효소를 분비한다.

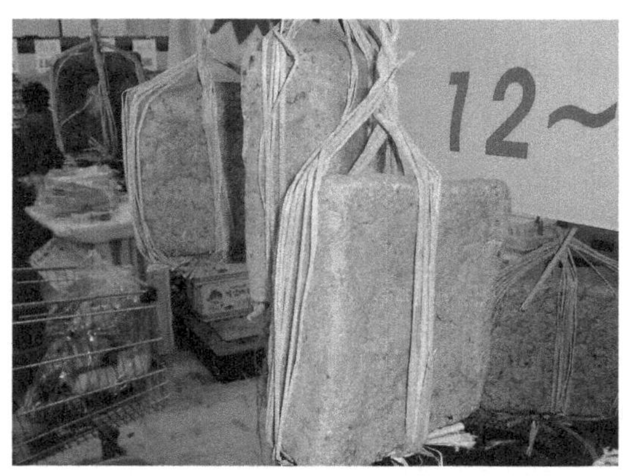

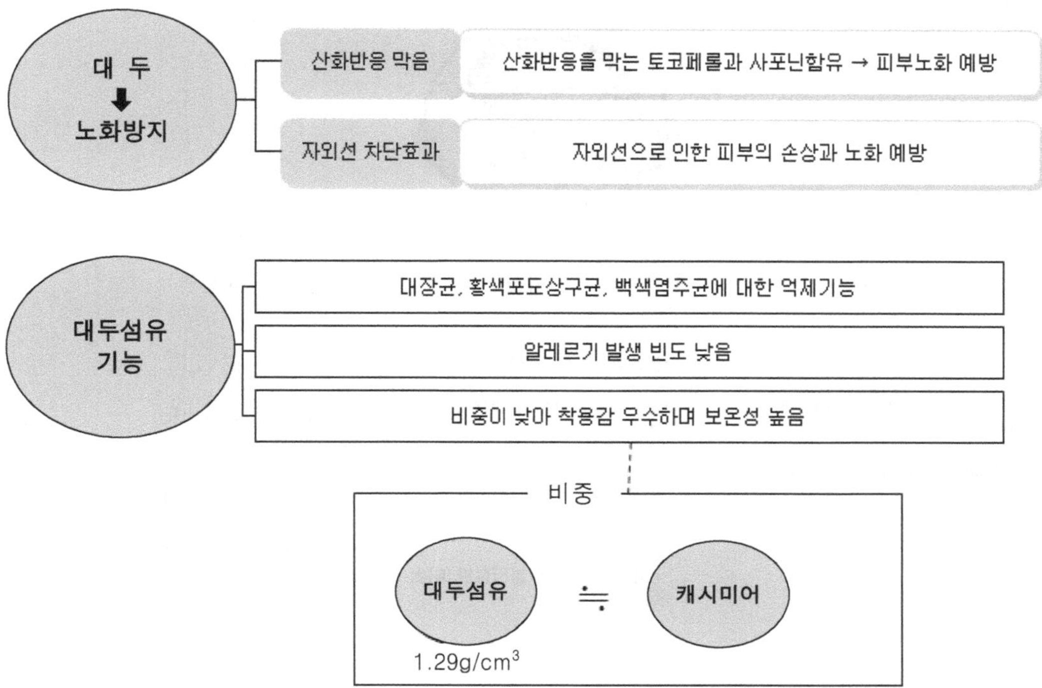

일본에서는 낫또에서 분리한 혈전용해효소(Nattokinase)의 임상시험, 즉 낫또를 사람에게 장청국장은 탄수화물 위주의 식생활에서 부족되기 쉬운 단백질을 공급하고, 각종 효소작용으로 대두 성분이 분해되어 소화력이 우수하다. 발효 중에 특히 비타민 B_2의 증가가 현저하여 원료중의 것에 비해 5～10배로 증가한다.

청국장 중의 고초균은 혈전 용해효소의 활성이 있어 혈압 상승 방지효과가 있으며, 소화력 향상에 좋고 암 세포주를 이용한 항암시험에서 된장과 비슷한 항암효과가 있는 것으로 알려져 있다.

된 장

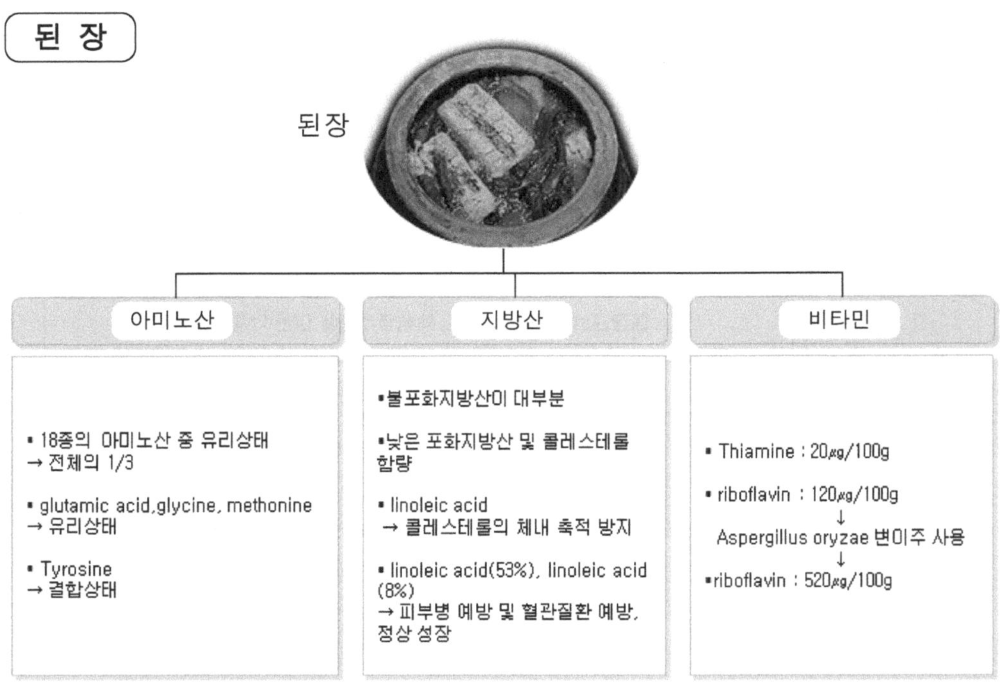

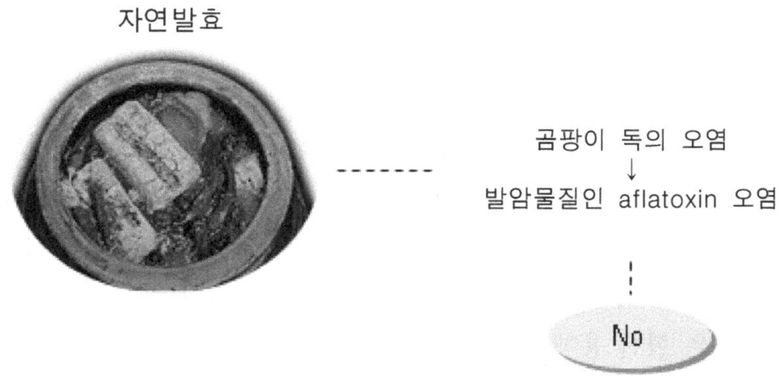

- 콩의 특유한 기질로서의 특성 및 제조방법에 의해 파괴
- aflatoxin 생성균(중온균) :혼합 균주계에서는 경쟁력 약함
- 콩 단백질의 발효 생산물(암모니아.아미노산.갈색 색소.ph의 증가)에 의해 파괴
- 햇볕.숯의 첨가 등에 의해 파괴

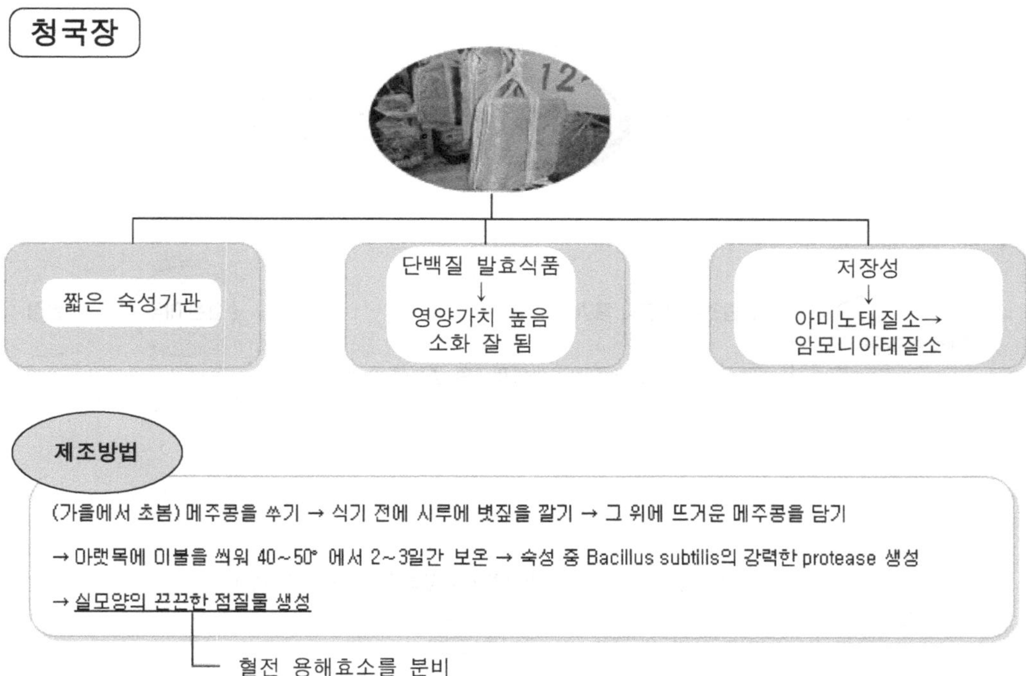
청국장
짧은 숙성기관
단백질 발효식품
↓
영양가치 높음
소화 잘 됨
저장성
↓
아미노태질소→
암모니아태질소
제조방법
(가을에서 초봄) 메주콩을 쑤기 → 식기 전에 시루에 볏짚을 깔기 → 그 위에 뜨거운 메주콩을 담기
→ 아랫목에 이불을 씌워 40~50° 에서 2~3일간 보온 → 숙성 중 Bacillus subtilis의 강력한 protease 생성
→ 실모양의 끈끈한 점질물 생성
혈전 용해효소를 분비

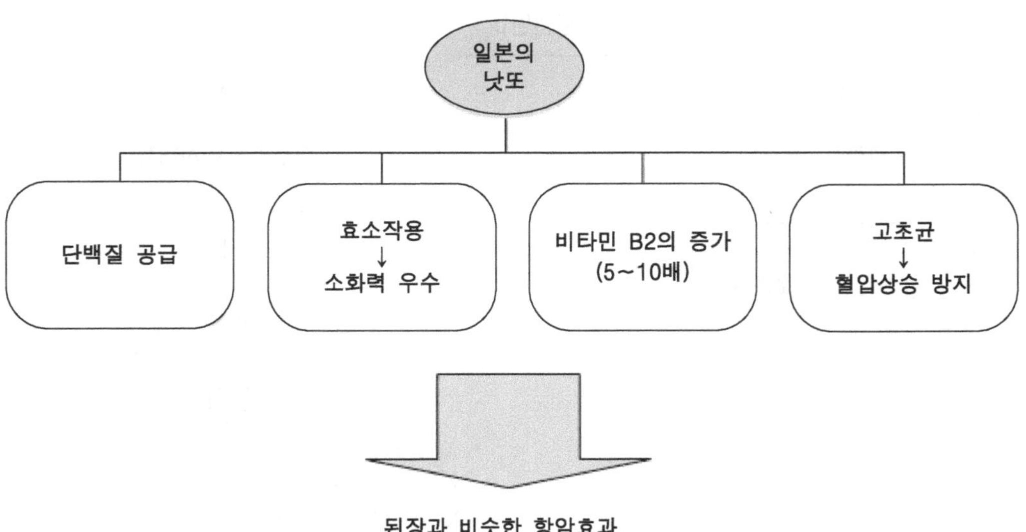
일본의
낫또
단백질 공급
효소작용
↓
소화력 우수
비타민 B2의 증가
(5~10배)
고초균
↓
혈압상승 방지
된장과 비슷한 항암효과

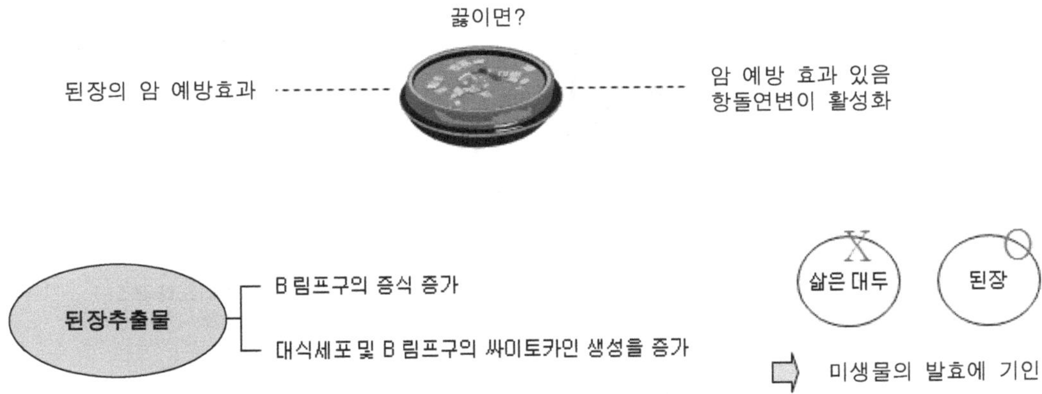
끓이면?
된장의 암 예방효과
암 예방 효과 있음
항돌연변이 활성화
된장추출물
B 림프구의 증식 증가
대식세포 및 B 림프구의 싸이토카인 생성을 증가
X
삶은 대두
된장
미생물의 발효에 기인

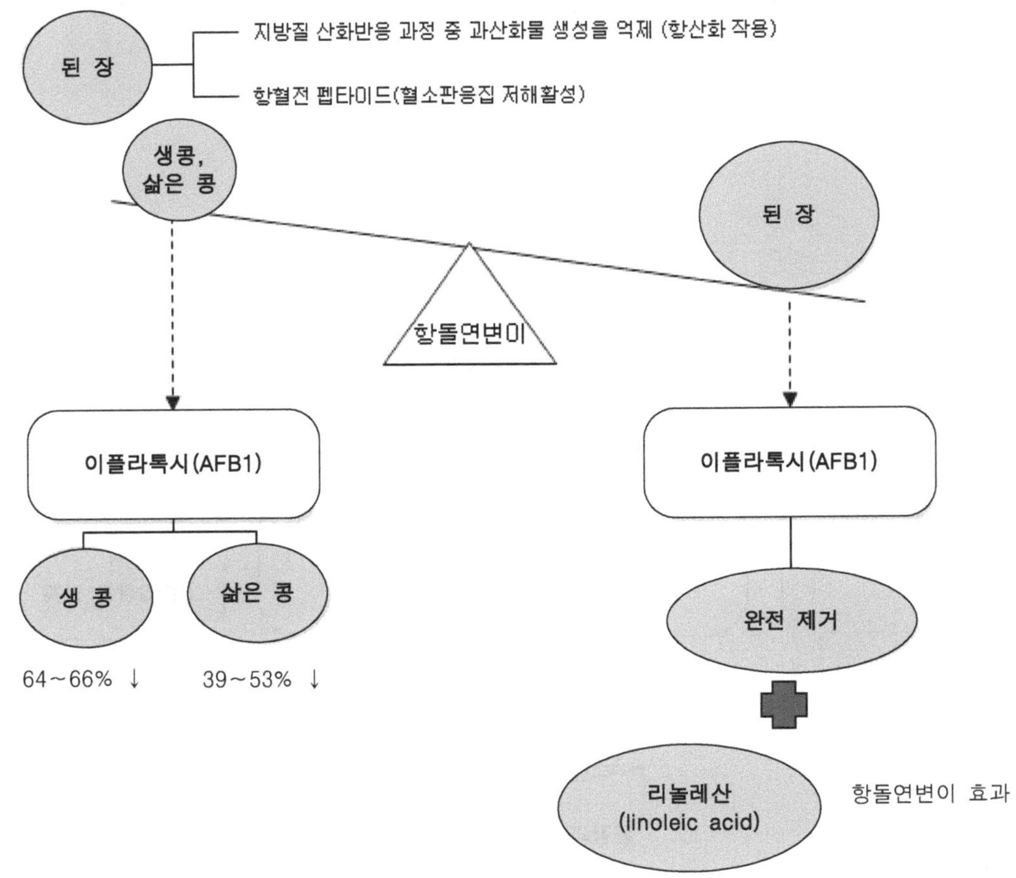
된 장
지방질 산화반응 과정 중 과산화물 생성을 억제 (항산화 작용)
항혈전 펩타이드(혈소판응집 저해활성)
생콩,
삶은 콩
된 장
항돌연변이
이플라톡시(AFB1)
이플라톡시(AFB1)
생 콩
삶은 콩
64~66% ↓
39~53% ↓
완전 제거
리놀레산
(linoleic acid)
항돌연변이 효과

1.7 고추장

고추장은 전분이 가수 분해되어 생성된 당분의 단맛, 대두 단백질의 가수분해로 생긴 아미노산의 구수한 맛, 고춧가루의 캡사이신에 의한 매운맛, 소금의 짠맛 그리고 유기산의 향기롭고 새콤한 맛이 잘 조화되어 고추장 특유의 맛을 내게 한다. 고추장은 된장에 사용하는 대두의 일부를 전분질 원료로 바꾸기 때문에 된장과 비교할 때 단백질 함량이 적은 대신 당분이 많은 것이 특징이며 고유 발효 저장 식품으로서 조미, 향신의 목적으로 사용된다.

고추장의 염분은 ascorbic acid 의 자동산화 억제 및 증가를 도와주며 고추와 고추씨의 함유 성분인 capsaicin, capsicidin은 *Bacillus subtilis*균에 대한 항균작용이 있고 β-carotene, 비타민 C가 다량 함유되어 있어 항돌연변이 및 항암작용이 있다. 고추장은 일반적으로 각 가정에서 만들어지므로 시료에 따라 성분상에 커다란 차이가 나타나는 것으로 생각된다.

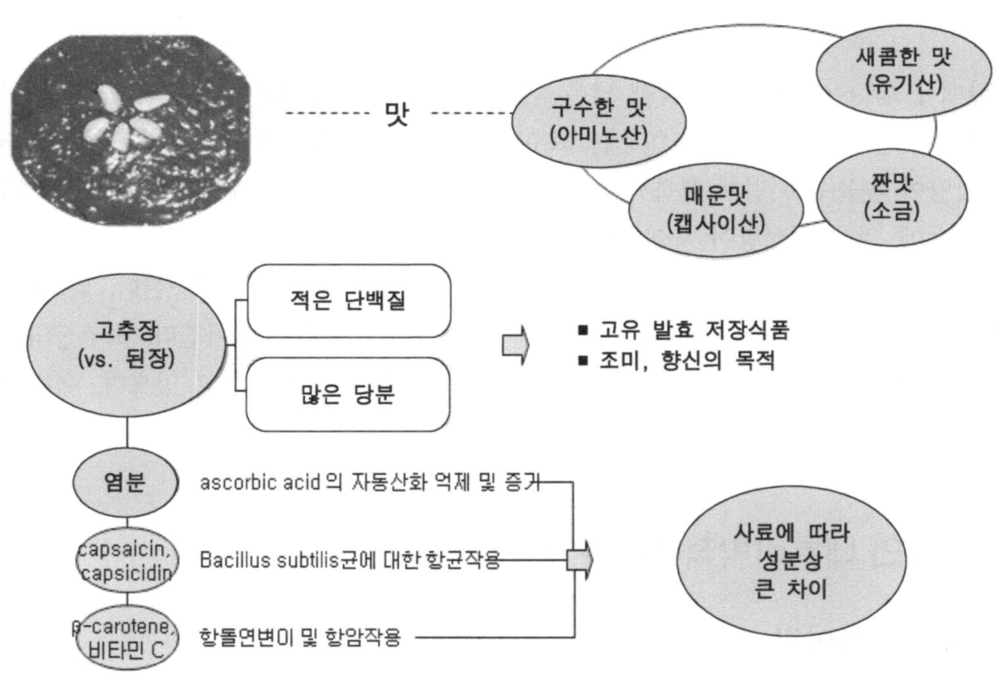

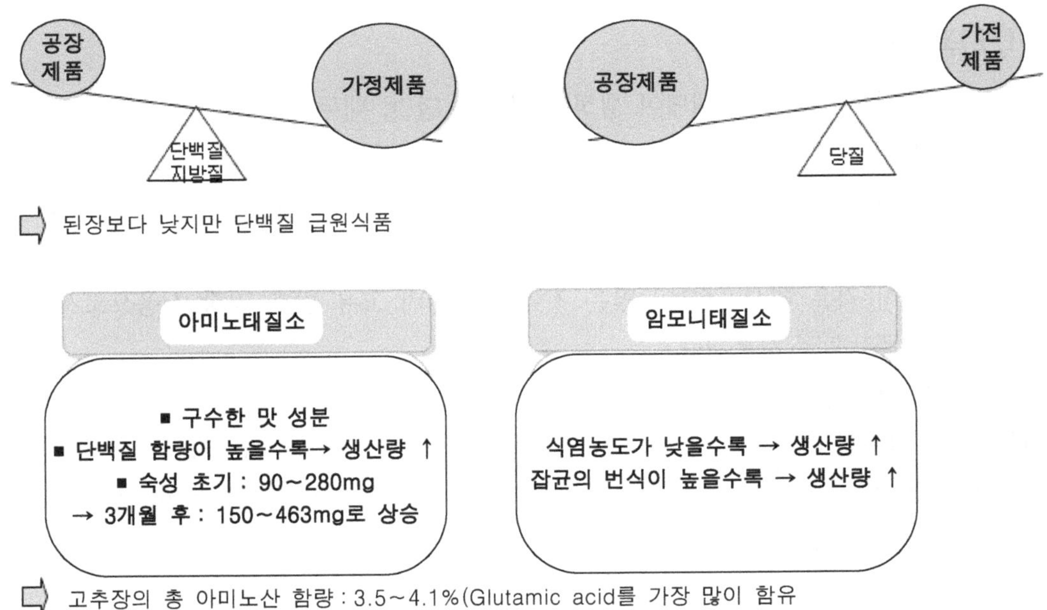

단백질 함량은 된장보다 약간 낮은 편이지만 대두 가공식품이므로 단백질 급원식품이라고 할 수 있다. 아미노질소는 고추장 숙성에서 생긴 구수한 맛 성분이다. 단백질 함량이 높을수록 단백 분해력이 강한 *Asp. oryzae, Asp. sojae*의 상용과 숙성조건의 조성에 의해 생성량이 높아진다.

숙성 초기에는 90~280mg에서 3개월 후에는 150~463mg로 상승한다. 암모니아질소는 식염농도가 낮을수록 숙성 중 잡균의 번식이 높을수록 높아진다. 고추장의 총 아미노산 함량은 3.5%~4.1로 glutamic acid를 가장 많이 함유하고 있으며, 이는 감칠맛을 부여한다.

2. 인체의 내분비학적 신경생리

2.1 호르몬이란

호르몬(hormone)은 특정한 세포에서 생성 분비하고 혈액으로 유출하여 표적세포(target cell)에 생화적 효과를 나타내는 물질이다.

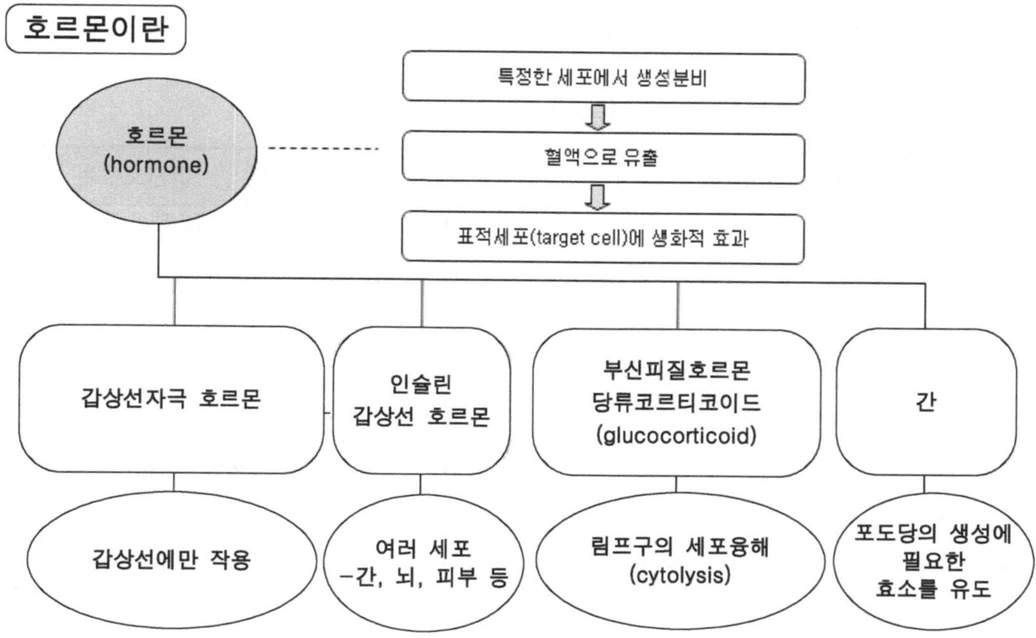
호르몬이란
특정한 세포에서 생성분비
혈액으로 유출
표적세포(target cell)에 생화적 효과
호르몬
(hormone)
갑상선자극 호르몬
인슐린
갑상선 호르몬
부신피질호르몬
당류코르티코이드
(glucocorticoid)
간
갑상선에만 작용
여러 세포
-간, 뇌, 피부 등
림프구의 세포용해
(cytolysis)
포도당의 생성에
필요한
효소를 유도

2.2 호르몬의 종류

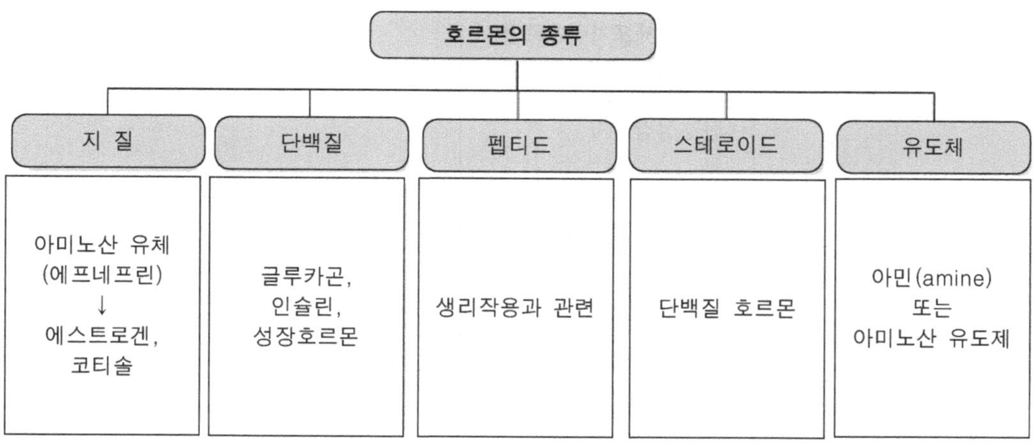
호르몬의 종류
지 질
단백질
펩티드
스테로이드
유도체
아미노산 유체
(에프네프린)
↓
에스트로겐,
코티솔
글루카곤,
인슐린,
성장호르몬
생리작용과 관련
단백질 호르몬
아민(amine)
또는
아미노산 유도제

2.3 조절분자로서의 호르몬

구조에 따른 호르몬의 분류(조절분자로서 작용)

펩티드 및 단백질 호르몬		스테로이드호르몬	아민호르몬
당단백	폴리 펩티드	• 알도스테론	• 에스테프린
• 난포자극호르몬 (FSH)	• 부신피질자극호르몬 (ACTH)	• 코티솔	• 노르에피네프린
• 인융모맥성·고나도 트로핀(hCG)	• 안지오텐신	• 에스트라디올	
• 황체형성호르몬 (LH)	• 칼시토닌	• 프로제스테론	• 티록신(T_4)
• 갑상선자극 호르몬 (TSH)	• 콜레시토키닌	• 테스토스테론	• 삼옥소타이로닌 (T_3)
	• 에르트로포 에틴	• 비타민 D	
	• 가스트린		
	• 글루카곤		
	• 성장호르몬		
	• 인슐린양 성장펩티드 (소마토메닌)		
	• 멜라닌세포자극호르몬 (MSH)		
	• 신경성장인자		
	• 옥시토신		
	• 부갑상선 호르몬(PTH)		
	• 프로락틴		
	• 리락신(relaxin)		
	• 세크레틴		
	• 소마토스타틴		
	• 바조프레신		

2.4 스테로이드 호르몬의 합성과 분비

1) 스테로이드 호르몬

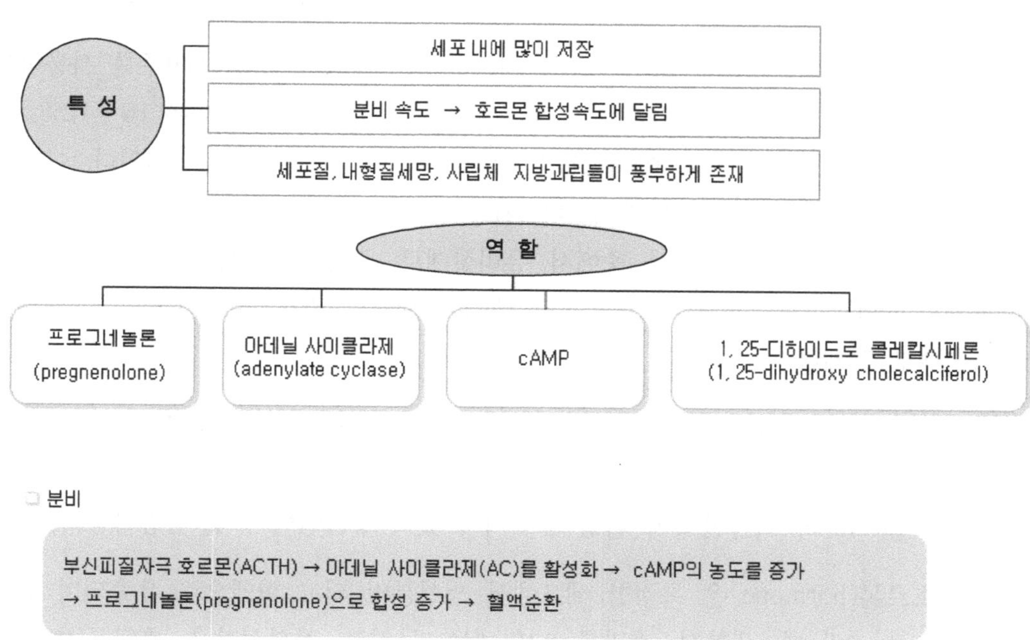

Ⅲ. 학습정리

(1) 곡류에 부족 되는 라이신, 시스테인, 트립토판 등이 많으며 알기닌, 글루타민산 등의 아미노산을 많이 함유하고 있다. 콩의 지방은 약 50%의 필수지방산인 리놀산과 6%의 리놀레인산이 들어 있어 콜레스테롤의 침착을 막아 주므로 동맥경화, 고혈압 예방과 치료에 효과적이다. 무기질 중에는 칼륨, 인, 칼슘이 많고 비타민 B_1, B_2, 니코틴산등이 곡류보다 많다. 특히 이소플라보노이드(Isoflavonoid)는 여성호르몬인 estrogen과 같은 활동을 하여 phytoestrogen(식물성 여성호르몬)이라 하며 유방암, 전립선암의 위험을 낮춰 준다. 고혈압, 콜레스테롤치를 감소시켜 순환기 질환에 좋다.

(2) 대두섬유의 원료인 콩에는 인체의 노화 원인 중 하나인 산화반응을 막는 토코페롤과 사포닌이 풍부하게 함유하고 있어 피부노화 예방에도 효과를 보이며, 자외선

차단 효과에 의해 자외선으로 인한 피부의 손상과 노화를 예방하는 효과가 있다. 또한, 중국 상해시 예방의학연구원의 대두섬유에 대한 검사 결과보고서에 의하면 대장균, 황색포도상구균, 백색염주균에 대한 억제기능이 있는 것으로 밝혀졌으며, 천연원료로 만들어진 대두섬유는 화학섬유와는 달리 피부에 들어붙어 있는 사람이 착용할 경우 알레르기 발생 빈도가 극히 드문 것으로 알려져 있다.

(3) 된장의 영양 강화의 일환으로 riboflavin 생성능력이 강한 변이주를 사용하여 된장을 만들었을 때의 성분 변화를 보면 수분 44%, 염분 11.7%, 회분 10～12%, 총산 1.4～1.6% 조단백질 9%, 아미노질소 0.2%, 조지방 2.8% 를 나타내었다. 아미노질소 0.2%, 조지방 2.8% 를 나타내었다. 된장 중의 아미노산 함량을 조사한 다른 보고에 의하면 18종의 아미노산 중에서 유리상태로 존재하는 것은 전체의 1/3이고, glutamic acid,glycine, methonine은 대부분 유리상태로 존재하며 tyrosine은 대부분 결합상태로 존재한다.

(4) 고추장의 염분은 ascorbic acid 의 자동산화 억제 및 증가를 도와주며 고추와 고추씨의 함유 성분인 capsaicin, capsicidin은 *Bacillus subtilis*균에 대한 항균작용이 있고, β-carotene, 비타민 C가 다량 함유되어 있어 항돌연변이 및 항암작용이 있다.

(5) 호르몬(hormone)은 특정한 세포에서 생성분비 되고 혈액으로 유출되며 표적세포(target cell)에 생화적 효과를 나타내는 물질로 갑상선자극 호르몬(thyroid stimulating hormone, TSH)에만 작용하고 인슐린이나 갑상선 호르몬은 여러 세포 즉 간, 뇌, 피부 등에 작용하고 간에서는 포도당의 생성에 필요한 효소를 유도한다.

(6) 콩은 곡류에 부족 되는 라이신, 시스테인, 트립토판 등이 많으며 알기닌, 글루타민산 등의 아미노산을 많이 함유하고 있다. 콩의 지방은 약 50%의 필수지방산인 리놀산과 6%의 리놀레인산이 들어 있어 콜레스테롤의 침착을 막아 주므로 동맥경화, 고혈압 예방과 치료에 효과적이다.

(7) 대두섬유의 원료인 콩에는 인체의 노화 원인 중 하나인 산화반응을 막는 토코페롤과 사포닌이 풍부하게 함유하고 있어 피부노화 예방에도 효과를 보이며, 자외선 차단 효과에 의해 자외선으로 인한 피부의 손상과 노화를 예방하는 효과가 있다.

(8) 된장 중의 아미노산 함량을 조사한 다른 보고에 의하면 18종의 아미노산 중에서 유리상태로 존재하는 것은 전체의 1/3이고 glutamic acid, glycine, methonine은 대부분 유리상태로 존재하며 tyrosine은 대부분 결합상태로 존재한다.

(9) 고추장의 염분은 ascorbic acid 의 자동산화 억제 및 증가를 도와주며 고추와

고추씨의 함유 성분인 capsaicin, capsicidin은 *Bacillus subtilis*균에 대한 항균작용이 있고 β-carotene, 비타민 C가 다량 함유되어 있어 항돌연변이 및 항암작용이 있다.

(10) 호르몬(hormone)은 특정한 세포에서 생성분비 되고 혈액으로 유출되며 표적 세포(target cell)에 생화적 효과를 나타내는 물질로 갑상선자극 호르몬(thyroid stimulating hormone, TSH)에만 작용하고 인슐린이나 갑상선 호르몬은 여러 세포 즉 간, 뇌, 피부 등에 작용하고 간에서는 포도당의 생성에 필요한 효소를 유도한다.

제 11 장

암과 세포생리

Ⅰ. 학습목표

1. 암을 분자 레벨에서 설명
2. 암 세포의 생리적 현상과 주기
3. 암 억제 유전자

Ⅱ. 학습내용

1. 세포의 구성

(1) Cell membrane(세포막)

(2) Cytoplasma(세포질)

(3) Nucleus(생명활동) 핵으로 구성되었다.

1.1 세포막 통과

(1) 필요한 물질만 통과

수동확산과 능동확산(선택적, 자기조절 가능)으로 나눈다.

(2) 정보인자(호르몬, peptide, protein, sugar, serum)

정보인자는 수용기로 존재한다(receptor).

1.2 Cytoplasma(세포질)

① 효소(Enzymes)로 활동한다.

② 합성과 분해가 일어난다.

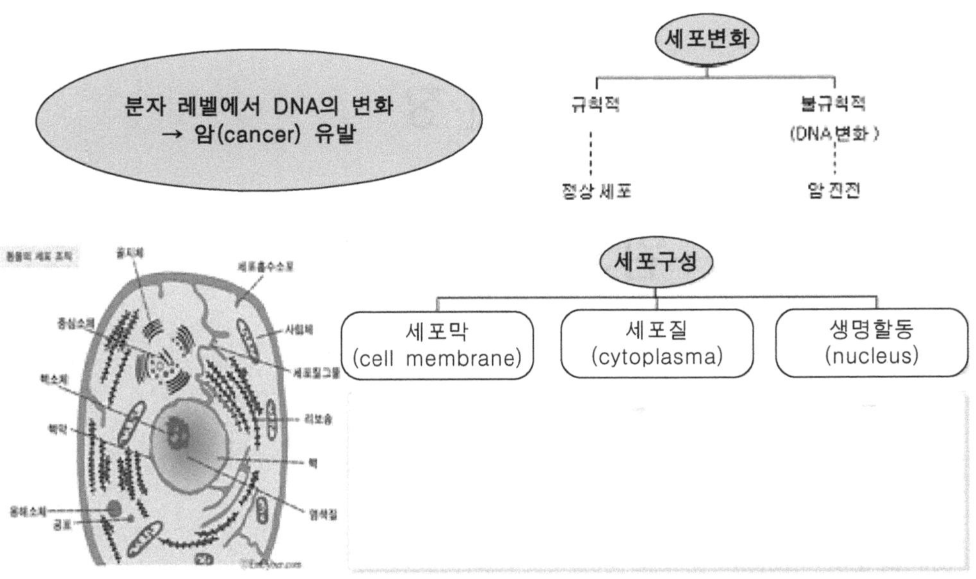

③ 세포내 소기관이다.
④ Plasmid로 사용한다.

1.3 세포정보의 전달(cytoplasm, nucleus)

① 수용체로 작용한다.
② 이온 채널의 개방에 관여한다.
③ Enzyme의 활성화가 일어난다.

1.4 세포의 이상(cancer cell)

정상세포(증식, 집합, 배열, 제어, 분화, 운동성)는 조직화 되어 있다.

(1) 이상성(cancer)

① 무한한 증식이 일어난다.
② 이상의 배열구조를 가진다.
③ 미분화 한다.
④ 조직에 침투하여 다른 부위에 전위된다.
⑤ 유독성 단백질을 생성(체중 감소)한다.

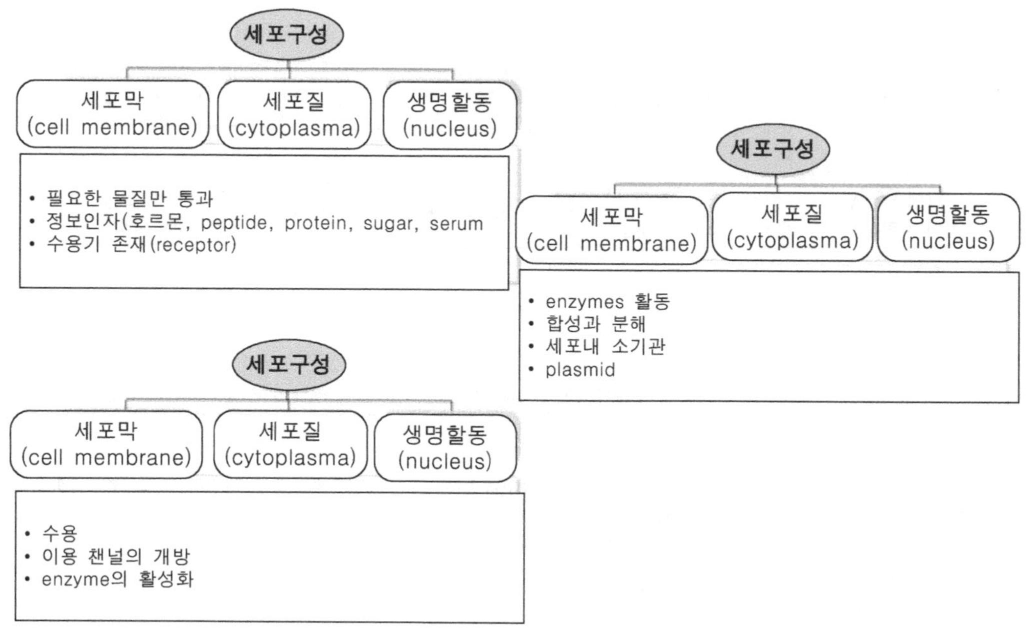

1.5 암 세포막의 변화(막 성분의 합성저하)

① 당지질의 합성이 불가능하다.

② 새로운 막 성분의 출현(염기배열이 변한다)으로 변형된다.

③ 접촉 반응의 소실(자기 제어성 물질의 생성)을 일으킨다.

④ Glycolipid 부분의 구조변화로 인해 배치의 변동을 일으킨다.

⑤ 세포간 물질 생성을 저하시킨다.

⑥ 막 단백질(인산화 효소의 출현)에 이상 출현 현상이 생긴다.

1.6 암(cancer) 체질의 검색순서

① Blood에서 백혈구를 분리하여 DNA를 확인한다.

② 백혈구가 UV에 의해 DNA 구조의 변화를 일으킨다.

③ 배양해 본다.

④ 수복도를 검색한다.

⑤ 판 정

A : 상처가 그대로 유지하고 복귀하지 않으면 암으로 변한다.

B : 상처가 남아 있음으로써 걸리기 쉽다.

C : 조직세포가 수복되면 정상세포로 판단한다.

〈세포의 이상〉

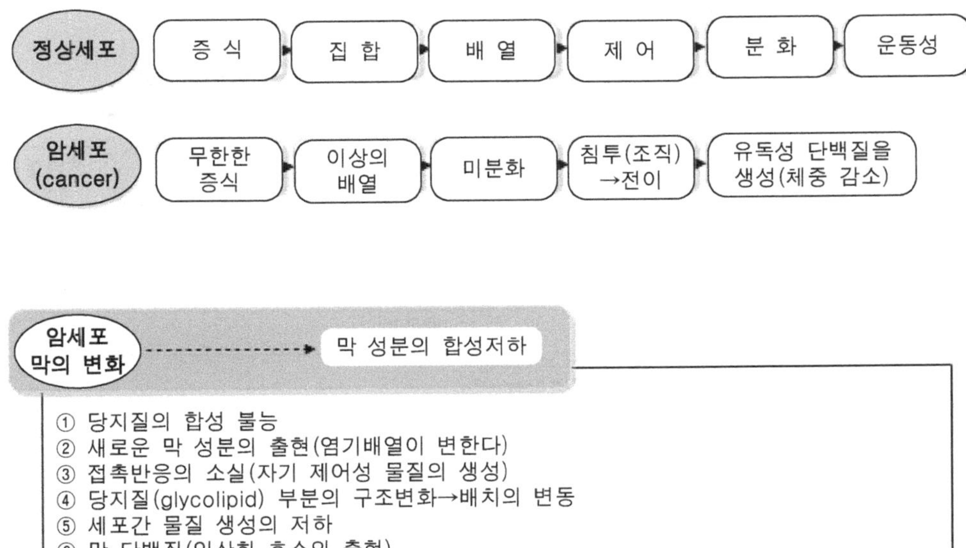

2. 암 유전과 세포주기

1. 암 유전자는 세포 시그날 전달 기강에서 세포주기를 조절한다.
2. 세포의 질서 증식에서는 그 기강의 제어가 필수이다.
   (PTK → adaptor → Ras → Raf → MAPK)
3. 시그날 전달(암 유전자 산물)
   증식인자 수용체에서 세포막과 핵에서 시그날 전달계에 의해 세포증식을 억제한다. 시그날 전달계의 기능으로 단백질의 발현 이상을 유발한다.
4. Rb와 P53 단백질 암 억제 유전자 산물에서 세포주기, 특히 G1/S기의 조절이 변형된다.
5. 또 시그날 전달 연구에서는 RNA 종양바이러스의 암 유전자 산물에서 DNA 종양 바이러스에 의해 암 유전자 산물이 Rb와 P53이 상호 작용하여 암 억제유전자 산물에 의해 세포주기의 조절과 발암을 조절한다.

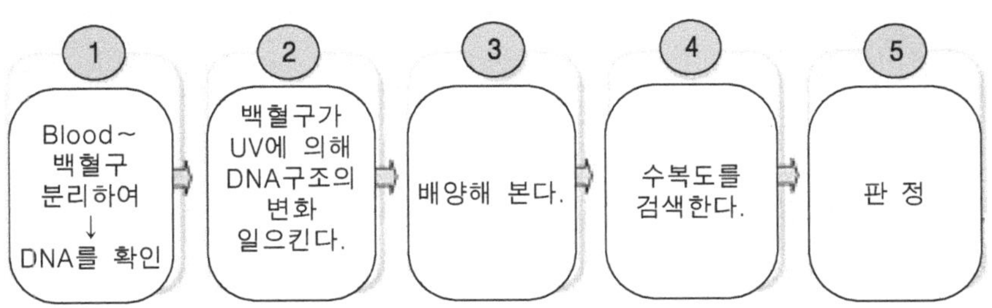

〈인간 암에 있어서의 암 원유전자의 이상〉

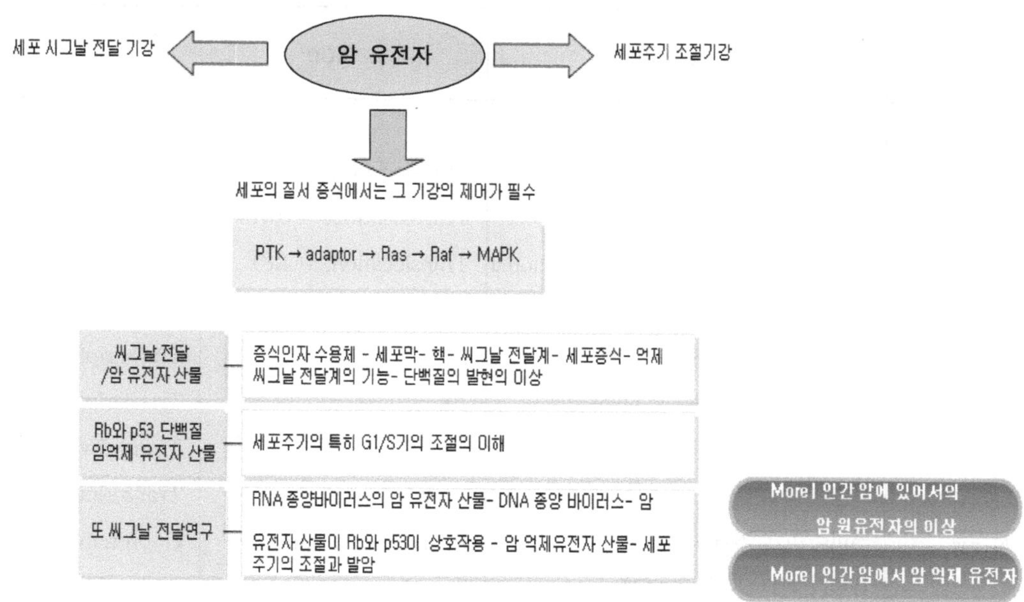

Proto-oncogene	Neoplasm	Lesion	Suspected defects
abl	Chronic myelogenous leukemia	Translocation,	Phosphorylation
alk	Anaplastic large all leukemia	t(9;22)	Phosphorylation
aml-1	Acute myologenous leukemia	Translocation, t(2;5)	Transcription
bcl-1	B cell lymphoma	Translocation, t(8;21)	?
bcl-2	B cell lymphoma	Translocation, t(11;14)	Apoptosis
bcl-3	Chronic lymphocytic leukemia	Translocation, t(14;18)	Transcription
c-erbB-1	Squamous cell carcinoma ;	Translocation, t(14;19)	Phosphorylation
c-erbB-2	astorocytoma	Amplification	Phosphorylation
evi-1	Adenocarcinoma of breast, ovary	Amplification	Transcription
lck	and stomach	Rearrengement,inv(3)	Phosphorylation
lyl-1	Acute myelogenous leukemia		Transcription
lyt-10	Carcinoma of colon		
myc	Acute lymphoblastic luekemia		
	B cell lymphoma		
	Burkitt's lumphoma		

Proto-oncogene	Neoplasm	Lesion	Suspected defects
L-myc	Carcinoma of lung,breast and	?	Phosphorylation
N-myc	cervix	Translocation, t(7;19)	Transcription
pebp2b	Carcinoma of lung	Translocation, t(10;14)	Transcription
pml	Neuroblastoma:small cell carcinoma	Translocation, t(2;8)	Transcription
H-ras	of lung	t(8;14)	Transcription
	Acute lymphoblastic leukemia	t(8;22)	Transcription
K-ras	Acute lymphoblastic leukemia	Amplification	Transcription
	Carcinoma of colon, lung, and	Amplification	Transcription
	pancreas;melanoma	Amplification	Transcription
N-ras	Aute myelogenous and	Rearrengement,inv(16)	G protein
	lymphoblastic leukemia	Translocation, t(15;17)	
ret	Carcinoma of thyroid ; melanoma	Point mutation	G protein
K-sam	Carcinoma of genitourinary tract		
sis	and thyroid;melanoma	Point mutation	
src	Czrcinoma of thyroid		G protein
tel	Carcinoma of stomach		
tal-1	Astrocytoma	Point mutation	Phosphorylation
trk	Carcinoma of colon		Phosphorylation
	Chronic myelomonocytic leukemia	Rearrengement	Phosphorylation
	Acute lymphomonocytic leukemia	Amplification	Phosphorylation
	Carcinoma of thyroid	?	Phosphorylation
		?	Transcription
		Translocation	Phosphorylation
		Translocation	
		Rearrangement	

2.1 인간 암에서 암 억제 유전자

Tumor suppressor gene	Chromoseomal locus	Neoplasm
RB1	13q14	Retinoblastoma ; osteosarcoma, carcinoma of breast, bladder and lung
p53	17q12-13.3	Astrocytoma ; carcinoma of breast, colon and lung ; osteosarcoma
WT1	Hp13	Wilms' tumor
DCC	18q21	Carcinoma of colon
NF-1	17q11.2	Neurofibromatosis type 1
APC and MCC	5q21-22	Carcinoma of colon
MEN-1	11q13	Tumors of parathyroid, pancreas, pituitary and adrenal cortex
BRCA-1	17q21	Breast cancer

(1) V-Crk에 의한 세포 암화

1. 육종바이러스 CT10 Viral-Crk(V-Crk)는 바이러스 Gag와 SH_2, SH_3 영역이다.
2. 세포내 단백질 치로신 인산화의 항진에 의해 세포를 암화 한다.
3. 단백질 치로신 키나아제 C-Src의 활성이 증가한다.
4. C-Src 키나제 활성의 억제- 치로신 키나제 Csk가 관여한다. C-Src 키나제는 단백질 paxillin와 상호작용을 한다.
5. V-Crk는 paxilline에 강하게 결합하여 Csk와 paxillin과의 상호작용을 저해한다.
6. pYEEl 펩티드와 Src SH_2 영역에서의 결합한다.
7. Csk와 paxillin과의 결합을 저해한다.

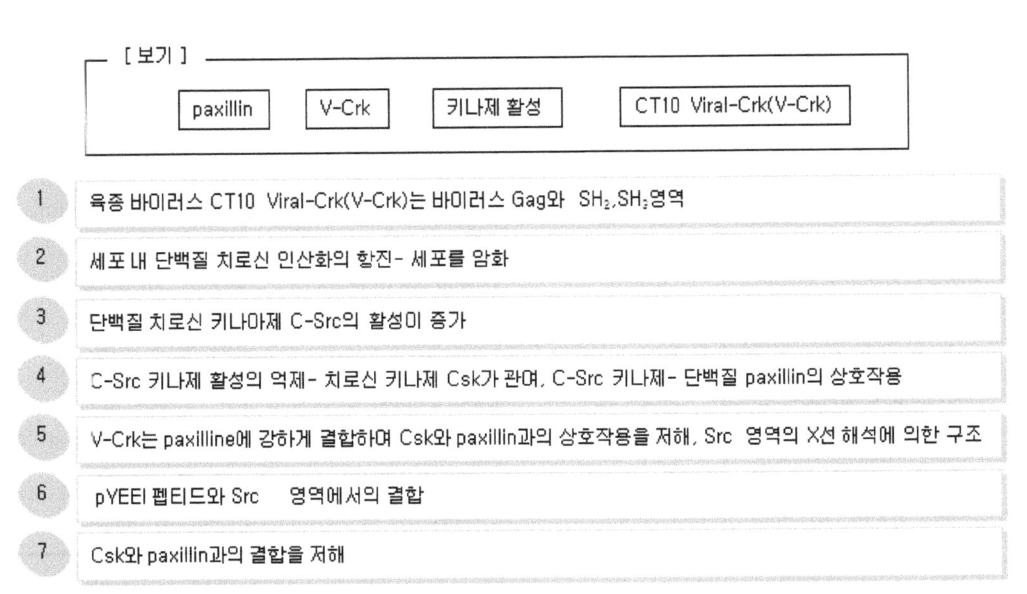

(2) CDK 인히비터(cyclin dependent kinase:CDK) 세포주기

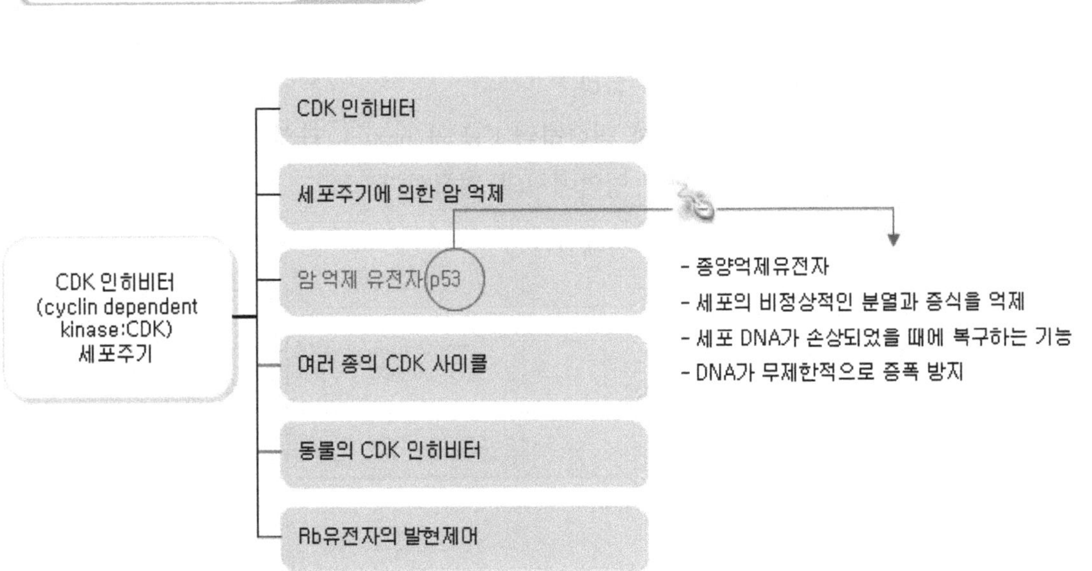

CDK 인히비터

1. 사이클린 의존성 키나제에 결합하여 그 활성을 저해하는 단백질(CDK 인히비터)류
2. p21과 p27, p16, p15
   RB 단백질 - 인산화를 저해함으로서 세포증식 제어
3. 세포는 DNA를 복제- 세포가 2개로 분열-(세포주기)- 증식
4. 인산화 효소에 의해 세포주기가 제어
5. 인산화를 받는 가장 중요한 단백질- 암 억제 RB단백질(pRB)

세포주기에 의한 암 억제

1. pRB는 G1기- 전사인자 E2F 등과 결합- 활성을 억제
2. S기에의 진행을 억제
3. E2F- DNA 복제효소 등의 S기 진행- 세포는 증식 사이클을 돌림

암 억제유전자p53

1. 암 억제 유전자의 단백질인 p53
2. 증식억제 단백질의 발현을 유도
3. p53은 CDK 인히비터인 p21의 발현을 유도
4. 세포를 G1기에서 정지시킨다
5. 암 억제 단백질 p53과 pRB가 CDK 인히비터를 통하여 세포주기 제어

여러 종의 CDK 사이클

1. G1중기에 CDK6 또는 4 사이클 D를 포함한 키나제에 의해 시작
2. G1 후기에 있어서 CDK2/사이클 E에 의해 인산화
3. 5기에 - CDK2가 Cdc2에로 바꾼다
4. G2/M기에 Cdc2/사이클 B가 인산화
5. M기의 - pRB의 탈인산이 시작되어
6. G1중기 비인산화형의 pRB가 E2F 등과 결합하여 증식억제 능력을 발휘

동물의 CDK 인히비터

1. 단백질인 p107과 p130의 인산화- 세포증식을 정지
2. p21은 PCNA(proliferation cell nuclear antigen)과 결합하여 DNA 복제를 저해
3. p27은 TGF-β(transforming growth factor β)와 - G1 정지시기에 활성화- CDK 인히비터, p21과 상동성을 가진 단백질인 것
4. 세포증식을 정지키는 CDK 인히비터류
5. 1개의 세포가 암화되기 위해서는 복수의 암 유전자의 활성화와 복수의 암 억제 유전자를 잃게 되어 암화
6. p16과 p15는 명확히 암 억제유전자 산물로 G1 사이클/CDK를 활성화

Rb유전자의 발현 제어

1. 망막아세포증으로 변이를 일으켜 유전자
2. 골육종, 전립선암, 방광암, 폐암, 유방암 등의 종류의 암에 있어서 Rb의 변이
3. Rb유전자 산물(Rb)는 핵에 존재
4. 전사인자에 결합하여 그 활성을 조절함- G1기로부터 S기에의 세포주기의 진행을 제어   세포의 분화를 조절
5. Rb의 인산화의 상태는 세포주기, 분화, 노화
6. 분화와 노화에 의해 증식정지
7. 근아세포에 SV40의 largeT 항원을 발현
8. MyoD 페밀리와 E단백질의 헤테로 타이머의 표적 DNA배역(E-box)에의 결합을 안정화

17

1. 암과 세포생리(유전자 레벨)

암을 극복하는 보효소

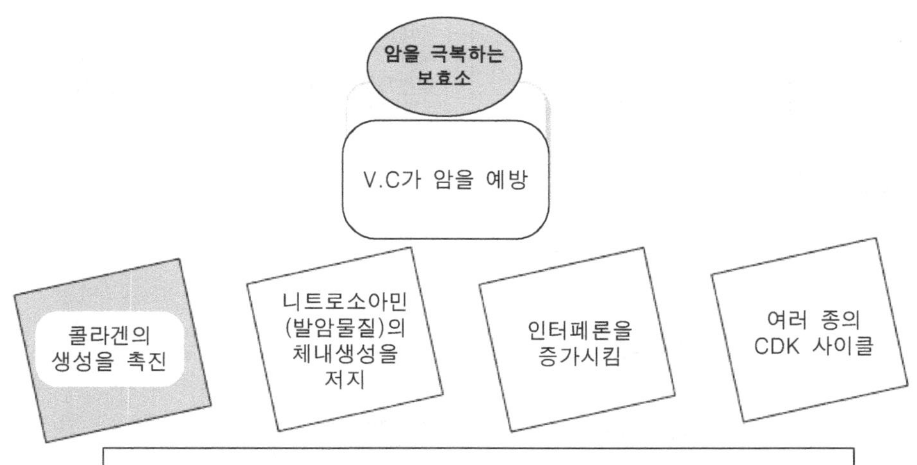

- 간의 증식과 전위를 막음
- 몸의 세포간의 끈과 같은 역할, 특수 단백질로 세포간 물질이라고도 함
- 콜라겐의 합성 : 선이상의 단백질
- 사람 = $\frac{1}{4}$ 전 단백질의 피부, 연골, 뼈

암을 극복하는 보효소

니트로소아민(발암 물질)의 체내 생성을 저지

2급 아민과아초산(뼈 중)  니트로아민 생성(암의원)

인터페론을 증가시킴

2바이러스의 세포 내에서의 증식을 저지하는 물질
바이러스
백혈구도 림파구
바이러스 세포 내 인터페론 ← 합성 = V.C의 필요

여러 종의 CDK 사이클

암에 대항하는 제암제에 의한 부작용을 억제
세포에 감염되면 세포 내의 V.C를 감소시켜 원래 상태로 회복

암을 극복하는 보효소

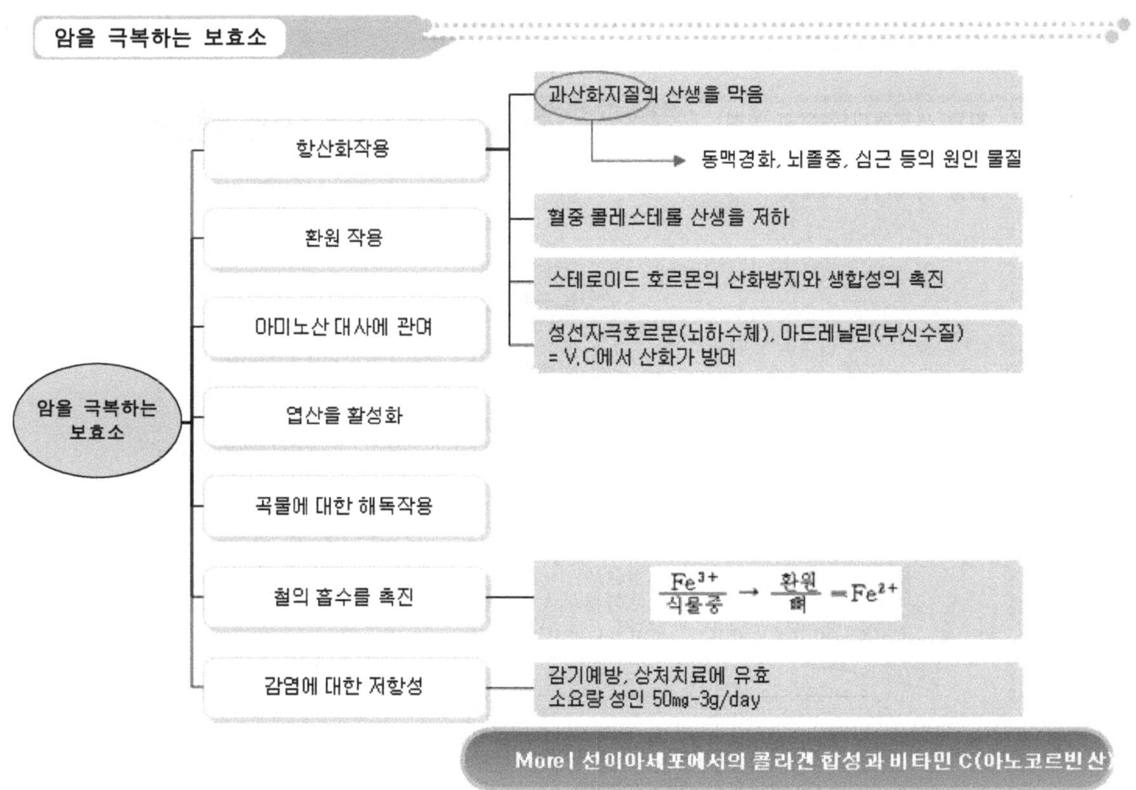

More | 선이아세포에서의 콜라겐 합성과 비타민 C(아노코르빈산)

Ⅲ. 학습정리

(1) 암과 세포생리(유전자 레벨)로는 몸과 기관, 조직, 세포 등이 분자 레벨에서 DNA의 변화에 의해 cancer(암)을 유발하고 세포가 규칙적이면 정상세포이고, 불규칙적(DNA의 변화)이면 암이 진전되었다고 말할 수 있다.

(2) 세포의 이상(cancer cell)은 정상 세포가(증식 → 집합 → 배열 → 제어 → 분화 → 운동성) 조직화 되어 있다. 암은 무한한 증식, 이상의 배열, 미분화, 침투(조직)에 전이, 유독성 단백질을 생성(체중 감소)한다.

(3) 암 세포막의 변화(막 성분의 합성저하), 당지질의 합성 불능, 새로운 막 성분의 출현(염기배열이 변한다), 접촉반응의 소실(자기 제어성 물질의 생성), glycolipid 부분의 구조변화 → 배치의 변동, 세포간 물질 생성의 저하, 막 단백질(인산화 효소의 출현)

(4) 시그날 전달에 의한 암 유전자 산물은 증식인자 수용체, 세포막, 핵, 시그날 전달계에 의해 세포증식과 억제작용을 하고, 시그날 전달계의 기능에 의해 단백질 발현의 이상

(5) Rb와 p53 단백질 암억제 유전자 산물로 세포주기, 특히 G1/S기의 조절에 의해 일어난다.

(6) 시그날 전달연구에 있어서 RNA 종양 바이러스의 암 유전자 산물은 DNA 종양 바이러스와 암 유전자 산물이 Rb와 p53이 상호작용 하여 암 억제 유전자 산물에 의해 세포주기의 조절과 발암을 억제하고 인간 암에 있어서의 암 유전자에 의한 이상이 암화를 추진한다.

(7) 암 억제 유전자의 단배질인 p53은 증식억제 단백질의 발현을 유도하고 CDK 인히비터인 p21의 발현을 유도하고 세포를 G1기에서 정지시킨다. 암 억제 단백질 p53과 pRB가 CDK 인히비터를 통하여 세포주기를 제어한다.

제 12 장

우리나라 대표적 식생활 식자재의 우수성과 건강

Ⅰ. 학습목표

1. 옥수수의 영양과 생리효과
2. 밀, 수수, 배추, 고추, 양파, 무, 마늘 등의 생리효과
3. 한국적 식자재

Ⅱ. 학습내용

1. 옥수수

1.1 옥수수의 영양과 성분

항산화 성분이 많으면 노화, 암, 심장병 등의 예방에 좋다. 주성분은 당질(70%). 대부분은 질이 뛰어난 녹말이다. 그러나 단백질(약 12%)의 질은 떨어지는 것으로 평가된다. 반드시 음식을 통해 공급받아야 하는 필수 아미노산 두 가지(트립토판, 라이신)가 거의 없기 때문이다. 게다가 비타민 B군의 하나인 나이아신의 함량이 적어 옥수수를 주식으로 하는 나라에선 펠라그라(손발, 목, 얼굴 등의 홍반(紅斑), 신경장애, 위장장애 발생)라는 질환 발생률이 높다. 따라서 옥수수를 주식으로 하려면 우유, 고기, 달걀 등과 함께 먹어야 한다.

중약(中藥)대사전엔 옥수수는 혈당을 낮춰 당뇨병 환자에게 효과적이며 혈압, 콜레스테롤 등을 떨어뜨려 성인병 예방에 도움이 된다고 쓰여 있다. 100g당 열량(가루 기준)은 쌀, 보리와 비슷한 360kcal 가량으로 높은 편이다. 특히 콘칩, 팝콘의 열량은

각각 539, 503kcal나 되어 '다이어트의 적'으로 통한다.

한방에선 수염을 주로 이용한다. 『방약합편』이란 국내 한의서엔 소변이 찔금거리며 잘 안 나올 때 이뇨제로 옥수수 수염이 효과적」이라고 기술되어 있다. 잘 말려 하루 5～ 10g씩 달여 마신다. 급성 위염. 신장염. 임신부 부종(浮腫)에도 좋다는 평가가 있다.

옥수수의 주성분은 탄수화물인데 대부분이 녹말이며, 포도당이 조금 들어 있다. 단백질은 옥수수 알갱이의 겉껍질 부분에 있는 각질층에 많고 속에는 적다. 이 단백질을 구성하는 아미노산이 많으나 필수 아미노산인 트립토판과 라이신이 거의 안 들어 있어 영양가가 떨어지며, 비타민 B 복합체의 하나인 나이아신의 함량이 적다. 옥수수를 주식으로 하는 사람들은 얼굴과 손 등에 나타나는 피부염인 펠라그라라는 병에 걸리게 된다. 때문에 다른 단백질을 공급하지 않으면 발육도 제대로 안 되어 성장이 멎게 된다.

씨눈에는 지질이 265 정도 들어 있고, 팔리틴산이 75 정도로 콩기름과 비슷하다. 신경조직에 필요한 레시틴이 1.5%, 비타민 E(토코페롤)가 100mg이나 들어 있다. 이 비타민 E는 피부의 건조와 노화를 막으며, 습진 등에 대한 피부의 저항력을 높이는 작용이 있다. 피부 미용에 좋다고 크게 선전되는 값비싼 토코페롤을 사먹을 필요 없이 옥수수기름인 콘오일을 많이 먹는 것이 현명한 방법이다.

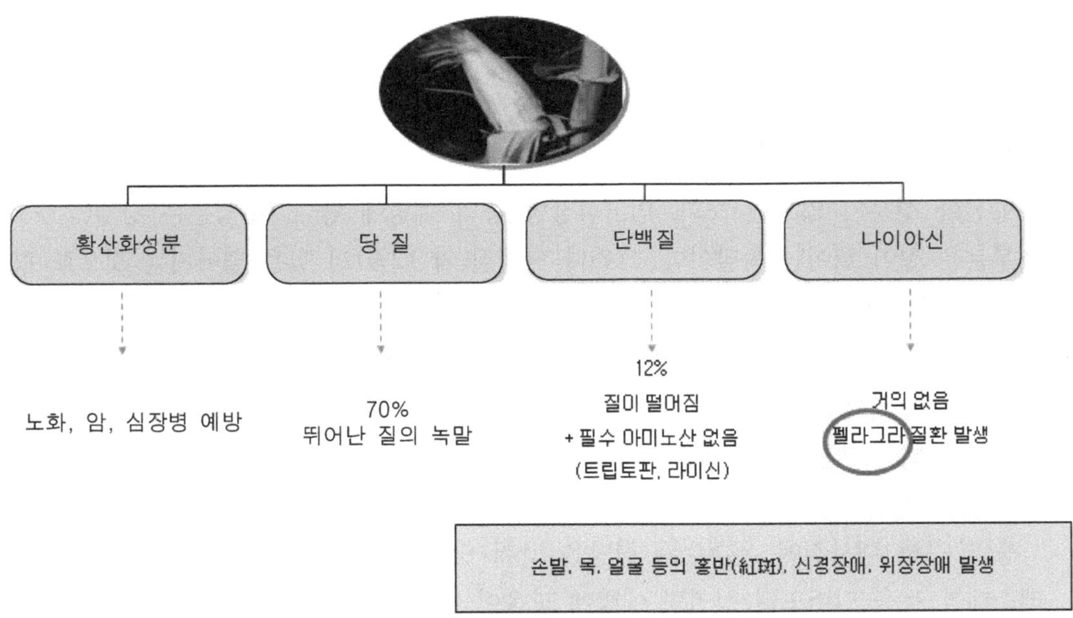

〈주성분〉

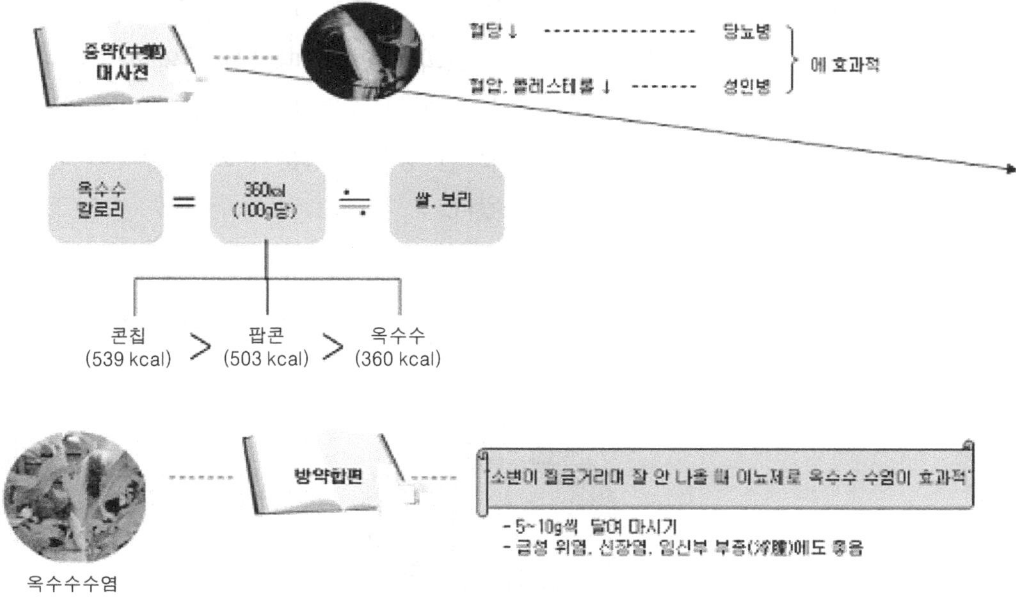

〈옥수수의 영양과 성분〉

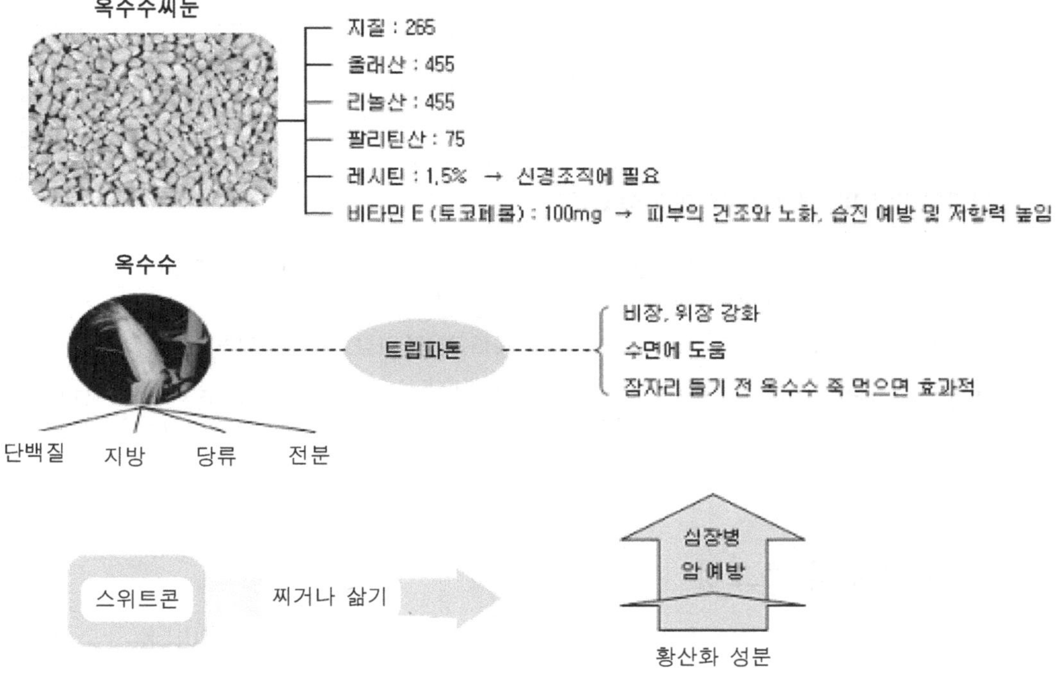

옥수수에는 단백질, 지방, 당류, 전분 등 다양한 영양성분이 함유돼 있다. 특히 옥수수에는 풍부한 트립토판을 함유하고 있다. 이 성분은 비장을 튼튼하게 하고, 위장을 편안하게 하며, 잠을 편하게 자게 하는 효과가 있다. 따라서 저녁식사 때나 잠자리에 들기 전 옥수수 죽을 먹으면 잠을 잘 자게 하는 효과가 있다. 단맛이 나는 옥수수의 일종인 스위트 콘을 찌거나 삶아 먹으면 항산화 성분이 크게 증가해 심장병과 암 예방에 도움이 된다는 연구결과가 나왔다.

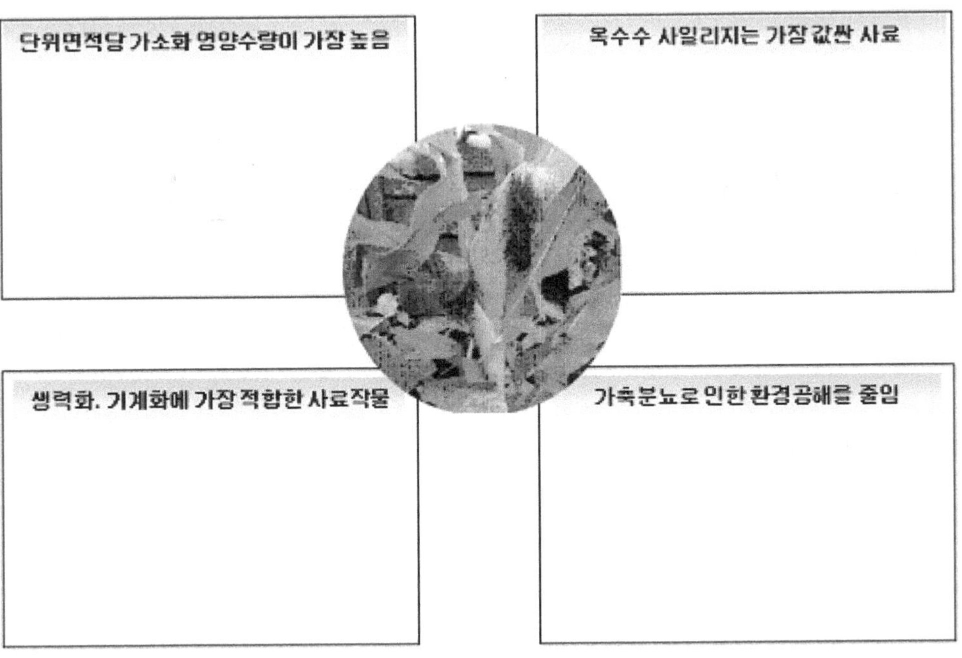

단위면적당 가소화 영양수량이 가장 높음

옥수수 사일리지는 여타 사일리지와 달리 사일리지 건물중 약 50%는 알곡이며 나머지 50%가 잎과 줄기로 구성되어 있기 때문에 사료가치가 매우 높은 조사료입니다.

단위면적당 가소화영양소총량 (TDN)을 사료작물별로 비교하면 가장 많이 사용되는 조사료입니다.

즉 옥수수는 ha당 TDN 수량이 100%(12,086 kg)로 가장 높으며 수단그라스계 잡종은 82%(9948kg)이 되어 18%나 낮았습니다. 따라서 우리나라와 같이 경지면적이 좁은 실정에서 옥수수는 가장 유리한 사료작물이라고 할 수 있습니다.

1.2 옥수수의 중요성

(1) 옥수수는 단위 면적당 가소화 영양 수량이 가장 높은 사료작물이다.

옥수수 사일리지는 여타 사일리지와 달리 사일리지 건물 중 약 50%는 알곡이며, 나머지 50%가 잎과 줄기로 구성되어 있기 때문에 사료가치가 매우 높은 조사료이다. 단위 면적당 가소화영양소총량(TDN)을 사료작물별로 비교하면 가장 많이 사용되는 조사료이다. 따라서 우리나라와 같이 경지면적이 좁은 실정에서 옥수수는 가장 유리한 사료작물이라고 할 수 있다.

옥수수 사일리지는 가장 값싼 사료

•옥수수 사일리지는 배합사료와 조사료를 통틀어 가장 경제적인 사료임
•농가에서 확보할 수 있는 사료별 kg당 가격을 비교할 때 옥수수는 가장 값싼 사료임
•사료포의 땅값을 평당 평균 25,000원(임차시 평당 840원)으로 계산할 때 옥수수의 TDN kg당 생산비는 187원으로 다른 어떤 사료작물보다 낮으며 배합사료의 262원 보다도 약 40%가 쌈

생력화. 기계화에 가장 적합한 사료작물

•옥수수는 파종, 시비, 관리, 수확 및 사일리지의 조제 이용에 있어 다른 어느 사료작물 보다도 생력화와 기계화가 적합한 작물
•옥수수를 재배하여 사일리지로 제조 이용하는 것은 수단그라스 같은 사료작물을 재배하여 청예로 이용할 때보다 노동생산성이 두 배 이상 향상되는 것으로 알려져 있음
•기계화를 통해 농촌의 노동력 부족 현상을 극복하고 적기파종, 적기수확을 통한 조사료의 품질과 생산성 향상을 위해서도 옥수수는 가장 알맞는 사료 작물이 될 것임

가축분뇨로 인한 환경공해를 줄임

•옥수수는 가축의 분뇨를 가장 잘 이용할 수 있는 작물
•옥수수는 다비성작물로서 연간 ha당 50M/T이상의 퇴비를 이용할 수 있으며 이러한 관점에서 가축분뇨로 인한 환경문제를 해소하고 화학비료로 인한 토양 산성화 방지와 비료대 및 사료생산비의 절감효과를 거둘 수 있는 작물

(2) 옥수수 사일리지는 가장 값싼 사료이다.

옥수수 사일리지는 배합사료와 조사료를 통틀어 가장 경제적인 사료이다. 농가에서 확보할 수 있는 사료별 kg당 가격을 비교할 때 옥수수는 가장 값싼 사료이다.

(3) 옥수수는 생력화·기계화에 가장 적합한 사료작물이다.

(4) 가축분뇨로 인한 환경공해를 줄일 수 있다.

옥수수는 가축의 분뇨를 가장 잘 이용할 수 있는 작물이다. 이러한 관점에서 가축분뇨로 인한 환경문제를 해소하고, 화학비료로 인한 토양 산성화 방지와 비료대 및 사료 생산비의 절감효과를 거둘 수 있는 작물이다.

2. 밀의 기능성

2.1 밀의 영양과 기능성 토코페롤

1. 미국에서 밀의 배아 속에 들어있는 성분을 연구한 결과 생식능력과 관계되는 성분을 분리하여 "토코페롤"이라 불렀다. 이 토코페롤은 생식능력과 관계가 있을 뿐만 아니라 사람의 노화를 방지하는 효과가 있다

2. 비타민 E는 혈액의 응고를 방지하고 혈전 등이나 암의 원인이 되는 체내의 산화작용을 억제함으로써 성인병을 예방하고 노화를 방지한다. 이러한 비타민 E는 밀의 배아에 많이 들어있다. 따라서 우리가 먹고 있는 통 밀쌀은 최상의 자연건강식품이라고 할 수 있다.

3. 글루텐 밀가루는 글루텐의 양과 질에 따라 밀가루의 질을 구별하고 가공 용도가 달라지게 된다. 대체로 글루텐을 형성하는 단백질이 많은 강력분은 제빵용으로 이용하고, 중력분은 국수류로 그리고 박력분은 과자, 케익, 튀김용으로 많이 이용하고 있다. 우리나라에서 생산되는 밀은 대부분 연질밀이므로 국수용으로 적합하다.

4. 지질 밀가루는 지질도 쌀에 비해 많아서 100g당 2.9g이 함유되어 있고 칼슘, 인, 철분 쌀보다 훨씬 많이 들어 있다. 밀가루의 산도는 무기질의 50% 이상을 차지하고 있는 인산화물에 의한 것인데, 위산과다증이 있는 사람이 밀가루 음식을 먹으면 생목이 오르고 소화 잘 되지 않는 이유가 되고 있다. 단백질을 구성하고 있는 아미노산은 글루탐산, 프롤린이 많은 편이나 트레오닌, S-함유 아미노산은 적고 특히 라이

신(lysine)이 아미노산으로 영양가치가 좋지 않아 이를 동물성 단백질 등으로 강화시켜주어야 한다.

2.2 우리밀의 영양학적 특성

밀은 보리와 함께 세계에서 가장 오래된 작물의 하나로서 신석기시대의 유적에서 발견되며, 우리나라에서도 오래된 작물로서 신라, 백제시대의 유적 등에서 발견된다.

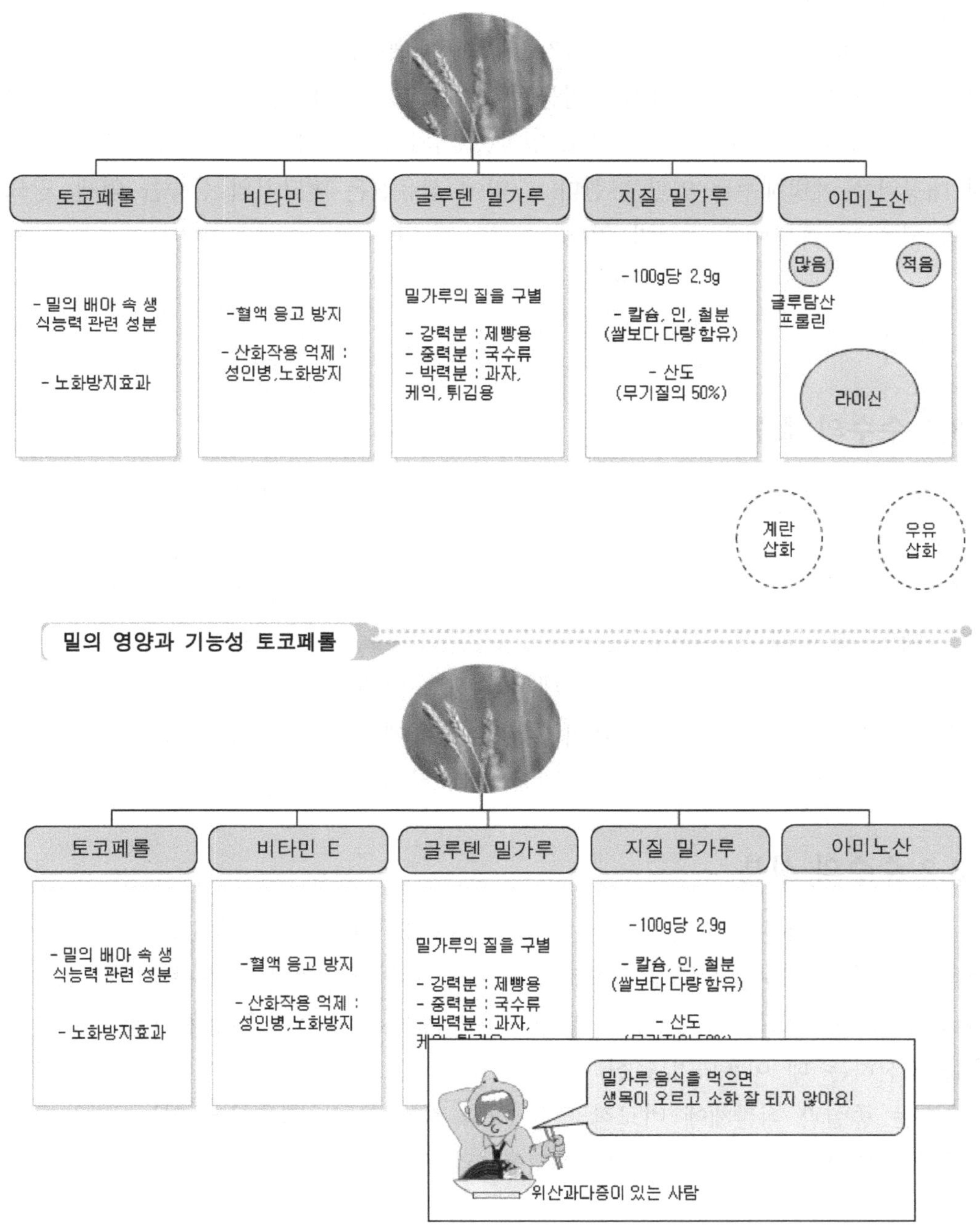

2.3 밀기울

밀기울이 변비를 없앰과 동시에 치질, 게실증 그리고 결장암의 발병 기회를 대폭 줄인다고 알려져 있다. 실제로 변비, 비만, 당뇨병 등은 밀기울과 같은 섬유질 섭취량이 적은 식생활과도 관련이 있다.

2.4 섬유질

섬유질은 수분을 많이 함유하고 있기 때문에 배변량을 증가시킨다. 이와 함께 변이 대장을 통과하는 시간도 짧아져 발암물질이 대장의 점막에 접촉할 기회가 줄어들 뿐만 아니라 섬유질이 대장내 세균에도 영향을 끼쳐 발암성 물질의 작용을 억제함으로써 대장암을 예방해주는 역할을 한다. 그밖에 섬유질은 혈당치의 상승을 억제, 당뇨병의 치료 및 예방에도 효과가 있다.

3. 수 수

3.1 수수의 효능

위장통에는 수수쌀을 씻은 뜨물을 받아 따끈하게 데워서 마신다.

① 구토, 위장통, 식은땀, 종창 곪은 데, 전신수종, 골병 등에 효과가 있다.
② 태아 이상, 난산 예상 때에는 뿌리를 태워 가루 내어 백비탕이나 술에 두 돈씩 매일 세 차례 복용한다.
③ 위장통에는 수수 씻은 뜨물을 데워 수시로 양껏 마신다.
④ 종창에는 검게 볶아 가루 내어 계란 흰자위에 개어 종기나 상처 위에 바른다.
⑤ 산후 하혈에는 수수대공 속을 태워 물에 타서 마신다.

3.2 수수의 성분

10% 수수로 만든 맥주의 색깔은 연한 분홍색을 띤다. 100% 수수로 만든 맥주는 색깔이 검어지고 품질이 좋지 않으므로 65%의 수수와 밀가루, 옥수수가루를 첨가하여 만든다. 탄닌 또는 폴리페놀을 많이 함유하고 있는 수수는 공업용 전분이나 알코올을 생산하는 데 이용되기도 한다.

수수는 종실과 식물체에 비교적 많은 양의 폴리페놀을 함유하고 있는 벼과 식물 중에서는 특이한 작물이다. 수수의 폴리페놀과 탄닌은 단백질의 소화를 떨어뜨려 가

〈수수의 성능〉

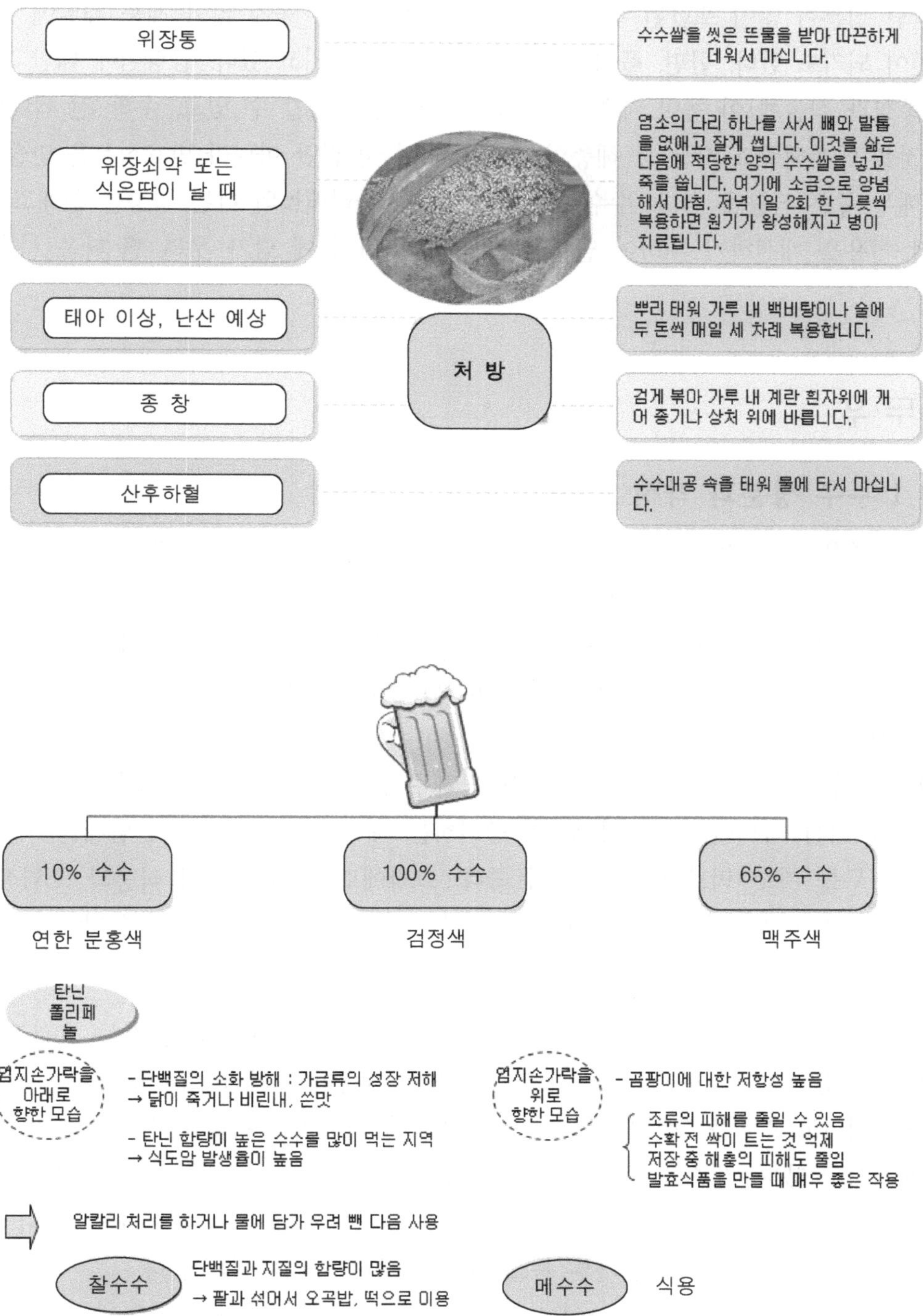
위장통
수수쌀을 씻은 뜬물을 받아 따끈하게 데워서 마십니다.
위장쇠약 또는 식은땀이 날 때
염소의 다리 하나를 사서 뼈와 발톱을 없애고 잘게 썹니다. 이것을 삶은 다음에 적당한 양의 수수쌀을 넣고 죽을 쑵니다. 여기에 소금으로 양념해서 아침, 저녁 1일 2회 한 그릇씩 복용하면 원기가 왕성해지고 병이 치료됩니다.
태아 이상, 난산 예상
뿌리 태워 가루 내 백비탕이나 술에 두 돈씩 매일 세 차례 복용합니다.
처 방
종 창
검게 볶아 가루 내 계란 흰자위에 개어 종기나 상처 위에 바릅니다.
산후하혈
수수대공 속을 태워 물에 타서 마십니다.
10% 수수
100% 수수
65% 수수
연한 분홍색
검정색
맥주색
탄닌 폴리페놀
엄지손가락을 아래로 향한 모습
- 단백질의 소화 방해 : 가금류의 성장 저해
→ 닭이 죽거나 비린내, 쓴맛
- 탄닌 함량이 높은 수수를 많이 먹는 지역
→ 식도암 발생율이 높음
엄지손가락을 위로 향한 모습
- 곰팡이에 대한 저항성 높음
조류의 피해를 줄일 수 있음
수확 전 싹이 트는 것 억제
저장 중 해충의 피해도 줄임
발효식품을 만들 때 매우 좋은 작용
알칼리 처리를 하거나 물에 담가 우려 뺀 다음 사용
찰수수
단백질과 지질의 함량이 많음
→ 팥과 섞어서 오곡밥, 떡으로 이용
메수수
식용

금류의 성장을 저해한다. 심하면 닭이 죽거나 닭고기에서 비린내가 나거나 쓴맛이 나게 되며, 탄닌 함량이 높은 수수를 많이 먹는 지역에서는 식도암 발생률이 높다.

탄닌 성분이 많이 포함된 수수로 만든 제품은 색상이 좋지 않아 제품 개발에 장해요인이 되기도 한다. 한편, 폴리페놀은 이로운 점도 가지고 있다. 곰팡이에 대한 저항성(종실과 식물체)이 높아 새와 같은 조류의 피해를 줄일 수 있고, 수확 전 싹이 트는 것을 억제해주고 저장 중 해충의 피해도 줄여 줄 뿐만 아니라 발효식품을 만들 때는 매우 좋은 작용을 한다. 수수 음식을 만들 때 폴리페놀의 나쁜 영향을 없애고, 단백질 이용을 개선하기 위하여 알칼리처리를 하거나 물에 담가 우려 뺀 다음 사용한다.

4. 무 우

4.1 무우 성분과 약성

무는 즙을 내어 먹으면 지해(址咳), 지혈(地血)과 소독, 해열이 된다. 삶아서 먹으면 담증을 없애 주고 식적(食積)을 제거하여 준다. 무는 잘 알려진 바와 같이 디아스타제 같은 전분 소화효소를 비롯해서 단백질 분해효소도 가지고 있어서 우리 몸속에서 소화작용을 돕는 좋은 식품이다. 고기나 생선회를 먹을 때 무와 같이 먹거나 무즙을 내서 여기에 찍어 먹으면 좋다.

또한 무즙은 담을 삭여주는 거담작용을 해주기 때문에 감기에 걸렸을 때 엿을 넣고 즙을 내서 먹으면 좋고, 니코틴을 중화하는 해독작용이 있으므로 담배를 피우는 사람은 무를 자주 먹도록 하는 것이 좋다. 그밖에도 노폐물 제거 작용과 소염작용, 또 이뇨작용이 있어서 혈압을 내려 주며, 담석을 용해하는 효능이 있어 담석증을 예방해 주기도 한다.

『본초강목』 등의 기록을 보면 무 생즙은 소화를 촉진시키고 독을 푸는 효과가 있으며, 오장을 이롭게 하고 몸을 가볍게 하면서 살결이 고와진다고 했다. 또 무즙은 담을 제거하고 기침을 그치게 하는가 하면 각혈을 다스리고 속을 따뜻하게 하며 빈혈을 보한다고 했다. 생즙을 마시면 설사를 다스린다는 기록도 있다. 무는 날것으로 먹으면 갈증이 멎고 음식이 잘 소화되며 기분이 상쾌해진다. 무는 대소변을 잘 나오게 하며 술의 독을 풀어주고 밀가루 독을 해독해 주며 가래를 삭혀준다.

당뇨병과 이질의 치료에도 쓰이고 코피를 흘리거나 피를 토하는데도 효과가 있다. 영양소는 비타민 C, 철, 식이섬유 등이며, 갈아 먹을 때는 비타민 C가 시간이 지남에 따라 점점 감소한다. 갈고 나서 곧바로 식초를 넣으면 비타민 C도 파괴되지 않고 매운 맛도 부드럽다. 그 외 전분의 소화 효소인 아밀라제가 함유되어 있어서 전분식품의 소화를 돕는다. 일본식 떡국에 무를 넣거나 무를 떡에 넣어 먹는 것은 선인의 지혜라고 할 수 있다

〈무 성분과 약성〉

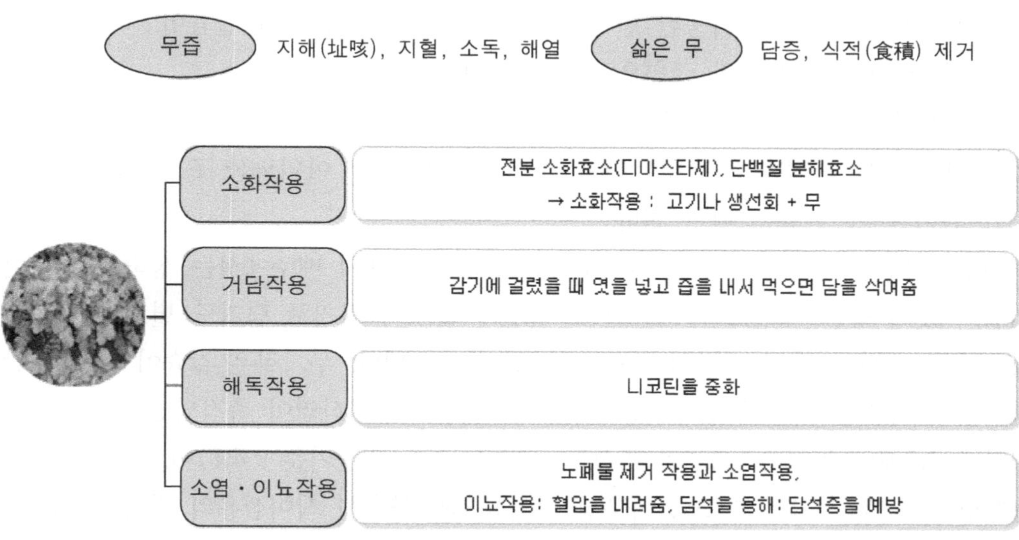

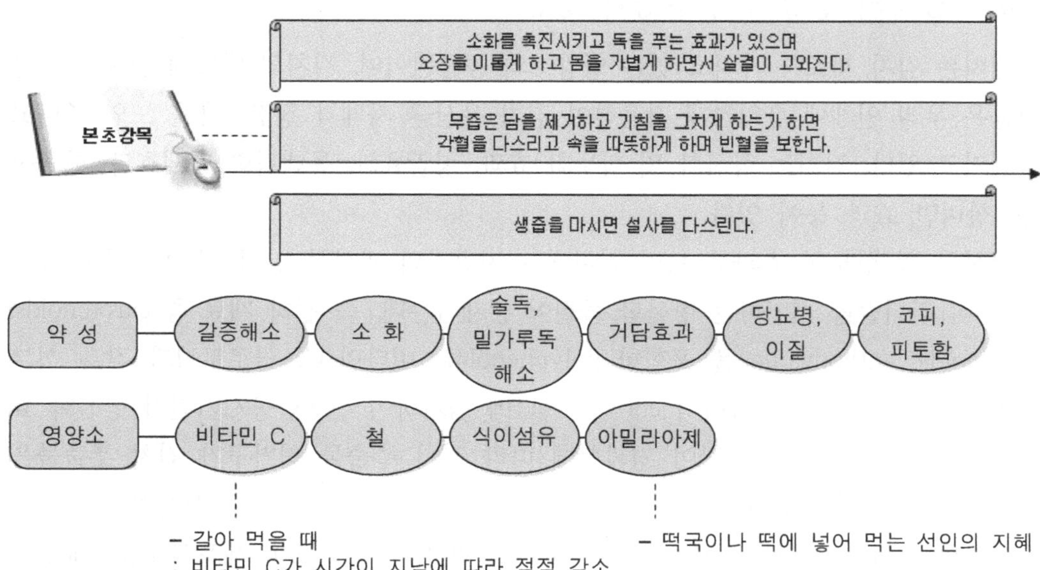

- 갈아 먹을 때
: 비타민 C가 시간이 지남에 따라 점점 감소
- 갈고 나서 곧바로 식초를 넣으면
비타민 C도 파괴되지 않고 매운맛도
부드러워짐

- 떡국이나 떡에 넣어 먹는 선인의 지혜

5. 배 추

5.1 배추의 식품으로서의 특징

배추는 100g당 14kcal 밖에 열량을 내지 못하므로 에너지원으로서 가치는 적으나, 섬유질이 풍부하고 비타민 A와 비타민 C가 28mg 들어 있는데, 이들은 특히 녹엽부에 많으므로 푸른 잎을 가능한 한 제거하지 말아야 한다. 또한 칼슘이 70mg, 인이 63mg 들어 있어서 무기질 급원으로도 중요하다.

배추의 주요 성분은 수분 94.7%, 당질 2.6%, 섬유소 0.7%, 단백질 1.3%로서 배추의 조단백질은 그 절반 이상이 비단백질이다. 순단백질은 아미노산 조성으로 보아 우수한 편이나 그 함량이 너무 적다.

배추 중의 비타민 C 함량은 64.6mg이며, 동일 개체의 배추에서는 성숙이 완전한 외엽이 맛이 좋은 내엽보다 비타민 C 함량이 많으며 김치로 담가도 별로 손실되지 않는다. 그러나 데치면 비타민 C의 약 절반이 소실된다. 무기질은 칼슘이 많으며 칼륨, 염소, 나트륨도 들어 있다. 배추에는 1,572ppm의 질산염이 축적되었는데 줄기가 잎보다 2.5배나 높았다. 배추의 조섬유 함량은 0.5%(건량기준 9.4%)이고, 총 식이섬유함량은 1.2%(22.0%)였으며, 가용성 식이섬유와 불용성 식이섬유의 비율은 1 : 2이다.

5.2 김치의 영양적 우수성과 성분

김치는 김치 재료가 가지고 있는 영양소의 공급원이며, 김치의 발효에 관여하는 유산균은 우리 인체에 유익하게 작용하여 김치 유산균 자체가 정장작용을 도와 준다고 알려지고 있다. 김치는 항산화 및 항노화 효과, 항암효과, 동맥경화 억제효과, 항균작용, 항비만 효과 등이 있다.

항산화 및 항노화 효과를 보면 김치에는 지방질의 과산화 방지 및 활성산소 종이나 유리 라디칼을 제거하는 항산화 물질이 존재하는데, 즉 김치 재료 중 carotenoids, flavonoids, anthocyanins을 포함한 polyphenol류, 비타민 C, 클로로필과 같은 성분들이다. 김치를 용매 추출하여 linoleic acid에 첨가하여 산화반응시키면서 항산화 효과를 조사한 결과, 반응시간이 경과함에 따라 김치 추출물 첨가구가 김치 추출물을 첨가하지 않은 대조구에 비하여 과산화물 생성 저해 효과가 크게 나타났다.

항노화 효과를 보면, 김치의 용매 추출물로 피부의 주요 표피 세포인 keratinocyte를 인위적으로 자극을 주었을 때 김치 추출물들의 세포독성 완화 효과를 보였다고 하였으며, 김치를 섭취한 hairless mouse와 김치를 섭취하지 않은 대조구간의 피부표피 두께에는 차이가 있었다. 즉 김치를 섭취한 쥐의 피부 두께가 두껍고 피부 각질층이 얇았다고 보고하였다.

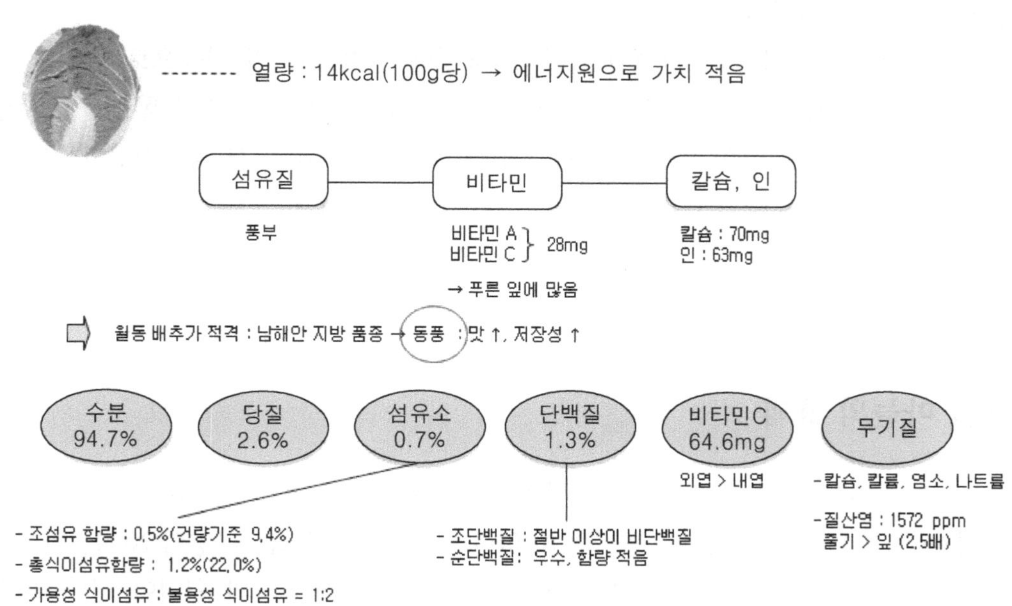

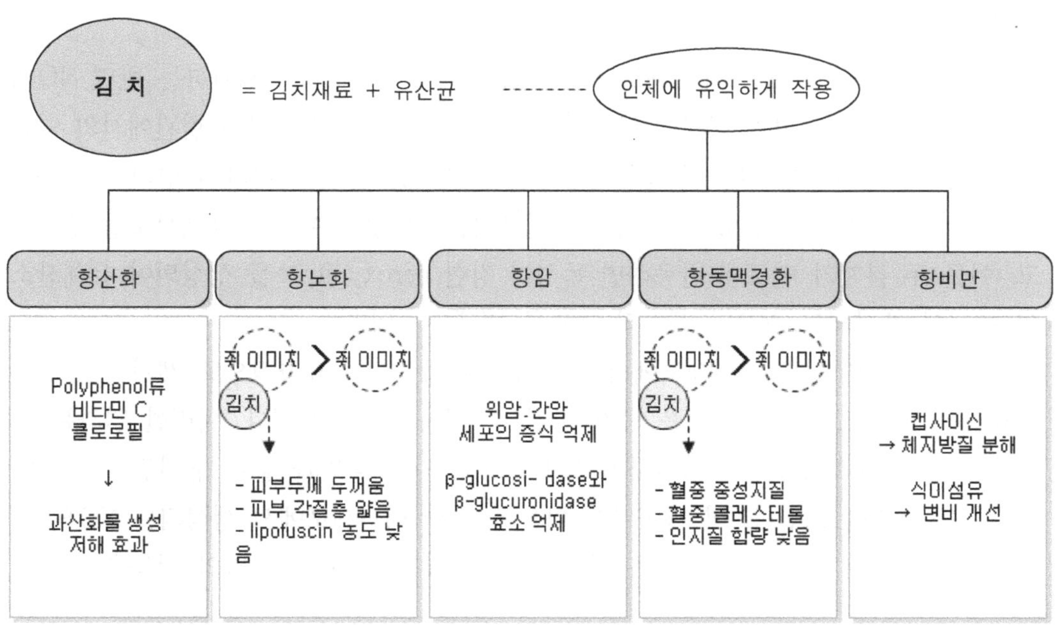

김치의 항암효과에 대해서는 최근 연구가 급속히 진행되고 있는데, 김치 추출물이 위암, 간암 세포의 증식을 억제한다는 연구 보고와 대장 내 김치 유산균이 발암성 전구물질을 발암성 물질로 전환시키는 β-glucosidase와 β-glucuronidase와 같은 효소를 억제시킨다고 하였다.

또한 콜레스테롤 수치와 관련된 항동맥경화성에 관한 김치의 기능으로 김치를 먹인 쥐와 먹이지 않은 쥐의 혈중 중성지질, 혈중 콜레스테롤 및 인지질 함량을 조사한 결과, 김치를 섭취한 군이 이들의 수치가 현저하게 낮게 나타나서 항동맥경화성이 있는 것으로 나타났다.

6. 마 늘

6.1 마늘의 효과

1. 생마늘 추출물은 활성화 된 간세포와 대식세포에서 생성되는 NO(항산화효과)를 억제할 수 있는 기능이 있음을 확인하였다. 간에서 생성되는 다량의 NO는 간세포의 사멸을 유도하여 간 기능을 저해함은 물론 간경화 및 간암의 원인이 된다. 또한 혈간에 침윤된 대식세포가 다량의 NO을 생성하면 혈관 내피세포의 사멸을 유도하여 동맥경화의 원인이 된다. 따라서 과량으로 생성되는 NO을 효과적으로 억제하면 이들 질병의 예방은 물론 치료도 가능하다.

2. 마늘 추출물은 혈관 내피세포로부터 생성되는 유해산소를 제거하는 반면 NO의 활성을 증가시킨다. 혈관 내피세포는 적은 양이지만 NO를 생성하여 혈관에서의 염증반응을 억제하거나 손상된 혈관의 손상치유를 촉진할 뿐만 아니라 남성의 성기능을 향상하는 것으로 알려져 있다. 그러나 혈관에서는 NO뿐만 아니라 유해산소를 생성하고, 이들 두 분자가 빠르게 반응하면 독성이 강한 peroxynitrite를 생성되어 유해산소의 독성이 증가되고, NO의 생리적 효과를 없앨 수 있다.

마늘 추출물은 혈관 내피세포에서 생성되는 유해산소를 효과적으로 제거하는 항산화효과를 보였고, NO의 활성을 증가 시킬 수 있음을 확인하였다. 이러한 결과는 마늘 추출물이 혈관기능을 활성화하여 동맥경화증 및 관절염과 같은 혈관질환의 예방이나 치료효과를 보인다. 더 나아가서 마늘은 혈관 내피세포에서 생성되는 NO의 활성도를 증가시켜 남성의 성기능을 향상시킬 수 있는 천연비아그라의 기능을 한다.

〈마늘의 효능〉

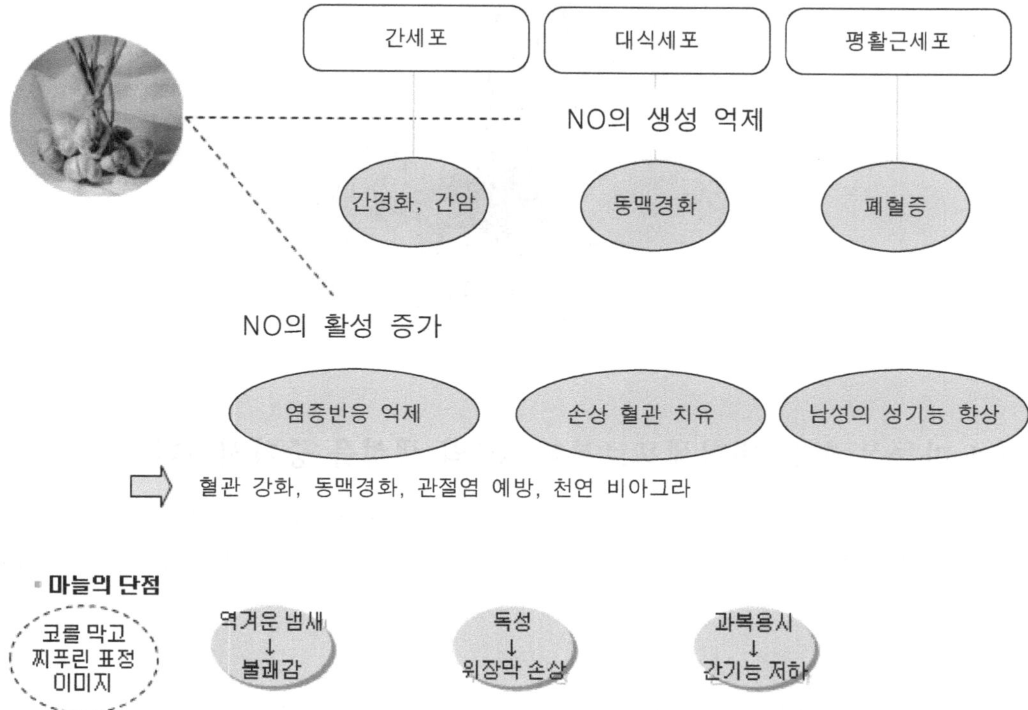

6.2 마늘 추출물에서의 항산화 효과

우리 몸에서 생산되는 유해산소는 세포나 장기를 손상시키고 암과 같은 질병을 일으키는 원인이 되고 있다. 마늘 추출물은 이러한 유해산소를 효과적으로 제거하여 세포의 손상을 억제할 수 있는 효과가 있음을 확인하였다. 이러한 마늘효과는 암의 발생, 노화 및 염증반응을 효과적으로 예방할 수 있는 천연 건강식품임을 입증한다. 그러나 생마늘은 역겨운 냄새가 있어 복용 후 상대방에게 불쾌감을 주고, 독성이 있어 위 점막을 손상하여 위장장애를 일으키기도 하고, 과복용시 간 기능을 저하시킬 수도 있다.

6.3 마늘은 대식세포, 간(肝)세포 그리고 평활근 세포로부터 NO의 생성을 억제한다.

폐혈증과 같은 병리적 환경에서 유도성으로 생성되는 과량의 NO는 세포독성을 나타냄이 잘 알려져 있다.

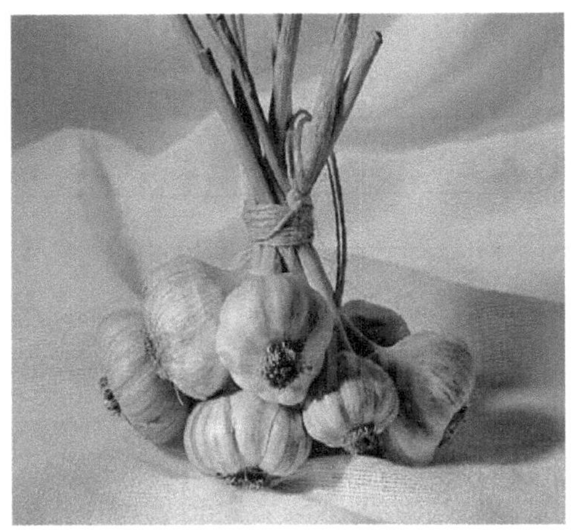

6.4 마늘은 혈관 내피세포로부터 NO의 생성을 증가시킨다.

혈관 내피세포로부터 생성되는 적은 양의 NO는 혈관에서의 염증반응을 억제하고, 손상된 혈관을 재생시키고, 혈압을 낮추며, 남성의 성기능을 향상하는 것으로 알려져 있다.

6.5 마늘 효능의 실험방법

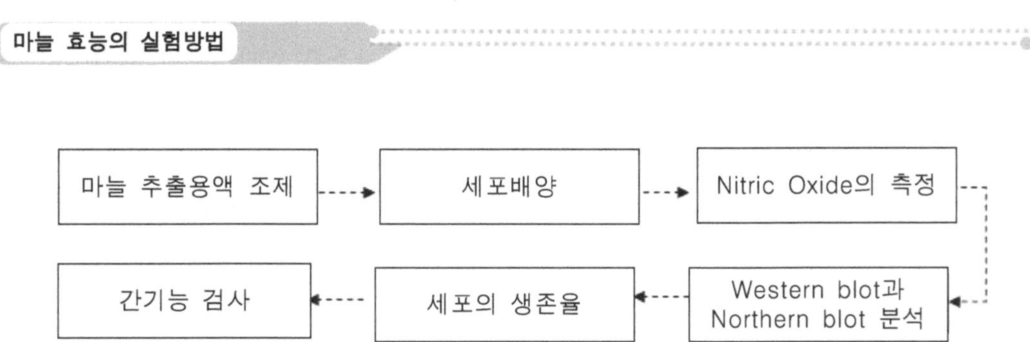

마늘 추출용액 조제	•육종 토정마늘의 껍질을 제거하고 증류수로 세척한 후 마늘을 바깥 부분을 멸균된 수술용 칼로 제거 •준비된 마늘을 멸균된 mixer기로 갈고20,000xg로 원심 분리하여 상등 액을 회수하여 생마늘 추출원액으로 이용하였음 •구운마늘의 경우 MDEM배지를 첨가하여 10%의 마늘 추출액을 만든 후 20,000xg에서 원심 분리하여 상등 액을 10% 구운마늘의 10% 용액으로 이용하였음
세포배양	•대식세포는 기존에 알려진 RA W264.6 세포나, 생쥐의 복막으로부터 분리한 대식세포를 이용하였고 간세포와 평활근세포는 쥐(rat)의 간관 혈관으로부터 분리하였음
Nitric Oxide의 측정	•대식세포의 경우는 LPS(1ng/m1)혹은 Interferon-gamma(10U/m1) 를 처리하고 12~16시간 배양한 배양액에서 nitric oxide의 량을 측정하였고 간세포와 평활근세포는 LPS(100ng/m1), interferon- gamma(100u/m1), interleukin-1beta(100u/m1) 그리고 tumor necrosis factor-alpha(100u/m1) 를 처리하고 16시간 배양한 후 nitric oxide의 생성정도를 측정합니다. 내피세포의 경우에는 2M의 ionomycin와 0.5mM의 isobuty lmethylxanthine을 첨가하고 4시간 배양한 후 배양에 축적된 GMP의 량을 ELISA kit을 이용하여 측정하여 nitric oxide의 생성정도를 확인함 •nitric oxide의 생성량은 nitric oxide의 산화물인 nitrite를 측정하는 방법을 이용 •배양액(100μ1)를 혼합한 후 생성되는 적색의 강도를 분광광도계를 이용하여 550nm에서 측정합니다. 정확한 nitrite의 농도는 sodium nitrite의 표준용액을 이용한 표준곡선으로부터 계산
Western blot과 Northern blot 분석	•Northern을 위한 전체 mRNA는 RNAzol을 이용하여 분리 •20μg의 mRNA를 1% formadehyde 를 포함한 1% agarose gel상에서 분리하고 nylon막으로mRNA를 전달하고32P로 labelling한 iNOS 유전자의 cDNA probe를 이용하여 hybridization autoratiography로 확인 •mRNA의 정확한 량은 18S mRNA의 cDNA probe를 이용하여 측정 • Western blot을 이용하여 세포를 phosphate-buffered saline으로 현탁하고 액체질소를 합니다. mRNA막을 여러 번 세척한 후 iNOS mRNA의 발현정도를 이용한 얼림과 녹임을 3번 반복하여 세포를 파괴하였고 파괴된 세포용액을 10,000 xg에서 원심 분리한 후 세포 균질액을 얻음 •세포 균질액(40μg의 단백질)을 10% SDS-PAGE에서 분리하고 nitrocellulose막으로 이동시킨 후 5% non- fat 우유용액으로 blocking합니다. 이러한 막을 iNOS 항체와 horseradish peroxidase로 연결된 IgG의 항체를 이용하여 iNOS 단백질 량을 autoradiography를 이용하여 측정
세포의 생존율	•위 점막세포를 마늘 추출물이 포함된 배지에서 24시간 배양한 후 생존하고 있는 세포를 crystal violet 염색법을 이용하여 측정
간기능 검사	•생쥐에게 구운 마늘과 생마늘 추출액(40mg/kg)을 일주일간 투여하고 박테리아의 세포벽 성분인 lipopolysacc- haride(LPS15mg/kg)를 복막으로 투여하여 폐혈증을 유발 •12시간이 경과 한 후 혈액과 생리식염수로 perfusion한 간을 채취 •혈액은 2,000 xg에서 20분간 원심 분리하여 상등액을 얻고 간 손상에 의하여 방출된 alanine aminotransferase(ALT)의 활성도를 ALT측정 Kit(Sigma, Co)를 이용하여 측정 •간 조직(0.5g)에 0.5ml의 생리식염수를 첨가하고 균질액을 만들고 균질액 4ml(1mg/m1)를 0.4ml의 8.1%SDS, 150μ1 of 20% acetate beffer(pH 3.5), and 210 μ1 of 0.57% thiobarbituric acid(TBA buffer, made fresh)와 혼합하여 90℃에서 40분간 가열 •이들 용액을 2,000 xg에서 15분간 원심 분리하여 상등액을 얻고 상등액의 흡광도를 540nm에서 측정하고 지방산과산화물인malondialdehyde(MDA)의 농도를 extinction coefficient(1.78×105nmol of TBARS/g of protein)를 이용하여 계산

7. 양파

7.1 양파의 효능

양파(Onion)는 톡 쏘며 매운맛을 내는 황아알릴이 들어 있어 가열하거나 삶고 구우면 프로필엘캅탄으로 바뀌고 피루인산이 생성되어 매운맛은 없어지고 단맛이 나게 된다. 프로스타그란딘이라는 혈압강하제가 다량 함유되어 있다. 유황을 포함한 화합물이 혈액 중의 콜레스테롤을 조절하고, 발암 억제작용, 고지혈증, 동맥경화, 심근경색, 당뇨병에 효과가 있으며, 정신을 안정시키고, 수면을 유도하고, 감기나 천식치료에도 사용한다. 일반 성분으로는 대개 수분 90%, 당질이 약 8g, 단백질이 1.0g 함유되어 있다.

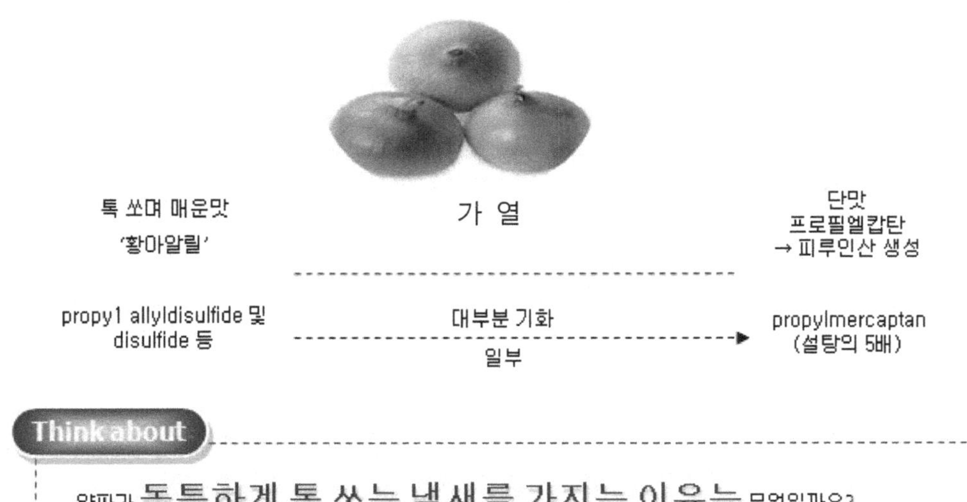

Think about

양파가 독특하게 톡 쏘는 냄새를 가지는 이유는 무엇일까요?

More | 양파의 톡 쏘는 냄새의 이유

독특하는 톡 쏘는 냄새가 나는 이유는 유황 성분 때문이다. 양파의 경우에는 이 alliin 대신 구성은 같고 구조만 다른 물질인 trans -(+)-S-(1-propenyl)-L-cysteine sulfoxide가 allinase에 의해 1-propone-sulfenic acid를 생성한 후 최루성이 강한 propanethial S-oxide로 바뀌는 작용을 한다.

trans -(+)-S-(1-propenyl)-L-cysteine sulfoxide가 allinase에 의해 1-propone- sulfenic acid를 생성

↓

최루성이 강한 propanethial S-oxide로 바뀌는 작용

칼륨, 칼슘, 철, 인, 나트륨 등 무기질, 식이섬유, 엽산도 풍부하며 비타민 C는 10~20mg이나 함유한 반면에 나트륨 함량이 낮으며 지방을 함유하고 있지 않다. 향기 성분으로는 매운맛 성분으로 propy1 allyldisulfide 및 disulfide 등 열을 가하면 기화되나 일부는 분해되어 설탕의 50배의 단맛을 내는 propylmercaptan을 형성한다. 독특하게 톡 쏘는 냄새를 가지는 이유는 유황 성분 때문이다.

양파의 경우에는 이 alliin 대신 구성은 같고 구조만 다른 물질인 trans -(+)-S-(1-propenyl)-L-cysteine sulfoxide가 allinase에 의해 1-propone- sulfenic acid를 생성한 후 최루성이강한 propanethial S-oxide로 바뀌는 작용을 한다.

양파에 존재하는 중요한 성분 중의 하나가 flavonoid 성분은 종류에 따라 kg당 0.06～1g 수준으로 포함되어 있다. 퀘르세틴(quercetin) 성분은 껍질에 주로 존재하며 강한 항산화 능력을 가지고 있어 유용한 성분으로 알려지고 있다. 색소 성분인 퀘르세틴은 고혈압 예방에 효과가 있으며, 혈액 속의 불필요한 지방과 콜레스테롤을 녹여 없앤다. 그 결과 동맥경화와 고지혈증은 물론 고혈압을 예방하고 치료한다.

〈양파의 효능〉

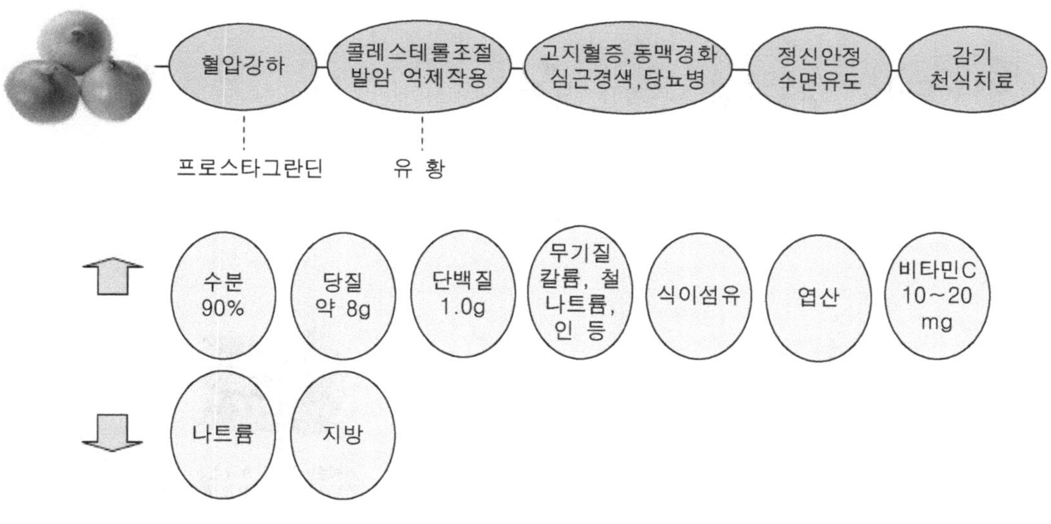

Flavonoid : 0,06-1g (kg당)
퀘르세틴(quercetin) : 껍질에 주로 존재, 항산화 능력, 색소성분
→ 고혈압 예방, 불필요한 지방과 콜레스테롤 제거 : 동맥경화와 고지혈증, 고혈압 예방 및 치료

〈고추의 효능〉

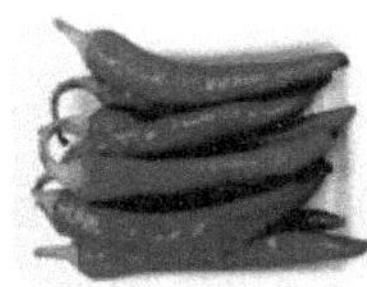

고추의 원산지는 볼리비아

종류
- 25종 ↑
- 보통고추(마니따, 청양고추 등 여러 품종이 있음), 꽈리고추, 피망(pimiento, 스페인 고추의 일종)

고추는 나무
- 원래 풀(草本)이 아니고 나무(木本)
- 열대지방인 볼리비아 : 여러해살이로 나무로 자람
- 우리나라 : 온실에서 다년간 키워 길게 줄기가 뻗어나 거기에 수많은 고추가 뒤룽뒤룽 매달린 사진

활용
- 김치, 깍두기, 나물, 고추장, 고추 장아찌, 고추씨 기름
- 풋고추, 가을 끝 고추, 고춧잎, 태양으로 말린 고춧가루
- 뿌리줄기 빼고는 다 먹음

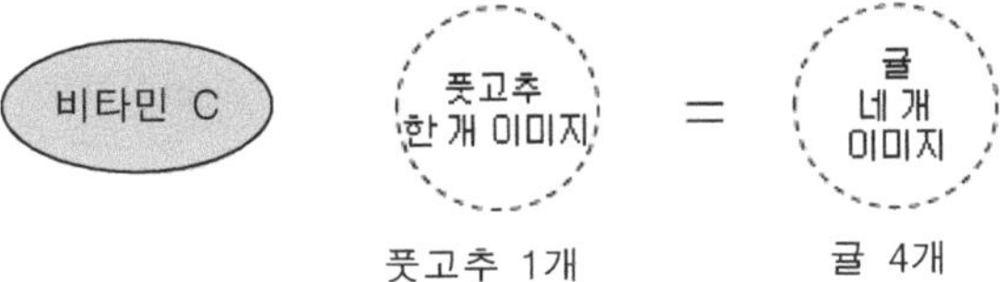

풋고추 1개 귤 4개

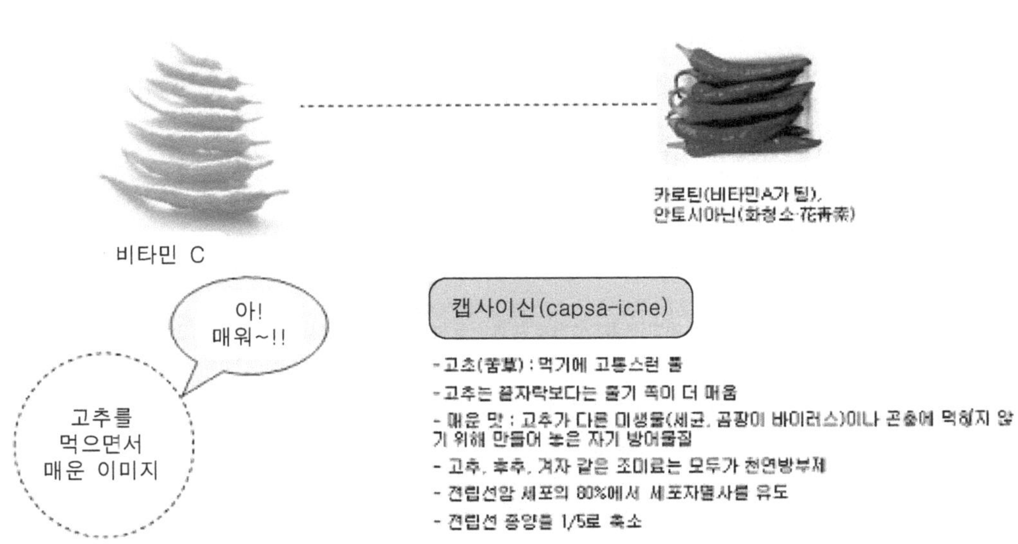

비타민 C

카로틴(비타민A가 됨),
안토시아닌(화청소·花靑素)

캡사이신(capsa-icne)
- 고초(苦草) : 먹기에 고통스런 풀
- 고추는 끝자락보다는 줄기 쪽이 더 매움
- 매운 맛 : 고추가 다른 미생물(세균, 곰팡이 바이러스)이나 곤충에 먹히지 않기 위해 만들어 놓은 자기 방어물질
- 고추, 후추, 겨자 같은 조미료는 모두가 천연방부제
- 전립선암 세포의 80%에서 세포자멸사를 유도
- 전립선 종양을 1/5로 축소

8. 고 추

고추는 남미 볼리비아가 원산지라 한다. 고추는 세계적으로 25종이 넘고, 우리가 주로 먹는 것만도 보통 고추(마니따, 청양고추 등 여러 품종이 있음)에 꽈리고추, 피망(pimiento, 스페인 고추의 일종) 등 여럿이 있다. 고추는 원래 풀(草本)이 아니고 나무(木本)다. 이 땅에 심은 고추는 된서리가 내리면 얼어 죽지만 열대지방인 볼리비아에서는 여러해살이로 나무로 자란다.

풋고추 하나에 들어 있는 비타민 C가 귤의 네 배나 된다. 녹색이던 고추는 익어가면서 빨간색으로 바뀐다. 즉 비타민 C 대신에 카로틴(비타민 A가 됨)이나 안토시아닌(화청소, 花青素)이 많아지면서 새빨개진다.

고추가 매운 맛(실은 맛이 아니고 통각임)을 내는 것은 캅사이신(capsaicine, 고추의 속명인 Capsicum에서 옴)이란 물질 때문이다. 물론 그 매운 맛은 고추가 다른 미생물(세균, 곰팡이 바이러스)이나 곤충에 먹히지 않기 위해 만들어 놓은 자기방어 물질인 것이다. 그래서 고추, 후추, 겨자 같은 조미료는 모두가 천연방부제이다.

Ⅲ. 학습정리

(1) 옥수수에는 단백질, 지방, 당류, 전분 등 다양한 영양성분이 함유되어 있다. 특히 옥수수에는 풍부한 트립토판을 함유하고 있다. 이 성분은 비장을 튼튼하게 하고, 위장을 편안하게 하며, 잠을 편하게 자게 하는 효과가 있다. 따라서 저녁식사 때나 잠자리에 들기 전 옥수수죽을 먹으면 잠을 잘 자게 하는 효과가 있다. 단맛이 나는 옥수수의 일종인 스위트 콘을 찌거나 삶아먹으면 항산화 성분이 크게 증가해 심장병과 암 예방에 도움이 된다는 연구결과가 나왔다.

(2) 밀은 비타민 E는 혈액의 응고를 방지하고 혈전 등이나 암의 원인이 되는 체내의 산화작용을 억제함으로써 성인병을 예방하고 노화를 방지한다. 이러한 비타민 E는 밀의 배아에 많이 들어 있다. 따라서 우리가 먹고 있는 통 밀쌀은 최상의 자연건강식품이라고 할 수 있다. 글루텐 밀가루는 글루텐의 양과 질에 따라 밀가루의 질을 구별하고 가공 용도가 달라지게 된다. 대체로 글루텐을 형성하는 단백질이 많은 강력분은 제빵용으로 이용하고 중력분은 국수류로 그리고 박력분은 과자, 케익, 튀김용으로 많이 이용하고 있다. 우리나라에서 생산되는 밀은 대부분 연질밀이므로 국수용으로 적합하다. 지질 밀가루는 지질도 쌀에 비해 많아서 100g당 2.9g이 함유되어 있고

칼슘, 인, 철분 쌀보다 훨씬 많이 들어 있다. 밀가루의 산도는 무기질의 50% 이상을 차지하고 있는 인산화물에 의한 것인데 위산과다증이 있는 사람이 밀가루 음식을 먹으면 생목이 오르고 소화가 잘 되지 않는 이유가 되고 있다. 단백질을 구성하고 있는 아미노산은 글루탐산, 프롤린이 많은 편이나, 트레오닌, S-함유 아미노산은 적고, 특히 라이신(lysine)이 아미노산으로 영양가치가 좋지 않아 이를 동물성 단백질 등으로 강화시켜 주어야 한다.

(3) 10% 수수로 만든 맥주의 색깔은 연한 분홍색을 띤다. 100% 수수로 만든 맥주는 색깔이 검어지고 품질이 좋지 않으므로 65%의 수수와 밀가루, 옥수수가루를 첨가하여 만든다. 탄닌 또는 폴리페놀을 많이 함유하고 있는 수수는 공업용 전분이나 알코올을 생산하는 데 이용되기도 한다. 수수는 종실과 식물체에 비교적 많은 양의 폴리페놀을 함유하고 있는 벼과 식물 중에서는 특이한 작물이다. 수수의 폴리페놀과 탄닌은 단백질의 소화를 떨어뜨려 가금류의 성장을 저해한다. 심하면 닭이 죽거나 닭고기에서 비린내가 나거나 쓴맛이 나게 되며, 탄닌 함량이 높은 수수를 많이 먹는 지역에서는 식도암 발생률이 높다.

(4) 당뇨병과 이질의 치료에도 쓰이고 코피를 흘리거나 피를 토하는 데도 효과가 있다. 영양소는 비타민 C, 철, 식이섬유 등이며, 갈아 먹을 때는 비타민 C가 시간이 지남에 따라 점점 감소한다. 갈고 나서 곧바로 식초를 넣으면 비타민 C도 파괴되지 않고 매운 맛도 부드럽다. 그 외 전분의 소화 효소인 아밀라제가 함유되어 있어서 전분식품의 소화를 돕는다.

(5) 배추의 주요 성분은 수분 94.7%, 당질 2.6%, 섬유소 0.7%, 단백질 1.3%로서 배추의 조단백질은 그 절반 이상이 비단백질이다. 순 단백질은 아미노산 조성으로 보아 우수한 편이나 그 함량이 너무 적다. 배추중의 비타민 C 함량은 64.6mg이며, 동일 개체의 배추에서는 성숙이 완전한 외엽이 맛이 좋은 내엽보다 비타민 C 함량이 많으며 김치로 담가도 별로 손실되지 않는다. 그러나 데치면 비타민 C의 약 절반이 소실된다. 무기질은 칼슘이 많으며 칼륨, 염소, 나트륨도 들어 있다. 배추에는 1,572ppm의 질산염이 축적되었는데 줄기가 잎보다 2.5배나 높았다. 배추의 조섬유 함량은 0.5%(건량기준 9.4%)이고, 총 식이섬유 함량은 1.2%(22.0%)였으며, 가용성 식이섬유와 불용성 식이섬유의 비율은 1 : 2이다.

(6) 마늘은 혈관 내피세포로부터 생성되는 적은 양의 NO 는 혈관에서의 염증반응을 억제하고, 손상된 혈관을 재생시키고, 혈압을 낮추며, 남성의 성기능을 향상하는 것으로 알려져 있다.

(7) 양파는 프로스타그란딘이라는 혈압강하제가 다량 함유되어 있다. 유황을 포함한 화합물이 혈액 중의 콜레스테롤을 조절하고 발암 억제작용, 고지혈증, 동맥경화, 심근경색, 당뇨병에 효과가 있으며 정신을 안정시키며, 수면을 유도하고, 감기나 천식 치료에도 사용한다. 일반 성분으로는 대개 수분 90%, 당질이 약 8g, 단백질이 1.0g 함유되어 있다. 칼륨, 칼슘, 철, 인, 나트륨 등 무기질, 식이 섬유, 엽산도 풍부하며 비타민C는 10～20mg이나 함유한 반면, 양파는 나트륨 함량이 낮으며 지방을 함유하고 있지 않다.

(8) 풋고추 하나에 들어 있는 비타민 C가 귤의 네 배나 된다. 녹색이던 고추는 익어가면서 빨간색으로 바뀐다. 즉 비타민 C 대신에 카로틴(비타민 A가 됨)이나 안토시아닌이 많아지면서 새빨개진다.

(9) 단맛이 나는 옥수수의 일종인 스위트 콘을 찌거나 삶아 먹으면 항산화 성분이 크게 증가해 심장병과 암 예방에 도움이 된다.

(10) 밀은 비타민 E는 혈액의 응고를 방지하고, 혈전 등이나 암의 원인이 되는 체내의 산화작용을 억제함으로써 성인병을 예방하고 노화를 방지한다.

(11) 수수의 폴리페놀과 탄닌은 단백질의 소화를 떨어뜨려 가금류의 성장을 저해한다. 심하면 닭이 죽거나 닭고기에서 비린내가 나거나 쓴맛이 나게 되며, 탄닌 함량이 높은 수수를 많이 먹는 지역에서는 식도암 발생율이 높다.

(12) 마늘은 혈관 내피세포로부터 생성되는 적은 양의 NO는 혈관에서의 염증반응을 억제하고, 손상된 혈관을 재생시키고, 혈압을 낮추며, 남성의 성기능을 향상하는 것으로 알려져 있다.

(13) 양파는 프로스타그란딘이라는 혈압 강하제가 다량 함유되어 있다. 유황을 포함한 화합물이 혈액 중의 콜레스테롤을 조절하고 발암 억제작용, 고지혈증, 동맥경화, 심근경색, 당뇨병에 효과가 있으며 정신을 안정시키며, 수면을 유도하고, 감기나 천식 치료에도 사용한다. 일반 성분으로는 대개 수분 90%, 당질이 약 8g, 단백질이 1.0g 함유되어 있다. 칼륨, 칼슘, 철, 인, 나트륨 등 무기질, 식이섬유, 엽산도 풍부하며 비타민 C는 10～20mg이나 함유한 반면, 양파는 나트륨 함량이 낮으며 지방을 함유하고 있지 않다.

제 13 장

식품의 공정 및 위생

1. 가열공정 감시(monitoring) 시스템

감시는 HACCP의 제4원칙으로 「하나의 CCP(중요 관리항목) 뿐만 아니라 관리기준에서 규정한 방법에 따라 측정, 관찰」로 정의된다. CCP의 관리가 확실하게 이루어지고 있는가를 감시하고 기록함으로써 미생물 제어를 확인하면서 제품의 한층 좋은 안전 확보와 제조책임의 명확성을 알 수가 있다.

2. 가열공정의 CCP(중요 관리점)

2.1 가열공정의 위치

가열은 많은 식품가공 프로세스에서 상품의 조리와 미생물 제어의 수단으로 사용된다. 많은 가열공정에서 가열살균공정은 미생물에 대해 위해를 제거할 수 있는 수단, 방법, 조치이다. 가열처리에 의하여 일상적으로 어떠한 품질변화, 예를 들어 색, 향미, 조직, 영양가의 변화가 일어나고 제품의 품질을 떨어뜨릴 수도 있다. 그러므로 가열살균을 하기 위해서는 식품 중 미생물에 대한 살균작용을 검토하고 가열과 식품품질의 관련성을 충분히 이해하여야 하며, 최적살균방법 또한 식품품질의 살균조건을 따라 선정할 필요가 있다.

HACCP 시스템을 도입하면서부터 가열살균제품의 제조과정에서 제품의 안전성을 확보하고 가열살균 조건의 완화가 가능하며 더욱 좋은 품질향상을 꾀할 수 있다.

2.2 가열조건

각종 살균은 각각 고유의 열 저항(내열성)을 가지고 있다. 열 저항은 *D*값(일정 온도에서 가열할 때 미생물이 90% 사멸하는 데 걸리는 시간)을 나타낸다. 즉, 세균의 생육조건에 의해서 열 저항성은 변화한다. 실제의 식품 중에서 열의 전도성, 성분에 의한 보호작용, 수분활성치 등이 열 저항에 영향을 줄 것이다.

3. 살균기의 가열공정

식품의 제조상 가장 큰 관리대상으로서의 위해는 포츠리누스 중독과 미생물적 변패사고가 큰 요인이다. FDA의 공포에 의하여 '밀봉용기로 포장된 가열처리 저산성식품' 또한 '산성화식품 깡통'의 규제, 일본의 경우 적정식품 제조법 규칙(GMP)을 규제하고 있다. '깡통, 파우치 식품류의 제조유통기준', '용기 포장가공 가열식품의 규격기준' 등의 한계가 설정되었다. 따라서 HACCP가 가장 적절하게 도입되기 쉬운 환경으로 규제 감지할 수 있다.

살균기에서는 살균통 내 온도분포의 균일성과 그 재현성의 보장이 무엇보다도 중요하다. 식품에 있어서 상업적 무균을 실현하기 위한 살균조건은 실제의 식품제조공정에서 사용한 살균기의 온도분포를 조사하고, 열전도 테스트 결과로 결정한다. 온도분포 조사에서는 「가장 가열이 늦은 구역(slowest heating zone)」 중 「가장 온도가 낮은 부분(the coldest point)」을 설정한다.

3.1 살균기의 모니터링

(1) 살균 준비

살균기를 쓰기 이전에 살균대상에 있어서의 식품의 조건(용기 종류와 사이즈, 내용물 확인, 처리량) 등의 정보에 따라 계획적으로 살균조건을 정한다. 살균기에 대한 용역(증기, 물, 공기, 전기)의 공급조건과 허용범위 내에서 할 수 있는 일들을 확인할 필요가 있다.

(2) 가열공정

중요한 관리항목의 하나인 가열살균 온도와 시간, 회전 유무의 회전수, 압력에 의한 용기형태의 변화, 제품가열에 영향을 준 인자를 모니터링 한다.

- 온 도 : 탈수종료 온도(증기식), 가열수 주입온도, 살균온도
- 시 간 : 탈수시 종료시간, 살균시간
- 압 력 : 살균조 압력, 누르는 압력(회전식)
- 액 위치 : 살균조 물의 양
- 회 전 : 회전수

(3) 냉각공정

냉각 개시시간은 적당한 온도의 압력과 물 공급을 원활하게 한다. 냉각을 개시할 때는 먼저 용기의 크기를 정하고 적당한 압력제거가 중요하다.

3.2 액체 연속살균장치의 중요 관리항목

액체 연속살균장치는 살균 대상물을 확실하게 살균할 수 있는 기능을 가지고 있으며, 2차 오염을 방지할 수 있다는 점이 중요하다. 직접적으로는 가열 살균온도의 유지시간 또는 처리액의 압력이 중요한 역할을 한다. 가열 출구온도의 안전성과 재현성의 보증이 살균장치에 있어서 가장 중요하다.

계획 살균조건을 기초로 대류시간을 확보하기 위해서 처리액이 일정 속도에서 흐를 수 있도록 펌프, 로터리 펌프 등 정량성이 높은 역류 펌프를 사용하고, 유량 감시를 위해서 유량계를 설치한다.

3.3 액체 연속살균장치의 모니터링 방법과 실시 예

(1) 자동 모니터링

액체 연속살균장치에 있어서의 살균효과는 홀딩 튜브 입구, 출구액 온도의 대류시간(처리 유량)이 변화할 것을 생각하여 관리와 살균이 필요하다.

(2) 눈 관찰에 의한 모니터링

용도에 의해 자동 모니터링을 용이하게 할 수 있도록 온도(압력, 유량) 기록계의 설치에 의해 최대한의 자동 모니터링을 실시한다.

① 온 도 : 홀딩 파이프의 입출구 온도는 더블 튜브이므로 온도조절 지시값 또한 온도기록계 지시값을 명시한다.

② 유 량 : 유량 기록계는 자동 기록되지만 일정 시간의 지시값을 확인하고 기록지에 데이터를 기록한다.

③ 압 력 : 유압관리를 위해서, 냉각기 출구의 세압 압력경보계를 설치한다. 일정 시간 동안 현장 설치압력계를 눈으로 확인하여 데이터를 기록한다.

④ 시 간 : 현장에서 잘 보이는 곳에 시계를 설치하고, 공정 진행시간, 모니터링 시간, 이상 발생시간을 읽고 기록한다.

⑤ 그 외 이상 발생 시에는 이상 발생시간과 이상 내용을 확인 기록한다.

4. 냉각, 동결공정의 모니터링 시스템

생활습관의 다양화는 식생활 문화에 다양한 변화를 가져오게 되었다. 이런 식습관의 변화는 외식과 중식의 스타일을 일반화시킨 계기가 되었다. 고품질 식재료의 안정 공급과 조리제의 제공이 불가결하게 되면서 식품의 대량, 장기보존이 필요하게 되었다. 장기간 식품보존은 동결을 원칙으로 하지만, 2~3일 정도의 냉장보관은 가능하다. 오늘날에 있어서는 병원과 시설, 지역사회 등에서의 대량 식사공급과 배송 시스템이 필요하게 되었다. 식품 소재의 저온보존은 품질변화를 막기 위한 최대의 수단이다. 따라서 냉장, 냉동법을 사용하지만 살균력은 없다.

여기에서는 냉각, 냉동장치의 역할에 대해서 설명하는 것을 HACCP의 시발점으로 생각하고 건전한 식품을 생산하기 위한 최선의 모니터링 방책을 알아보기로 한다.

4.1 동결, 냉각장치의 역할

가열 가공한 식품일지라도 식품을 미생물 번식의 최적온도로 방치하면 식품에 잔류한 미생물들의 번식이 일어난다. 1993년의 FDA 규제에 의하면 6시간 이내에서 5℃까지 냉각할 것을 기준으로 하고 있다. 냉동식품은 GMP의 시점으로부터 급속 동결이 이루어져야 한다. HACCP의 시점에서 보면 동결조작은 문제가 되지 않는다.

4.2 여러 가지의 장치

냉각, 동결방법은 식품의 처리량에 의해 연속식과 개별식으로 나눌 수 있다. 냉각장치의 온도설정이 0℃ 이상인 것에 비해 동결장치는 -30℃ 이하로 설정한다.

4.3 HACCP의 시점으로 본 냉각 동결장치의 문제점

냉각 동결장치에서 일어난 피해의 주요 원인물질은 장치 내에 번식한 미생물과 곰팡이류이다. 냉각조작에서는 냉각온도와 냉각시간이 규정된 값에 도달했을지라도 식품의 중심온도는 5℃ 이하로 된다.

① 장치 내부에 남아 있는 식품을 영양원으로 번식한 미생물에 의한 오염
② 고속기류와 함께 있는 미생물
③ 냉각온도, 냉각시간의 설정 불량

4.4 냉각 동결장치의 청소 시스템

잔류물이 장치 내에 남지 않도록 하는 구조연구 필요

① 잔류물이 잘 부착되지 않는 장치구조
② 씻어내는 데 적당한 구조 개량
③ 씻은 후 장치 내부의 살균 시스템
④ 씻은 후 장치 내부의 건조 시스템
⑤ 잔류물이 남지 않는 제조공정과 가공방법의 개발

5. 농축, 건조공정의 모니터링 시스템

식품공업에 있어서 농축, 건조기술은 식품의 품질안정과 보존의 관점에서 중요한 단위조작으로 알려져 있다. 미생물이 살아갈 수 없도록 농축, 건조과정을 거치면 최종 제품은 수분활성이 적어 세균이 잘 번식하지 않는다.

5.1 농축, 건조설비의 개요

(1) 농축장치

농축조작은 유제품과 제당으로 커피, 과즙, 토마토케첩, 조미료 등에도 넓게 응용되고 있다.

① 보존 안전성의 증대
② 저장비용의 절감
③ 포장, 운송비용의 절감
④ 증발법
⑤ 동결농축법
⑥ 역침투법

(2) 건조장치

식품의 건조는 식품의 저장성, 운반성, 안전성을 유지하기 위함이다. 건조품으로는 멸치, 면류, 분말밀크, 커피, 천연조미료 등이 있다.

① 자연건조
② 상압 열품건조
③ 강압 튀김건조
④ 분무식건조
⑤ 진공건조
⑥ 동결건조 등이 있다.

5.2 농축, 건조설비에 있어서 일반 위생관리의 요건

(1) 제조실에 있어서의 zoning과 공기조화

제조실에 있어서 zoning은 미생물에 의한 최종 제품의 오염을 방지하고 이물질의 감입을 방지하기 위함이다. 1DF 가이드 라인에 의하면 분유공장은 green, yellow, red zone의 3가지로 구분한다.

① Green zone

최종 제품의 오염을 방지할 수 있는 구역

수유실, 반각 콘테이너, 판넬 선정실, 보일러실, 전기실, CIP실, 화장실 등

② Yellow zone

농축, 건조설비와 제품의 창고

실내의 환기는 제3종의 환기로서 실내의 공기흐름은 green과 yellow는 통해도 되지만 red는 통해서는 안 됨.

③ Red zone

HACCP에 있어서 중요한 관리점(CCP)의 zone이다. 농축, 건조설비에 있어서는 건조기의 공기 변환실이다. 실내는 공기조화와 작업원의 위생관리를 철저하게 해야 한다.

제 14 장

환경기술의 기본과 센싱 노하우

1. 공기청정도

1.1 공중에 떠다니는 균 측정

근년 GMP, HACCP 언어가 의약품 공업, 식품공업 분야, 무균 의약품(무균제제)에 관해서는 무균시험법, 식품에 관해서는 식품위생법에 의한 최종제품 중의 세균수 기준치가 설정되어 있다. 최근에는 최종제품 뿐만 아니라 의약품, 식품의 원재료, 제조시설, 설비, 종업원 등을 대상으로 미생물 관리를 행한다. 제품공정에 의한 환경의 미생물 검사를 행하므로 제조환경의 청정도, 오염원을 알게 되므로 제품의 품질보증, 향상에 공헌하리라 생각한다.

1) 공중에 떠있는 균

공기 중에는 먼지, 스모그, 가스, 미생물 등이 공존하여 떠있으며, 이것들이 오염원으로 역할을 한다. 대기 중의 입자분포는 0.01～100 μm 정도의 폭넓은 범위에 있다. 그 농도와 입자분포는 재실인수와 활동량, 환경, 시간 등에 의해 변동이 있지만 공기 중의 미생물은 곰팡이, 효모, 세균 등 다양하다.

2) 공중에 떠있는 균 측정과 낙하법

(1) 일정시간(용량) 동안 강제적 공기 흡입

낙하 세균을 배지에 부착시킨다. 이 결점으로는

① 얻어진 세균수는 일정의 공기량으로 측정할 수 없다(개방 시간에서 평가하기 위해).

② 낙하 속도는 입자크기의 제곱에 비례하므로 청정도를 측정하는 데 있어서는 높은 공간에서의 측정이 필요하며, 모든 균을 모으기 위해서는 긴 개방시간이 필요하다.
③ 개방시간이 긴 세균의 부착은 배양하기까지 건조되어 사멸된다.

공기 중에 잘 나타난 미생물

유래경로	균 명
인체 유래	*Staphylococcus epidermidis* *Staphylococcus aureus* *Pseudomonas aeruginosa* *Escherichia coli* *Serratia marcescens*
환경 유래	*Bacillus subtilis* (영양세포, 포자) *Saccharomyces cerevisiae* *Hansenula anomala* *Aspergillus terrus* *Penicillium Citrinum* *Penicillium cyclopium*

대표적인 공기 중의 미생물

균 종	영양세포(μm)	포자(μm)
고초균	(0.5~1.0)×(1.5~4)	0.5×1.5
대장균	(0.4~0.8)×(1~5)	(0.7~1.1)×(1.4~2.1)
지대균	(1.5~2)×(4~10)	
방선균	(0.5~1.5)×(10~40)	0.5~1
청주효모	(5~7)×(8~10)	2~3
면곰팡이		6~7
파란곰팡이		3~5
바이러스	0.005~0.05	

④ 냉온방기기, 공조기기의 부근과 사람의 출입이 많은 장소에서는 기류에 의해 균등이 떠있는 균량과는 관련시킬 수 없다.

(2) 에어선프라에 의한 측정법의 이점

① 얻어진 세균수는 흡입량과 비교할 수 없으므로 평가 또한 관리하기 쉽다.
② 많은 샘플의 양을 흡입할 수 있으므로 측정시간과 낙하법에 비해 단축이 가능하다.
③ 낙하법에 비해 공조와 출입에 의한 기류 흐름에는 영향을 받지 않는다.

2. 모니터링 기록

식품생산 현장에서도 GMP와 pp를 HACCP의 생각으로 PL과 ISO 9000, ISO 14000을 첨부하여 넣는다. 이 규격류는 PDSC(PLAN, DO, SEE, CHECK)의 사이클을 돌려 기록을 정확히 남겨 품질관리에 사용하도록 한다. 일반적으로 공업제품의 공정과 비교해서 식품의 생산 공정은 측정하기 어렵고 모니터링 시스템이 자동화 요소를 많이 갖는다. 일반적으로 HACCP 대응의 식품공정에 합리적으로 적용한다.

2.1 모니터링 기기의 동향

1) 생산현장과 분석실

새로운 센서의 개발과 컴퓨터에 의한 화상처리 기술 등에 의해 발전되고 있으며 정도, 스피드, 수일 걸리는 균수 측정, 세포의 ATP 측정, 관능 검사적 측정의 수치화에 노력을 기울이고 있는 실정이다.

2) HACCP 관련 계측기의 동향

HACCP에 적용되는 측정에는 위해분석(hazard analysis)의 입장으로 생물학적, 화학적, 물리적 위해요인을 분석 측정한다. 생물학적 위해요인은 미생물과 대사산물(식중독 세균, 부패미생물, 식품병원성 세균, 곰팡이 독, 기생충) 등이 있다. 화학적 위해요인은 항생물질, 항균성물질, 살균제, 세정제, 첨가물, 기생충용제, 호르몬제 등이 있다. 물리적 위해요인은 위험이물질, 불쾌이물질 등이 있다. 위해요인에 대응할 측정은 생물학적 요인으로 관능검사, 현미경, 배양, 콜로니카운터, ATP 측정 등이 있다.

화학적 위해요인 측정에는 관능검사, 크로마토그래피, 적정, pH계 수질분석 등이 있다. 물리적 위해요인으로 대응하는 측정은 눈짐작, 관능검사, 화상검사 등이 있다.

위해 원인별의 측정과 데이터 처리

위해의 종류	생물학적 위해	화학적 위해	물리적 위해
원 인	미생물 또한 대사산물 식중독세균 식품모개병원세균 부패미생물 곰팡이독 기생충 유모충	항생물질 항균성 물질 살균제 세정제 첨가제 기생충용제 호르몬제	위험 이물질 불쾌 이물질
측 정	눈검사 관능검사 현미경 배양 콜로니카운트 APT 측정	눈검사 관능검사 크로마토그래피 적정 등분석 수질분석	눈검사 관능검사 화상검사
데이터 기록	손으로 씀, 사진, 기록계, 프린터, 데이터레코더, PC		
데이터 전송	RS-232C, GP-IB, LAN		
데이터 분석	엑셀, 로터스, 분석소프트, PC		

3) 기록기기의 동향

최근에는 PC의 발달에 의해 PC에 접속하여 측정기와 모니터에 데이터를 직접적으로 표시 관리할 수 있다.

4) 캔의 X선 화상분석

① X선 방호 발스
② X선 관장치
③ X선 TV 카메라
④ 검사 시료대
⑤ 화상처리, 화상해석 장치
⑥ 제어 파소콘

⑦ 동작표시용 모니터, 수시화상 표시용 모니터
⑧ 비디오 프린터
⑨ 동작표시 등

3. 화학분석

3.1 pH

1) 식품에 있어서 pH의 의의

pH의 측정은 식품산업에 중요한 사항으로 그 목적은 품질관리와 균의 제어에 있다. 균의 생육에는 특수한 경우를 제외하고 산, 알칼리 양측에서 모두 증식이 각각 다르다. 그래서 열처리 등에 의해 유효 pH를 맞출 수가 있다. 식품에서는 효소와 미생물의 작용으로 pH가 변화하지만 육류의 분해가 진행되는 과정에서는 아미노산이 증가하여 맛을 증가시키고 pH를 변화시킨다.

pH의 강도에 따라 산성, 알칼리성은 생물 성장에 저해를 가져오고 금속도 부패시킬 수 있는 중요한 역할을 한다. pH 7을 중심으로 수치가 적은 것은 산성, 큰 것은알칼리성, pH 7은 중성이라고 한다. 용액에 전지를 구성하고 전지의 기전력을 측정하도록 조작하여 2개 용액의 pH 차를 측정한다.

pH균의 발육조건

균 종	최저 pH	적정 pH	최고 pH
살모넬라	3.8	7～7.5	9.5
장염비브리오	4.5		11.0
병원대장균	4.3	6～8	9～11
황색포도균	4.0	6.5～7.3	9.8
캔부패균	4.9	6.5～7.3	9
포츠리누스균	4.6		
바이러스균	4.3～4.9		9.3
세레우스균	3.8	7.2	9.6

$pH = -\log_{10}(H^{+})$

비교 전극 : 진한 KCl 용액 → 용액 × | H_2 | pt

이때의 기전력을 E_x

비교 전극 : 진한 KCl 용액 → 용액 × | H_2 | pt

이때 기전력을 E_s라 하면

$pH(X) = pH(S) + (E_s - E_x) \cdot F/RT$ Inlo

2) pH 전극과 pH계

(1) 유리전극

pH 감지전극 부분으로 얇은 유리막으로 구성되어 있다. 시료에 의한 pH 농도의 차에 의해 발생하는 기전력을 측정하는 데 용이하다. 일정 농도의 KCl 용액을 가지고 있으며 내극 부분과 접해 있다.

시료 | 유리막 | KCl 용액 | AgCl | Ag

전부 전위가 일정해야 된다.

(2) 비교전극

KCl의 농도가 높을수록 액간 전위차가 적게 되므로 통상 포화 또는 3.3 mol/*l* 의 용액이 사용된다. 똑같은 농도이면 유출량이 클수록 액간 전위차가 적고 유량, 온도 등에 의해 끼치는 영향은 덜 받을 것이다.

(3) 온도전극(온도보상전극)

유리전극의 기전력은 똑같은 pH에서도 온도에 의해 변화한다. 시료의 pH와 기전력은 통상 직선관계로 되어 있다. 통상 1pH당 0.1984 mV/deg이다.

(4) 복합전극

유리, 비교전극의 조합전극으로 측정 스페이스가 적기 때문에 거의 이 전극을 사용한다.

(5) pH 지시계

pH계는 전위차계이지만 유리전극 자체가 큰저항(10 MΩ ~ 1 GΩ)으로 고저항에 대응하여 회로의 전압을 정확히 측정해야 한다.

3.2 수분활성

1) 수분활성(water activity)

① 결합수 : 단백질과 다당류 등의 고분자물질이 수소결합으로 강하게 결합된 물

② 자유수 : 온도, 습도 변화에 의해 용이한 조발 능력과 이동될 수 있는 물을 가리키며, 일반적으로 보존성을 향상시키기 위해서는 pH 조절, 당, 식염 농도의 변화에 의해 침수압 등의 수분활성이 중요하다.

일반적으로 수분활성은

$A_w = P/P_o$ （P식품의 조기압, 순수 조기압 P_o）

온도 25℃에서 A_w 0.75이다.

0.75 = 18 mmHg/24 mmHg

（A_w）（식품의 P）（순물의 P_o）

식품의 수분활성은 밀봉한 용기 내의 평형상대습도를 측정하여 구한다.

ERH(평형상대습도) = A_w(수분활성) × 100

즉, $A_w = P/P_o$ = ERH/100

2) 식품의 수분활성치와 수분활성

수분활성이 적은 식품이 보존성이 좋고 잘 변질되지 않는다.

3) 식품의 보존성과 수분활성

A_w 0.90 이상의 제품의 보존성은 2～5일, 0.09～0.85인 것은 8～11일, 0.85～0.80인 것은 12～15일 정도이다. A_w에 의해 식품의 보존성은 틀리다는 것을 알 수 있다.

4) 식품의 수분활성과 미생물

식품의 수분활성은 미생물의 증식으로 포자의 형성, 내열성과 식중독균에 의한 독소의 생산 등에도 밀접한 관계가 있다. 미국 FDA(food and drug administration)에 의한 품질 제조관리를 위해서도 A_w가 가장 중요시되고 있다.

(1) 세 균

세균에서는 A_w값이 0.98 이상인 경우가 생육최저 수분활성값이라고 할 수 있다. 많은 세균의 생육최저 수분활성은 0.93~0.97 범위이다. 식중독균은 0.94 이상에서 생육한다. A_w 0.91 이하로 하면 세균에 의한 부패를 억제할 수 있다.

황색포도구균(*Staphylococcus aureus*)은 증식과 같이 독소의 enterotoxin을 생산하고 내염성이 높으므로 수분활성 0.86까지 생육 가능하다. 염기성균으로 치사율이 높은 식중독균으로 Clostridium botulinus의 생육최저 수분활성은 균 형태에 의해 조금은 다르지만 최저치는 0.94이다. 건조 식육제품의 수분활성은 0.86 이하이어야 하고, 비가열 식육제품(생햄)은 수분활성도가 0.94 이상이어야 한다.

(2) 효모, 곰팡이

일반 효모는 0.88 이상, 곰팡이는 0.80 이상에서 생육된다. 내당성 또는 내영성이 효모, 건성곰팡이라고 부르지만 더욱 적은 수분활성에서도 생육가능성이 알려지고 있다.

A_w 0.85~0.90에서 양과자는 상대습도 75 %RH, 30℃의 조건에서 약 1~2주 후에는 곰팡이가 발생하고 A_w 0.88~0.90 정도에서는 효모가 생육하여 에탄올과 탄산가스의 발생이 일어나기 시작한다. 0.85 이하에서는 건성곰팡이가 생육하고, 수분활성에서는 효모와 곰팡이를 제어할 수가 없다. 그러나 탈산소제와 보존료, pH의 조정 등을 병용함으로써 제어가 가능하다.

5) 수분활성과 미생물 제어

식품은 수분활성을 조정함으로써 보존성, 저장성을 연장할 수 있다. 수분활성 뿐만 아니라 pH, 온도, 산소도 관여한다. 수분은 제어가 불가능하지만 당, 에탄올, 아미노산, 식염과 같은 수분량을 향상시킴으로써 물질을 첨가하여 A_w값을 저하시키는 방법 등이 있다.

용질의 첨가로 인한 조정으로는 풍미, 맛, 감촉 등이 있으며, 물성에는 적은 영향을 끼치므로 미생물 제어기술(가스치환 등)을 병용하면 효과적으로 보존성을 향상시킬 수 있다.

3.3 신선도 관련 성분

식품을 선택할 경우 그 가치를 좌우하는 요인으로는 맛, 영양가, 신선도의 차이와 외관을 보고 판정한다. 신선도 관련 성분의 변화를 정확히 할 필요가 있다.

1) 주요 식용 성분에서 근육단백질의 신선도 저하 지표

수산축산물의 주요 식용부분은 근육조직이지만 살아 있는 상태에서 식용으로 할 경우 생물이 죽은 후의 근육이 문제이다. 용해성의 변화는 선도변화와 밀접한 관련성이 있다. 일반적으로 선도저하에 의해 단백질의 용해성은 저하되는 경향이 있는 것으로 알려져 있다. 근육활동에 직접 관여한 근원섬유 단백질은 고에너지 산이지만 ATP가 효소와 분해될 때 발생한 에너지는 근육수축에 이용된다.

미오신은 ATP 분해성(ATPase 합성)이 있으며, 그 활성을 발현시키려면 Ca, Mg, K의 이온이 필요하다. 미오신은 ATP를 분해하는 과정에서 1몰의 ATP로부터 ADP와 무기인산(Pi)을 1몰씩 생성한다.

본 연구의 측정원리는 ① 조효소액으로 근원섬유를 조제하고, ② Ca^{2+}, 이온의 존재 하에서 ATP와 반응하여, ③ 유리된 무기인산의 생성량을 측정하고, 이 값으로부터 단백질 변성의 정도를 평가한다. 이러한 관점에서 저자는 효소 고정막을 이용하여 혈액 내에서의 ATPase를 측정하는 센서를 개발하여 인간의 힘의 근원인 ATP의 척도를 알 수 있도록 세계에 공헌한 바 있다.

3.4 식품첨가물

세계무역은 자유화 촉진화를 향한 국제적인 추세로 가고 있다. 특히 1994년의 WTO(world trade organization, 국제무역기관) 설립협정에 의해 산업분야에까지 국제화 추세가 진행되고 있다.

1) 식품첨가물이란

식품위생법에서는 식품첨가물을 지정하고 그 품질규격을 정하고 있다. 식품의 제조업, 판매업에 있어서 유출입 검사 등이 보통 분석되고 있다. 식품첨가물은 유기화합물, 고급지방산, 방향족화합물, 당류 유도체, 비타민류, 아미노산, 핵산류, 착색화합물, 고분자화합물, 그외 화합물이 있다. 용도별로 분류하면 보존료, 산화방지제, 살균료, 표백제, 빵곰팡이 억제제, 안정제, 겔화제, 발색제, 색조안정제, 착색료, 감미료 등이 있으며 식품의 안전을 위하여 국제적으로 평가될 수 있는 분석법을 확립하고 그 분석법과 분석값의 신뢰성에 더욱 중요성을 부여하고 있는 실정이다.

2) 분석방법

식품첨가물의 분석법에 관해서는 많은 보고가 있다. 분석법은 UV/VIS법, GC, HPLC법이 이용되고 있다. 최근에는 전기영동(Capillary Erectrophroes: CE)이 식품

분석에도 사용되고 있다. 이 책에서는 그 중에서 가장 널리 사용되고 있는 정량정도가 높은 HPLC 분석법에 대해 보고한다.

(1) 고속 액체 크로마토그래피(역사와 원리)

1906년 폴란드 식물학자 Tswett가 탄산칼슘을 컬럼으로서 전해물로 석유에테르를 사용하여 엽록체를 분리했던 것이 크로마토그래피의 시작이다. 그 후 이온교환수지의 개발, 장치와 기술의 진보에 의해 1958년 Moore, Stein과 Spackman 등이 아미노산 분석계를 개발하여 자동화된 계기가 된다. 1969년 Kirkland는 표면다공성 충진제의 개발과 고압 펌프의 사용에 의해 고속 액체크로마토그래피(HPLC)를 개발했다.

검출기에는 적외선 또는 가시부의 흡수부분을 가진 성분을 흡광도의 변화로 자외, 가시검출부(UV/VIS)를 시작으로 성분, 농도에 의한 신호를 출력한다. 검출기에서는 기록계, 인터렉터, 컴퓨터 등의 데이터 처리기로 기록하여 정량과 해석이 행해진다. 분리부의 컬럼 충진제의 선택으로부터 분리모드와 순상, 역상분배, 이온교환, 사이즈 배제 등 각종의 분리모드가 선택가능하다.

3.5 화학오염물질

〈화학오염물질 기준의 현상과 동향〉

1) 식품의 성분 규격과 농약의 잔류 기준

근년 국제적으로 농산물의 유출입 증대에 따라 섭취한 식품 중의 농약과 식품첨가물 등의 종류는 증대되고 있다. 이러한 유출입 관련식품의 안전성과 무역의 안정유지를 위해 위생규제(SPS협정)가 취해지고 있다.

(1) 식품첨가물 안전성 시험(1일 섭취량 조사결과)

① 28일 반복 투여 독성시험
② 90일 반복 투여 독성시험
③ 1년간 반복 투여 독성시험
④ 번식시험
⑤ 기형시험
⑥ 발암성시험
⑦ 1년간 반복 투여 독성 / 발암성 병합시험
⑧ 항원성시험
⑨ 체내 동태시험

⑩ 변이원성시험
⑪ 일반약리시험

(2) 식품 화학물질 분석법 위생평가

① 아유산염 정량법
② 이온크로마토그래피
③ LC(액체크로마토그래피)
④ 염화물 시험법
⑤ 염색반응 시험법
⑥ GC(가스크로마토그래피)
⑦ 칼슘염 정량법
⑧ 건조감량 시험법
⑨ 흡광도 측정법
⑩ 응고점 측정법
⑪ 강열 감량 시험법
⑫ 강열 잔류물 시험법
⑬ 굴절률 측정법
⑭ 원자흡광도 측정법
⑮ 향료 시험법
⑯ 중금속 시험법
⑰ 수분 측정법
⑱ 흡수 스펙트럼 측정법
⑲ 시광도 측정법
⑳ 촉도 측정법
㉑ 탈색소 시험법
㉒ 변이 시험법
㉓ 질소 정량법
㉔ 정성반응 시험법
㉕ 철 시험법
㉖ 흑연 시험법
㉗ 점도 측정법
㉘ TLC(박층크로마토그래피)
㉙ 발생가스 측정법
㉚ pH 측정법
㉛ 비중 측정법
㉜ 비소 시험법
㉝ 끓는점 또는 유분의 측정법
㉞ 메틸기 정량법
㉟ 융점 측정법
㊱ 유지류 시험법
㊲ 유산염 시험법
㊳ 유산증색 시험법
㊴ 투과용지 크로마토그래피

(3) 그 외 주요 화학오염물질의 분석법

PCB와 수은 등의 화학오염물질의 규제 수치는 다음과 같다.
PCB일 경우(어패류 : 0.5 ppm, 내해만 3.0 ppm)
우유(0.1 ppm), 유제품(1.0 ppm), 육아용 분유(0.2 ppm)
육류(0.5 ppm), 달걀류(0.2 ppm), 용기 포장(5.0 ppm)
수은은(어패류 0.4 ppm, 메틸수은 : 0.3 ppm)

3.6 자연독

1) 마린톡신

어패류의 독(마린톡신)에 의한 식중독 환자들은 매년 발생 건수와 환자수로 보면 1 % 이하이지만, 복어독은 사망률이 높아 거의 60 %를 차지하고 있다. 이러한 어패류를 식품제조 가공과정의 원료의 안전성 확보를 위해 톡신의 분석이 필수이다. 분석 대상으로서의 중요한 마린톡신은 복어독, 시가테라독, 마비성 패독, 설사성 패독, 기억상실성 패독이 있다.

이런 톡신 생물 시험법으로는 일반적으로 마우스 측정법이 주로 사용되고 있다. 마우스 측정법은 생물의 상태에 따라 많은 차이를 나타낸다는 결점이 있다. 이 결점을 보완하기 위해서 최근에는 HPLC 중심 화학적 분석법 등이 개발되고 있다.

(1) 복어독(TTX와 동족체)

복어는 옛부터 풍미를 살려주는 식품으로 일반적으로 많이 복용하면서부터 그 중독사고가 끊임 없이 야기되고 있는 실정이다. 복어독의 주성분인 테트로도톡신은 Na^+ 채널을 막아버리는 강력한 신경독으로 TTX(tetrodotoxin)와 그외 4-TTX, 4,9-안히드로 TTX가 동족체로 존재한다.

(2) 시가테라독

시가테라독은 열대, 아열대 해역 등에서 많은 식중독으로 주로 신경, 소화, 순환기

마린톡신 분석법의 비교

마린톡신	생물학적 방법		화학적 방법	
	마우스 특성	세포 특성	HPLC	ELISA
복어독	○	△	○	△
시가테라독	○	△	△	△
마비성 패독	○	△	○	△
설사성 패독	○	△	○	○
기억손실성 패독	○	△	○	×

○ : 확립되어진 방법이 있음

△ : 적용 가능하지만 문제점도 있다.

× : 현시점에서는 적용 불가능하기도 하다.

장해를 일으킨다. 시가테라독의 주성분은 지용성의 시가테라톡신(CTX)이다. 시가테라독은 단 10 MV(7 ng의 CTX가 1 MV에 상당함)에서 중독을 일으킨다. 200 g의 근육을 먹으면 0.35 ng/g 미량의 GTX가 검출된다.

2) 마비성 패독(Paralytic Shellfish Poison, PSP)

PSP는 alexandrium catenella, A, tamarense, gymnodinium catenatcm 등의 유독

마비성 패독(PSP)의 구조

독성분	R_1	R_2	R_3	R_4	비독성 (MU/μmol)
카바메이트 유도체					
STX	H	H	H	$OCONH_2$	2,483
hySTX	H	H	H	OCONHOH	1.740
neoSTX	OH	H	H	$OCONH_2$	2,295
hyneoSTX	OH	H	H	OCONHOH	1,490
GTX1	OH	H	OSO_3^-	$OCONH_2$	2,468
GTX2	H	H	OSO_3^-	$OCONH_2$	892
GTX3	H	OSO_3^-	H	$OCONH_2$	1,584
GTX4	OH	OSO_3^-	H		1,803
N－스르호카바모일 유도체					
GTX5	H	H	H	$OCONHSO_3^-$	160
GTX6	OH	H	H	$OCONHSO_3^-$	180
C1(새우－GTX8)	H	H	OSO_3^-	$OCONHSO_3^-$	16
C2(GTX8)	H	OSO_3^-	H	$OCONHSO_3^-$	239
C3	OH	H	OSO_3^-	$OCONHSO_3^-$	33
C4	OH	OSO_3^-	H	$OCONHSO_3^-$	143
디카바모일 유도체					
dcSTX	H	H	H	OH	1,274
dcneoSTX	OH	H	H	OH	30
dcGTX1	OH	H	OSO_3^-	OH	1,200
dcGTX2	H	H	OSO_3^-	OH	382
dcGTX3	H	OSO_3^-	H	OH	935
dcGTX4	OH	OSO_3^-	H	OH	900
deoxydcSTX	H	H	H	H	
deoxydcGTX2	H	OSO_3^-	H	H	
deoxydcGTX3	H	H	OSO_3^-	H	

주) STX : 삭시톡신, GTX : 고뇨톡신, hy : 히드로키시, dc : 디카바모일

플랑크톤 등이 생산한 독이다. 패류 등은 유독 플랑크톤으로부터 PSP를 축적하고 중독의 원인이 된다. 이 패류의 출하정지조치(출하 규제치는 4 MV/g이다. PSP일 경우 체중 20 g의 쥐를 15분에 죽일 수 있는 독량으로 1 MV라고 한다) PSP는 복어독과 같이 Na^+ 채널을 막는 강력 신경성 독이다. 크로마토그래피법은 STX의 경우 0.0062 MV/m*l*까지 측정가능하고 마우스 측정법의 160배의 감도를 나타낸다.

(1) 설사성 패독(Diamhetic Shellfich Poison, DSP)

중독 증상은 식후 30분부터 4시간 이내에 나타난다. 회복이 빠르고 사망률은 없다. PSP와 같이 유독 패류의 출하정지조치(출가 규격치는 0.05 MV/g, DSP의 경우 체

주요한 마이코톡신의 산생균, 오염식품 또한 독성

마이코톡신	주요한 생산균	주요한 오염식품・식품원료	독성・표적장기
아후라톡신 (B_1, B_2, G_1, G_2, M_1)	*Aspergillus flavus* *Aspergillus parasiticus*	낙화생, 땅콩류, 콘, 보리류, 선실, 향신료, 우유, 치즈	간경변, 간암, 신장암
	Aspergillus ochraceus *Penicillium verrucosum* *Penicillium cyclopium*	우유, 보리류, 땅콩류, 콩류, 커피콩, 와인, 치즈, 돼지육제품	신장암, 신장염, 최기형
(DON, NIV, T−2)	*Fusarium graminearum* *Fusarium culmorum* *Fusarium sporotrichioides*	보리류, 콘 등	소화기계 장애, 장기출혈, 피부염, 조혈기능 장애
	Fusarium graminearum *Fusarium culmorum*	보리류, 콘, 보리	호르몬 이상 (에스트로겐 작용)
(B_1, B_2, B_3)	*Fusarium moniliforme* *Fusarium proliferatum*	콘	단백질뇌염, 돼지패수증 간암, 발암촉진
	Penicillium expansum	주스(사과, 후르츠)	뇌·패유종, 모세관 장애, 육종
	Aspergillus terreus *Penicillium citrinum* *Penicillium verrucosum*	옥수수, 보리류, 쌀	신장해

중 16~20 g의 쥐를 24시간 안에 사망시킬 수 있는 독량이 1 MV로 정해져 있다) 분석방법은 HPLC법과 ELISA법으로 확립되었다.

3) 마이코톡신 곰팡이독

곰팡이독은 세균독과는 달리 저분자화합물(분자량 1000 이하)이다. 화학 구조상의 다양성 때문에 동물에 의한 독성작용은 여러 가지이다. 농작물 재배로부터 수확, 저장, 가공 등의 과정에서의 침입, 사료, 축산물에서의 오염, 환경조건(기온, 습도) 등의 지역적 특성에 따라 다양하다.

세계에 있어서 마이코톡신 규제의 현장

마이코톡신	국명・규제국 수	규제대상식품・사료	규제값(평균값) μg/kg
아후라톡신	일 본 33개국 5개국 19개국	전식품 식 품 유아용 식품 사 료	10 0~30(4) 0~5(0.3) 5~1,000(20)
아후라톡신 $B_1+B_2+G_1+G_2$	48개국 일 본 21개국	식 품 사 료 사 료	0~50(8) 10~20 0~1,000(50)
아후라톡신 M1	17개국	우 유	0~1(0.05)
바쯔린	12개국 루마니아	주스(후르츠, 사과) 사 료	20~50 30
오꾸라톡신	10개국 3개국	곡류, 커피콩, 돼지신장 사 료	1~50 100~300
데옥시그바레놀	4개국 3개국	곡류, 보리류 등 사 료	500~1,000 100~5,000
T-2(HT-2)톡신	러시아 캐나다이스라엘	곡 류 사 료	100 25~100
제아라레놀	6개국	곡류 외	30~1,000
후모니신 B_1+B_2	스위스	콘(제품)	1,000

4. 그 외 화학분석

4.1 산 도

1) 산도 측정법

산 등의 물질이 양 음이온으로 해리될 때 산도를 측정한다. 염산, 초산 등은 해리 정수가 1에 가깝고 거의 완전하게 해리되었다고 생각된다. 산도에는 알칼리도가 있는데, 강산을 적정하고 그 양으로부터 알칼리 성분 농도를 측정하는 방법이 있다.

2) 적정법

적정은 화학반응으로부터 중화적정(산, 염기적정), 산화환원적정, 침전적정, 기레트 적정 등으로 분류된다. 검출로 보면 지시약법, 전위차 적정법, 전류 적정법, 전기전도율 적정법, 광도 적정법으로 분류된다. 산도의 측정은 산, 염기적정과 전위차 적정을 합친 것이다. 기본적으로 pH계, pH 전극, 비교전극, 교반기가 있으면 된다.

4.2 기름의 산화

1) 기름의 변패

식품에 사용된 식용유는 가열을 반복하면 공기 중의 산소에 의해 산화된다.

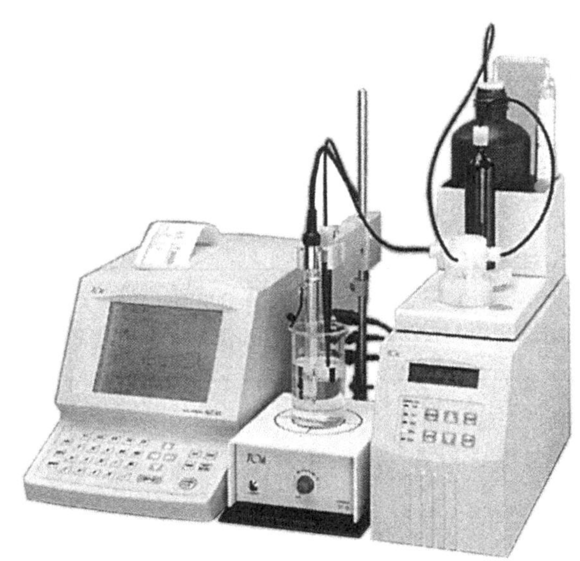

자동적정장치

2) 측정방법과 자동화

산기의 측정은 시료를 정확히 정량하고 페놀프탈렌을 몇 방울 떨어뜨린다. 0.1 mole 수산화칼륨 정규액으로 적정하고 30초 간 지속된 담홍색으로 될 때 종점으로 한다.

4.3 염 분

염분은 균의 증식억제, 살균의 수단으로 중요한 역할을 하고 동시에 맛을 내고 HACCP에서도 품질관리면에서도 필요하다. 염분은 통상 식염(NaCl)을 의미한다.

5. 생물분석

5.1 세균수

1) 식품의 세균수

식품 중의 세균수는 보통, 한천평판법으로 호칭되고 있다. 시료 중의 1개의 세균은 직접 육안으로 볼 수 없으나 배지에 섞어 놓으면 증식하여 1개의 점(콜로니)으로 눈에 보이게 된다. 미생물의 증식, 영양조건은 다양하지만 이 방법에서 죽은 균은 증식이 안 되고 살아 있는 균만 콜로니로 알 수 있다.

식품 중의 세균 수는 식품의 제조, 유통과정에 있어서 품질관리와 위생대책상 중요한 지표로 종래에는 식품제조라인의 일상적 검사항목에 넣고 있다. 냉동식품의 동결 전 후의 품질을 평가하는 데도 기준이 되고 있다.

냉동생선은 5×10^6/g 이하, 생식용 냉동어패류는 1×10^5/g 이하, 축육, 어육 생선 식품은 $10^7\sim10^8$/g에 달하면 부패로 인정된다. 세균 수 측정은 시간이 걸리기 때문에 일상적인 HACCP 시스템 감시항목에는 부적당하고 물리적, 화학적, 관능적 방법이 이용되고 있다.

5.2 세 균

1) 아포(포자)세균

세균 Bergey's manual of systematic bacteriology(volume 2, 1986년, 이하 BMSB)에는 내성포자를 형성한다. 그람양성의 간균, 구균으로서 *Bacillus*족, *Sporosarcina*족, Oscillospira족의 6족이 기재되었다. 특히 식품의 변패에 관여한 포자세균은 *Bacillas*족 또한 *Clostridium*족 세균이지만 *Sporolactobaccillus*족과 *Desulfotomaculum*족에서 관

여한 종으로 알려져 있다.

*Bacillus*족과 *Sporolactobacillus*족은 호기성과 통성 염기성에서 전자는 카타라아제를 생산하지만 후자는 생산하지 않는다. *Clostridium*족과 *Desulfotomaculum*족은 편성염기성에서 전자는 유산염을 환원하지 않지만 후자는 환원한다.

성 상	아포세균의 족명					
	Bacillus	*Sporolacto bacillus*	*Clostridium*	*Desulfoto-maculum*	*Sporosa-rcina*	*Oscillo-spira*
형 태	간균	간균	간균	간균	간균	간균
그람염색성	+1)	+	+ (음성)	−*	−	−
산소요구성	호기성	미호기성	겸기성	겸기성	호기성	염기성
카타라아제의 산성	+	−	−	−	−	확정 못함
유산염의 환원	−	−	−	+	−	확정 못함

1) + : 반응이 양성, − : 반응이 음성

* D. nigrificans은 양성

2) 복어 독 센서(Na$^+$채널 연구 해명 및 센서의 개발) 세계 최고감도 센서

복어독, 테트로도톡신(TTX), 마비성 패독, 삭시톡신(STX), 고뇨톡신(GTX)은 식중독의 주요 원인물질이다. 최근에는 굴 등으로부터 STX와 GTX가 검출되어 유출입 규제가 실행되었다. 어패류 검출측정에는 마우스법, HPLC법, 면역반응법, 신경아세포법 등을 사용한다. 마우스법은 독력은 측정할 수 있지만 TTX, STX, GTX 등 독특이성을 분리는 할 수 없다.

샘플 1 m*l*를 체중이 20 g의 마우스 복강 내에 주사하여 30분에 사망할 경우를 1 MU로 정하고 있다. 1 MU는 TTX 0.2 μg에 상당하는데 독량이 적은 시료인 경우는 시료를 농축해야 한다. HPLC법은 표준물질에 대비해서 TTX, STX, GTX 등을 판별한다. 필요한 시료의 양은 마우스법의 1/5로도 측정 가능하지만 시료의 정제가 충분하지 않으면 비슷한 피크의 출현가능성이 있다.

마우스 신경아세포법을 이용하는 원리는 TTX가 Na$^+$ 채널에 특이적으로 작용하는 성질을 이용하는 것이다. 이 세포는 우아바인 존재에서 베타리진의 작용에 의해 Na$^+$의 유입을 촉진시키는 결과 죽게 된다. TTX는 그 작용에 저해적으로 움직이기 때문에 그 농도에 비례하여 생존세포가 증가한다.

그래서 미토콘드리아 내 탄산수소효소활성을 지표로 세포의 생사의 판별을 행함으로써 TTX양을 구할 수가 있다. 이 방법의 검출한계는 pg 레벨로 다른 방법에 비해 감도는 좋지만 세포의 배양과 생사의 판별 등 번잡한 조작을 하게 된다. 1검체를 측정할 때 마우스 한 마리를 필요로 하고 이것은 마우스법의 1/5 정도이다.

여기에서 서술하고 소개하고자 하는 복어독 센서의 원리는 TTX, STX, GTX 등이 Na^+ 채널 저해도를 전기신호로 바꿔 기록할 수 있으며 연속계측이 가능하다. 검출한계는 fg 레벨이고 Na^+ 채널 저해물은 전부 검출한다는 결점이 있지만 사용하는 사람에 따라 이점도 많다. 이것은 바이오센서의 일종으로 검출부의 생체조직을 사용한 것이므로 조직 센서라고도 한다. 1검체 분석시간은 약 5분, 시료조제도 포함해서 15분 정도이다.

(1) 센서의 원리

복어독의 테토로도톡신(TTX)과 마비성 패독의 하나인 샤시톡신(STX)은 Na^+ 채널을 차단시키는 비펩티드성의 신경독이다. 개구리 방광막에는 Na^+ 출입을 제어할 수 있는 Na^+ 채널이 있어 TTX, STX 등은 이것을 저해한다고 알려져 있다.

이 시스템은 개구리 방광막과 Na^+ 전극, 후로셀 내의 이동상(0.8몰 NaCl)이 일정량 흐르고 있다. Na 이온은 개구리 방광막의 Na^+ 채널을 자유롭게 출입할 수 있으므로 Na^+ 전극은 일정한 전위를 가지고 있다. STX 등의 Na^+ 채널을 막아버리는 물질에 의해 채널이 막혀버린다. 그러므로 Na^+ 전극에 도달할 수 있는 Na 이온량은 감소되고 이것으로 전극의 출력전위도 감소한다.

TTX는 물론 PSP독, GTX, STX 등의 Na^+ 채널에 특이하게 작용한 독들의 측정이 가능하다. 세계 최고의 신경성독 조직 센서이다(저자 박사 연구 테마 인 Na^+채널 해명 연구 및 센서 개발).

3) 식품의 부패에 관여한 포자세균

우유, 유제품, 식육제품, 수산물 식품, 캔, 냉동식품 등은 조미료와 첨가물에 의한 변형성 부패원인균으로 돌연변이된 균을 분리 또는 포자세균 변형 종의 종류를 늘릴 수 있다.

(1) *Bacillus*족

*Bacillus*족 세균은 토양세균에서 가공식품용 원재료로 환경에 넓게 분포되어 있다. *B. subtilis, B. licheniformis, B. cereus, B. polymyxa, B. megaterium, B. circulans, B. pumiius, B. sphaericus, B. coagulans, B. stearothermophilus* 등이 검출되었다.

세레우스균(*B. cereus*)은 식중독 세균으로 식육제품, 용기포장 캔 가열살균식품 등의 식품위생상의 위해원인물질로 알려져 있다. 이러한 종들은 발육 최저 pH가 4.9, 발육 최고 pH가 9.3, 발육 최저 A_w값은 0.93~0.95, 내열성 포자는 85℃에서 일정 온도로 가열하면 미생물의 세균 수는 1/10로 감소된다.

세레우스균 아포의 내열성 값

D값(분)	z값(℃)	문 헌
$D_{90℃}$ = 21~137	6.7~8.3	1
$D_{100℃}$ = 1.2~7.5		1
$D_{121.1℃}$ = 0.03~2.37	7.9~9.9	1
$D_{100℃}$ = 3.2	10.6	2
$D_{100℃}$ = 0.8~14.2		3
$D_{121℃}$ = 0.0065		3

(2) *Sporolactobacillus*족

본 종은 유포자 유산균으로 불려진다. 기다하라, 야나기다 등은 DNA, 생리, 생화학 성상으로부터 *S. inulinus*와 진종 5종(*S. nakayamae, S. terrae, S. racemicus, S. kofuensis, S. lactosus*)을 제창했다. *S. inulinus*에 관여한 변패 사례는 밀감통조림에서 발견되었다.

(3) *Clostridium*족

식육제품, 용기포장 캔, 가압가열 살균식품의 식품위생상 유해원인 물질 족에 속한다. *Clostricum*족 세균 중 포츠리누스균(*C. botulinum*), *C. perfringens* 등은 식중독 기인 세균이다.

포츠리누스균의 균 분류와 포츠리누스 신경독 산생능균의 생물성상

성 상	균				*C. butyricum*	*C. baratii*
	I	II	III	IV1)		
독소형	A, B, F	B, E, F	C, D	G	(E)	(F)
단백분해능	+2)	−	−	+	−	−
겔라틴의 액화	+	+	+	+	−	−
리파아제의 산생	+	+	+	−	−	−
데시티다아제의 산생	−	−	−	−	−	+
발육 지적온도(℃)	35～40	18～25	40	37	30～37	30～45
발육 최저온도(℃)	10	3.3	15		10	
아포의 내열성 D값(분)	D112℃ 1.23	D80℃ 0.6～1.25	D104℃ 0.1～0.9	D104℃ 0.8～1.12		
닮은 균	*C. sporogenes*	해당 종 없음	*C. novyi*	*C. subterminal*		

1) *C. argentinense*와 명명

2) + : 양성, − : 음성

우에르슈균의 발육 특성

발육 pH역			발육 온도역(℃)			발육 최저 Aw 값	문헌
최저	지적	최고	최저	지적	최고		
5.0	6.0～7.5	9.0	12～15	41～50	49～50	0.95～0.97	1
						0.931)	1
5		9.0	15		50		3
5.5(5.0)		8.0	6.0～6.5		52		4
5.0			15～20	30～40	45～51	0.95	6
5.0	6.0～7.6	8.5	12	30～40	45～50	0.95	7
5		9	15		50		8

1) 글리세롤로 조정

우에르슈균아포의 내열성값

D값(분)	z값(℃)	문 헌
$D_{90℃}$ = 15～145		1
$D_{90℃}$ = 3～9(역열성)		1
$D_{100℃}$ = 0.3～17		3
$D_{115.6℃}$ = 0.60～0.81(A형)	11.8	3
100℃, 1～4시간		6
$D_{115.6℃}$ = 0.60～0.81	11.8	7
115℃, 1분[1)]		8

1) 열사면조건

6. 세균 포자의 측정

1) 측정의 의의

*Bacillus*족 중 세레우스균 이외에 *B. subtilis, B. licheniformis, B. brevis, B. thuringiensis* 등이 독을 일으킨 것으로 검사되었다.

2) 가공식품용 원재료부터의 검출

가공식품용 원재료로부터 직접 세균포자 수를 측정하는 것은 불가능하다. 통상 적당량의 원재료에 10배 희석하여 적당한 멸균수(생리식염수, 인산완충액, 0.1 % 펩톤수, 수도 수)를 잘 혼합하여 그 시료액을 소정의 가열조건(온도, 시간)에 처리하고 측정한다.

7. 스테로이드(화합물)

1) 스테로이드핵, 디오스게닌, 용매, 스테롤, 스쿠렌, 담즙산, 동화스테로이드, 경구피임약, 스테로이드글리코시드, 화합물, 지질

(17개의 탄소 원자가 4개의 고리를 이루는 분자구조를 가진 천연 또는 합성 유기화합물)

가장 기본적인 스테로이드(스테로이드 고리구조)의 경우 탄소 원자들은 28개의 수소 원자와 결합하고 있다(→ 스테로이드 핵). 스테로이드는 생물학・화학・의학에서 중요하게 이용되며 성호르몬, 부신피질호르몬, 담즙산(膽汁酸), 스테롤, 소염제(消炎劑), 단백동화제(蛋白同化劑), 경구용(經口用) 피임약 등이 있다.

스테로이드 원자고리는 3차원적 입체구조를 가지고 있어서, 이에 붙어 있는 작용기의 성질뿐만 아니라 스테로이드 고리와 작용기의 입체배열에 따라 다양하게 변한다. 스테로이드의 분자구조에 작은 변형이 일어나도 생물학적 활성도는 크게 달라진다. 화학자들은 동·식물에서 수백 개의 스테로이드를 분리했고, 천연 스테로이드를 화학적으로 처리하거나 또는 합성을 통해 많은 스테로이드를 만들어냈다.

스테로이드의 분자구조는 다양한 물리적 방법에 의해 결정되었는데, 가장 중요한 방법으로는 크로마토그래피를 이용하는 것이다. 이 방법은 시료가 적당한 물질을 채운 관을 통과하는 동안 선택적으로 흡착되는 것을 이용해 각 성분으로 분리하는 방법이며, 최근에는 보다 정확한 분석을 하기 위해 질량분석법을 함께 사용한다. 유기용매를 사용해 천연에서 스테로이드를 분리할 수 있다. 스테로이드가 가장 풍부하게 들어 있는 스테롤을 알칼리로 처리한 후에 헥산 또는 에테르와 같은 소수성 용매로 추출한다. 이 방법으로 고순도의 스테로이드를 실험실에서 얻을 수 있다.

상업적으로 만든 많은 양의 스테로이드는 보통 용매로부터 결정화를 반복하여 정제한다. 동·식물에서 스테로이드는 아세트산에서부터 출발하여 효소가 촉매작용을 하는 일련의 유사한 반응에 의해 합성된다. 천연에 널리 산출되는 스콸렌(squalene)은 모든 스테로이드를 생성하는 출발물질이다. 스콸렌은 효소에 의해 동물에서는 라노스테롤, 그리고 식물에서는 시클로아르테놀으로 전환되며, 이들은 동물과 식물에서 각각 콜레스테롤이 된다. 그리고 이 콜레스테롤은 동물에서는 담즙산과 스테로이드 호르몬으로, 식물에서는 알칼로이드와 같은 스테로이드로 변한다.

스테로이드를 상업적·실험실적으로 합성하는 방법은 퀴논과 같은 고리가 하나인 물질에서 출발하여 그 밖의 고리를 만들어나간다. 스테로이드의 완전 합성과정은 상업적으로 가능하지만, 보통 천연에 풍부한 다른 스테로이드를 변형시켜 원하는 스테로이드를 만드는 방법이 더 많이 사용된다. 특정 미생물은 스테로이드 분자의 일부분을 변형시킬 수 있으며, 공업적으로는 종종 화학적 방법과 미생물학적 방법을 병행하여 만든다. 부신피질에서 생성되는 모든 성호르몬과 코르티코스테로이드는 천연에 널리 산출되는 콜레스테롤의 유도체이다.

코르티코스테로이드는 유기체의 긴장을 완화시키고 체액 내 이온 조성의 균형을 조절하는 다양한 호로몬 작용을 함으로써 생명을 유지하는 데 중요한 역할을 한다. 포유동물에서 발견되는 스테로이드의 일종인 담즙산은 소화작용 중에 지방을 유화(乳化)시킨다. 스테로이드 호르몬의 전구물질인 콜레스테롤은 세포막의 중요한 성분이기도 하다. 그러나 어떤 사람에게 있어서 지나친 혈청 콜레스테롤은 동맥혈관 벽에

쌓이게 됨으로써 동맥경화증을 일으킨다. 혈중 콜레스테롤 농도의 증가는 포화지방이 많은 음식물을 먹기 때문이다.

스테로이드가 치료제로 사용된 것은 디기탈리스 추출물이 일부 심장병에 효험이 있다는 사실이 밝혀진 18세기 무렵이었다. 이 같은 용도로 쓰이는 조제약의 활성성분인 디기탈리스는 오늘날에도 여전히 쓰이고 있는데, 이것은 스테로이드에 당(糖)이 화학적으로 결합되어 있는 일종의 스테로이드 글리코시드이다(→ 스테로이드 글리코시드). 여러 가지 식물의 스테로이드는 심장 기능의 강화작용을 하는 글리코시드로서 많은 양을 복용하면 치명적이며, 식물에서는 포식성 곤충으로부터 자신을 방어하는 역할을 한다. 어떤 두꺼비들은 스테로이드 글리코시드를 분비하여 자신을 방어한다. 코르티코스테로이드와 이것의 합성 유도체인 프레드니솔론과 덱사메타손은 류머티즘 및 그외 염증 질환의 치료제로 사용된다.

단백동화 스테로이드는 때때로 수술 후 환자 및 노인병 환자에 투여하면 근육성장과 세포조직의 재생을 촉진시킨다. 최근에 아마추어 및 프로 운동선수들이 근육발달을 촉진시키고 힘을 기르기 위해 이 약을 복용하고 있다. 의학자들은 단백동화 스테로이드가 인체에, 특히 육체적으로 미성숙한 젊은이에게 매우 해로우며 심장병, 간 손상, 성 기관의 비정상 초래 등 여러 가지 심각한 부작용을 유발한다는 것을 밝혀냈다. 그러나 가장 널리 쓰이는 스테로이드 약은 1960년대 초에 개발된 경구용 피임약이다. 이것은 야생 마식물로부터 얻어지는 식물성 스테로이드(디오스게닌)에서 주로 만들어지며 배란을 억제하는 작용을 한다.

2) 단백동화 스테로이드

단백동화 스테로이드(蛋白同化 스테로이드, anabolic steroid)는 스테로이드 호르몬의 한 부류로, 남성 호르몬인 테스토스테론과 관계가 있다. 세포 내의 단백질 합성을 촉진시키며, 결과적으로 세포 조직, 특히 근육의 성장과 발달을 가져온다.

부 록

위해분석 중점관리 시스템

1. HACCP의 7가지 원칙

(1) Conduct a Hazard Analysis(무엇이 위해인가를 특정한다)

식품의 숙성, 가공저장, 제조, 물류, 최종소비에 있어서의 공정에 예측된 위해(hazard: 식중독균, 바이러스, 기생충, 중금속, 잔류 농약, 다이옥신과 같은 화학오염물, 변이원성 물질과 같은 열과 산분해물, 어패류독, 모래, 유리파편과 같은 이물질) 등을 확인하고 그 위해도를 평가하며 그에 대한 방어수단을 판단한다. 예를 들어 원재료의 체크로서 식품첨가물로 허가되지 않는 물질 등을 이용하였는가, 첨가물의 사용기준을 위반하였는가를 감시함으로써 제조공정에서 작업원들의 식품에 대한 인식도 등을 관찰한다. 실제로 작업조건을 확인하기 위해서는 각종 측정장치 관리가 필요하다.

(2) Determine the Critical Control Points(CCPs)(어떤 공정에서 무엇을 계측할 것인가를 결정한다)

(1)에서 설정한 위해의 발생을 방지하거나 없애기 위해서는 작업공정, 즉 어떤 장소에서 어떤 단계에서 발생하였는가를 결정한다(CCP: 중점 관리점). 예를 들어 열처리된 식품에서 가열공정 과정 중 유해한 열분해물의 생성이 예측된다면 가열공정의 온도제어 가열시간에 있어서 온도와 시간이 CCP가 된다.

위해 발생의 방지, 제거, 또한 허용기준까지 저하될 수 있는 원인이 있다면 CCP로 지정할 수 있다. 원재료에서 항생제와 잔류농약 등의 기준치가 오염에 의해 실질상 피해를 일으키지 않을 정도의 양이라면 CCP라고 볼 수 없다.

(3) Establish Critical Limits(계측치에 상한을 둔다)

위해의 발생을 방지하기 위해서는 CCP의 관리 한계를 설정하여 어떠한 범위 내에서 행해져야 되는가를 감시한다. 예를 들어 ②에서와 같이 가열온도를 열분해를 일으키지 않는 온도 이하로 설정해야 한다. 열분해를 일으키는 온도가 관리한계(critical limits)에 달하고 열분해물이 on line에서 계측가능하다면 열분해물 생성량에 대한 관리한계를 설정하는 것이 가능하게 된다.

(4) Establish a System to Monitor Control of the CCP(계측법을 만든다)

CCP가 적정하게 기능하고, 그 관리한계를 넘어서는 기준을 계획적으로 측정, 관찰하면서 감시한다. CCP의 감시수단으로는 빠른 연속 측정이 요구된다. 또한 감시담당자, 측정 방식과 측정 횟수, 기록을 명확히 규정할 필요가 있다.

(5) Establish the corrective action to be taken when monitoring indicates that a particular CCP is not under control(계측치가 이상을 나타낼 때 취할 수 있는 수단처리법을 만든다)

CCP 감시 중에 그 관리한계로부터 벗어날 경우 수정조치를 미리 결정해 두어야 한다. 관리한계를 벗어날 경우에는 원인 추구, 당제품의 배제, 수정조치의 기록, 보관, 보고가 되어야 한다. 다종다양한 사건의 발생이 예상되므로 각 CCP에 대한 한 가지 이상의 수정조치를 생각해 둘 필요가 있다.

(6) Establish procedures for verification to confirm that the HACCP system is working effectively(전 라인의 계측법이 잘 기능하고 있는가를 확인하기 위한 검정법을 만든다)

HACCP 방식이 유효하게 움직이고 있는가를 확인하기 위한 검증방법을 정해놓는다. 이러한 검증방법으로는 최종제품의 규격시험, 특정의 CCP에 대한 중점적 분석, 검사, 유통, 판매에 있어서의 제품의 실태조사 등을 생각한다. HACCP 방식 그대로의 검증에는 HACCP 계획과 그 기록의 재검토, CCP의 판정작업, 설정한 관리기준의 확인 등을 생각한다.

(7) Establish documentation conerning all procedures and records appropriate to these principle and their application(계측법의 전용 또한 계측결과를 기록화하고 문서화한다)

HACCP 시스템의 개요와 그 적용을 목적으로 모두의 수단을 동원하여 그 기록을 문서화한다. 문서에는 성분, 제품의 안전성, 가공처리 조건, 보존, 유통조건, CCP로부터의 이탈기록, HACCP 방식의 수정기록 항목을 기재한다.

이상으로부터 HACCP 시스템의 도입은 이 7항목을 얼마만큼 실천할 것인가의 기준이 되는 것이다.

▣ 국내·외 동향

관리점 등에 대한 관리기준을 정하고, 과학적 수단으로 일정시간 감시하여 관리기준을 초과할 경우 수정조치를 구축하기 위한 것을 목적으로 한다. 특히 근년 수년간 국제적으로 장관 출혈성 대장균 O-157, H7 등과 같은 패류 바이러스 등에 의한 식중독이 다발하고 있으므로 그 방지를 위해서 HACCP 방식의 도입이 더욱 박차를 가해지고 있는 실정이다.

우리나라에서도 이러한 국제적인 추세에 힘입어 국제사회에서의 도태를 면하기 위해서 종합위생관리제조 승인제를 실시하여 우유, 유제품, 식육제품, 용기포장, 깡통가열멸균식품에까지 HACCP 시스템을 도입·지정해야 하는 불가피한 실정에 이르렀다. 캐나다, 오스트레일리아, 뉴질랜드 등의 국가에서도 수산제품을 중심으로 HACCP의 강제화가 행해지고 있으며, FAO/WHO 국제식품규격에서도 이것이 적용되고 있는 실정이다. 예를 들어 어류깡통 살균식품취급규범(code of practice of canned fish and fishery products) 중 HACCP를 추가하는 작업이 집행 중이다.

2. 미국「생선 또는 수산제품의 HACCP 규제」(21CFR part 123, 강제법)의 개요

1) 적용일

2) 정 의

어패류란 인간의 식용에 직접적으로 관련하고 있는 담수, 해수, 어류, 갑각류, 그외 수생동물(악어, 개구리, 거북이, 해삼 등 조류 등을 제외)과 모든 연체동물을 말한다. 유출입업자가 미국에 물건을 수출할 경우, 미국의 대리점, 판매위탁업자, 책임자 등은 수입에 관련한 법률을 준수할 필요성이 있다.

어패류를 포함한 수산물에 있어서 가공 시 손 터치, 보관, 조제, 머리와 내장제거, 냉동, 다른 시장형태로의 변환, 제조, 보존, 포장라벨을 붙이는 것을 의무화한다. 어획 후 중온성 세균이 발육할 수 있는 온도에 적응하게 되면 히스타민이 탈탄산화 되면서 육중의 레벨에서 세균이 생성될 가능성을 인지해야 한다.

3) 적용 제외

① 가공하지 않는 어획 어패류 수산물 상태인 것

② 어선의 갑판에서 보관 목적으로 머리, 내장제거를 한 동결 행위

③ 소매업자의 작업

4) CGMP(current good manufacturing practice)의 준수

어패류, 수산가공품 제조상 시설, 방법, 작업, 관리가 안전하고 위생적인 상황에서 제조되었는가의 평가로 CGMP의 적용을 원칙으로 한다.

5) 위해분석 중요 관리점(HACCP) 계획의 요건

제조업자가 문서로 HACCP 계획 실시 기록

(1) 어패류, 수산제품이 제조업자에 의해 가공된 장소 등을 기입해야 한다.
(2) 위해, 중요 관리점, 관리기준, 감시방법이 같으면 제품의 그룹화가 용이하다.
(3) HACCP 계획의 내용

① 발생 확률이 높은 위해물질의 특성
- 자연독
- 미생물 오염
- 화학 오염물
- 농 약
- 약품 잔류
- 꽁치류의 변형
- 기생충
- 불허가의 직접, 간접 식품첨가물, 색소첨가물

② 해당 식품의 위해에 관한 중요 관리점
③ 중요 관리점에 대한 관리기준 설정
④ 각 중요 관리점이 관리기준에 적합한가를 감시하는 수법
⑤ 관리기준 이탈할 경우 수정조치
⑥ 검증의 방법과 횟수
⑦ 중요 관리점의 감시기록 보관방법과 감시 중에 얻어진 실측치의 기입, HACCP 계획, 기록 등에 담당자와 책임자의 서명과 날짜를 기록할 것을 원칙으로 한다.

6) 그 외 규제가 적용된 제품

어패류 등 수산제품은 21CFR part 113(가열살균 밀봉용기 사용 저산성 식품 규제)과 21CFR part 114(산성화 식품 규제) 요건을 규정하고, HACCP 계획에서는 밀

봉용기 된 최종 제품에 있어서의 *Clostridium botulinum* 독소와 관계된 위해는 리스트 할 필요가 없으며, 위해방어 리스트도 필요 없다. *Botulinum*균 독소 이외의 위해에 대해서는 특정하지 않는다.

7) 기록의 요건

① 작업자와 유입자의 명칭과 소재지
② 기록한 날짜, 시간
③ 작업 종사자의 이름
④ 제품명, 제품코드, 가공, 그리고 다른 정보

8) 기록의 보관

미국 내의 수입업자는 제품이 제조된 가공시설에 대한 기록도 보관하고 있어야 한다. 보관기간은 냉장제품은 제조일로부터 1년, 냉동품, 통조림처리품 등 안전한 식품은 제조 후 2년까지이다.

9) 훈 련

미국 FDA의 조건을 충족시키는 내용으로 계획된 표준적 커리큘럼으로 훈련받은 유자격자들은 아래의 자격을 가지고 있어야 된다.

① HACCP 계획의 개발
② 수정조치에 준한 HACCP 계획의 재평가와 수정작업
③ 기록의 총괄

10) 위생관리 방법(sanitation control procedures)

가공업자는 아래와 같이 문서화된 위생표준작업순서(Sanitation Standard Operating Procedure; SOP)에 따라 생선들의 수산제품을 제조한 각 장소에 따른 문서를 가지고 있어야 한다.

① 식품과 직접 접촉한 부분, 접촉면, 제조업자, 사용한 물의 안전성
② 조리기구, 장갑, 작업자를 포함한 식품접촉면의 청결 정도
③ 비식품 접촉면에서의 교차오염, 날것을 조리한 식품의 교차오염 방지
④ 손의 청결, 손 소독, 화장실 사용 위생관리
⑤ 연료, 살충제, 세제, 소독제, 농축산물, 화학적, 물리적, 미생물 오염물 등으로부터의 식품, 식품포장재료, 식품접촉면의 보호

⑥ 적정한 표시, 보관, 독물의 사용
⑦ 식품, 식품포장재료 등 식품접촉면의 미생물에 의한 오염, 작업자의 건강상태
⑧ 식품공장에서 해충의 제거

3. 미국 「육류, 가축 육류시설 HACCP 규칙」(9CFR part 304, 308, 310, 320, 327, 381, 416, 417, 강제법)의 개요

1) 기 관

농무성 식품안전검사국(FSIS)

2) 적 용

① 종업원 500인 이상의 모든 시설
- 종업원 10인 이상에서 500인 이하 모든 시설
- 종업원 10인 이하 연간 판매액 250만 달러 이하의 모든 시설

② 위생표준 작업순서(Sanitation Standard Operating Procedure; SOP)
③ 대장균의 제어
④ 사르모넬라 식중독 저감대책규칙 : HACCP 규칙과 동일

3) 규칙의 구성

① 9CFR part 304 육류의 검사
② part 308 육류의 검사
③ part 310 육류의 검사, 미생물 시험법
④ part 320 육류의 검사, 보고, 기록의 보관에 관한 요건
⑤ part 327 수입
⑥ part 381 가축, 우유 제품에 대한 미생물 실험
⑦ part 416 위생

4) SOP 문서화 실시의 요건

(1) SOP의 작성

① SOP는 식품의 직접오염 방지, 불량품발생 방지, 작업개시 수준, 위생을 총망라한 내용을 기록한다.
② SOP에는 자사 내의 모든 권한 책임자, 개인 등의 서명과 날짜를 포함한다.

③ SOP에는 청결, 소독을 실시할 책임자를 정하고 횟수를 기록한다.

(2) SOP의 실시

① 각 시설은 작업개시 전 SOP 규정 순서에 의해 식품접촉면, 장치, 조리기구를 충분히 소독한다(씻는다).
② 각 시설은 SOP 규정에서 제시하는 횟수에 따라 잘 씻는다.
③ SOP 규정 순서에 따라 실시하는지 감시한다.

(3) SOP 실시기록의 보관

불량품의 발생을 방지하기 위해 SOP 규정에 따라 실시한 내용을 기록한다. 이 규정은 수정이 불가능하다.

(4) SOP의 수정조치

① SOP에서 오염, 불량품 발생 여지가 있다고 판단할 경우 적절한 수정조치를 취한다.
② 수정조치에는 SOP의 적절한 재평가수정을 포함한 직접적인 오염, 불량품의 재발방지를 위해서 불량제품의 폐품화, 위생조건의 원상태 복귀조건을 포괄하고 있어야 한다.

5) 기록의 보관에 관한 요건

① 매일의 실시기록, 수정조치 기록, 실시책임자 서명(날짜)이 필요하다.
② 컴퓨터 보관이 가능하다.
③ 기록은 6개월 보관, FSIS 당국 요청에 24시간 이내 제공해야 된다.

6) 당국에 의한 검증

① SOP의 총괄
② 매일의 실시 기록(수정조치 포함)
③ SOP의 실시상황을 직접 현장에서 시찰한다.
④ 시설의 위생조건을 직접 시찰한다.

7) HACCP 방식

(1) 위해분석

① 해당 식품의 안전성에 관한 위해를 결정

② 차트 작성(제품의 유통과정, 최종제품의 사용법, 소비자 명기)
③ 식품 안전성에 관한 위해에 대한 특성
- 자연독
- 미생물에 의한 오염
- 화학약제에 의한 오염
- 살충제
- 약품의 잔류
- 동물 유래의 질병
- 기생충
- 불허가의 첨가물

(2) HACCP 계획

① 각 시설에 관계한 제품을 포괄한 내용을 문서화한 HACCP 계획서를 작성한다.
- 전부의 종류
- 원료 - 토양생산물
- 원료 - 비토양생성물
- 가열 살균된 것 - 상업적 무균
- 열처리되지 않은 것
- 열처리된 것
- 충분히 조리된 것
- 열처리는 했지만 완전히 조리되지 않은 것

4. 미국 「과실 또는 야채, 주스 HACCP 제안 규칙」(21CFR parts 120 and 101, 강제 예정)의 개요

1) 적용 예정일

최종 규칙은 federal register가 공포된 날로부터 1년 후에 발효한다. 종업원이 500인 이하의 중소기업은 2년 후부터, 연간 판매액 500만 달러 이하 또는 연간 판매액 50달러 이상에서 5만 달러 이하, 풀타임 종업원이 평균 100인 이하로, 미국에서 판매된 주스의 10만 단위 이하의 기업은 3년 후부터 발효된다.

2) 적용 범위

HACCP 규칙은 용기에 포장된 일반 소비자용으로 유통되는 과실, 야채주스의 제조업자, 저산성 식품 카테고리에 넣은 주스는 별도로 적용된다.

3) 제안 규칙(part 120)

용기 포장용 과실, 야채주스의 제조업자는 미생물학적, 화학적, 물리적 오염을 방지하기 위해 각 공장에서는 위해관리 계획을 실시할 것을 의무화 한다. 미가열 주스 제조업자에게는 최종 제품이라도 건강한 유해미생물 균수를 5배수로 감소시킬 수 있는 방법을 요구한다.

4) 제안 규칙(part 101)

미가열 주스 또한 유해한 미생물을 감소시키기 위한 처리를 실시하고, 경고 표시의 표기를 의무화한다.

5) 유해생물 저감방법

가열살균법 이외 유해미생물을 감소시키기 위한 방법으로, 본 규칙의 다음 조항은 강제성을 갖는다.

① 유해분석 중요 관리점(HACCP) 시스템
② GMP(Gurrent good Manufacturing Practice) 준수
③ 전제된 표준 위생작업 순서
④ 위해분석

6) HACCP 계획의 요건

주스 제품으로의 그룹화
① 실질적으로 일어날 수 있는 위해
② 중요 관리점
③ 관리기준
④ 각 중요 관리점의 감시수법과 그 횟수
⑤ 관리기준을 벗어날 경우의 수정조치
⑥ HACCP 계획의 실시기록과 횟수의 감시장치, 소비자 그룹의 내용, 최종제품 등의 안전성의 검증
⑦ 중요 관리점의 감시기록 보관

식품위생법

1. 식품안전기본법
2. 식품안전기본법 시행령

1. 식품안전기본법

제1장 총 칙

제1조(목적) 이 법은 식품의 안전에 관한 국민의 권리·의무와 국가 및 지방자치단체의 책임을 명확히 하고, 식품안전정책의 수립·조정 등에 관한 기본적인 사항을 규정함으로써 국민이 건강하고 안전하게 식생활(식생활)을 영위하게 함을 목적으로 한다.

제2조(정의) 이 법에서 사용하는 용어의 뜻은 다음과 같다.

1. "식품"이란 모든 음식물을 말한다. 다만, 의약으로서 섭취하는 것을 제외한다.
2. "사업자"란 다음 각 목의 어느 하나에 해당하는 것의 생산·채취·제조·가공·수입·운반·저장·조리 또는 판매(이하 "생산·판매 등"이라 한다)를 업으로 하는 자를 말한다.
   가. 「식품위생법」에 따른 식품·식품첨가물·기구·용기 또는 포장
   나. 「농산물품질관리법」에 따른 농산물
   다. 「수산물품질관리법」에 따른 수산물
   라. 「축산법」에 따른 축산물
   마. 「비료관리법」에 따른 비료
   바. 「농약관리법」에 따른 농약
   사. 「사료관리법」에 따른 사료
   아. 「약사법」 제85조에 따른 동물용 의약품
   자. 식품의 안전성에 영향을 미칠 우려가 있는 농·수·축산업의 생산자재
   차. 그 밖에 식품과 관련된 것으로서 대통령령으로 정하는 것
3. "소비자"란 사업자가 제공하는 제2호 각 목에 해당하는 것(이하 "식품 등"이라 한다)을 섭취하거나 사용하는 자를 말한다. 다만, 자기의 영업에 사용하기 위하여 식품 등을 제공받는 경우를 제외한다.
4. "관계중앙행정기관"이란 기획재정부·교육과학기술부·농림수산식품부·지식경제부·보건복지가족부·환경부·농촌진흥청 및 식품의약품안전청을 말하고,

"관계 행정기관"이란 식품 등에 관한 행정권한을 가지는 행정기관을 말한다.

5. "식품안전법령 등"이란 「식품위생법」, 「건강기능식품에 관한 법률」, 「어린이 식생활안전관리 특별법」, 「전염병예방법」, 「국민건강증진법」, 「식품산업진흥법」, 「농산물품질관리법」, 「축산물가공처리법」, 「가축전염병예방법」, 「축산법」, 「사료관리법」, 「농약관리법」, 「약사법」, 「비료관리법」, 「인삼산업법」, 「양곡 관리법」, 「친환경농업육성법」, 「수산물품질관리법」, 「보건범죄단속에 관한 특별조치법」, 「학교급식법」, 「학교보건법」, 「수도법」, 「먹는물관리법」, 「염관리법」, 「주세법」, 「대외무역법」, 「산업표준화법」, 「유전자변형생물체의 국가 간 이동 등에 관한 법률」, 그밖에 식품 등의 안전과 관련되는 법률과 위 법률의 위임사항 또는 그 시행에 관한 사항을 규정하는 명령·조례 또는 규칙 중 식품 등의 안전과 관련된 규정을 말한다.
6. "위해성평가"란 식품 등에 존재하는 위해요소가 인체의 건강을 해하거나 해할 우려가 있는지 여부와 그 정도를 과학적으로 평가하는 것을 말한다.
7. "추적조사"란 식품 등의 생산·판매 등의 과정에 관한 정보를 추적하여 조사하는 것을 말한다.

제3조(다른 법률과의 관계) ① 식품 등의 안전에 관하여 제2조제5호에 따른 법률에 특별한 규정이 있는 경우를 제외하고는 이 법으로 정하는 바에 따른다.

② 식품안전법령 등을 제정 또는 개정하는 경우 이 법의 취지에 부합하도록 하여야 한다.

제4조(국가 및 지방자치단체의 책무) ① 국가 및 지방자치단체는 국민이 건강하고 안전한 식생활을 영위할 수 있도록 식품 등의 안전에 관한 정책(이하 "식품안전정책"이라 한다)을 수립하고 시행할 책무를 진다.

② 국가 및 지방자치단체는 식품안전정책을 수립·시행할 경우 과학적 합리성, 일관성, 투명성, 신속성 및 사전예방의 원칙이 유지되도록 하여야 한다.

③ 국가 및 지방자치단체는 식품 등의 제조·가공·사용·조리·포장·보존 및 유통 등에 관한 기준과 식품 등의 성분에 관한 규격(이하 "식품 등의 안전에 관한 기준·규격"이라 한다)을 "세계무역기구 설립을 위한 마라케쉬협정"에 따른 국제식품규격위원회의 식품규격 등 국제적 기준에 맞게 제정 또는 개정하고 시행하도록 노력하여야 한다.

④ 국가 및 지방자치단체는 중복적인 출입·수거·검사 등으로 인하여 사업자에게 과도한 부담을 주지 아니하도록 노력하여야 한다.

제5조(국민의 권리와 사업자의 책무) ① 국민은 국가나 지방자치단체의 식품안전정책의 수립·시행에 참여하고, 식품안전정책에 대한 정보에 관하여 알권리가 있다.

② 사업자는 국민의 건강에 유익하고 안전한 식품 등을 생산·판매 등을 하여야 하고, 취급하는 식품 등의 위해 여부에 대하여 항상 확인하고 검사할 책무를 진다.

제2장 식품안전정책의 수립 및 추진체계

제6조(식품안전관리기본계획 등) ① 관계중앙행정기관의 장은 3년마다 소관 식품 등에 관한 안전관리계획을 수립하여 국무총리에게 제출하여야 한다.

② 국무총리는 제1항에 따라 제출받은 관계 중앙행정기관의 식품 등에 관한 안전관리계획을 종합하여 제7조에 따른 식품안전정책위원회의 심의를 거쳐 식품안전관리기본계획(이하 "기본계획"이라 한다)을 수립한 후 관계 중앙행정기관의 장에게 통보하여야 한다.

③ 기본계획은 다음 각 호의 사항을 포함하여야 한다.

1. 식생활의 변화와 전망
2. 식품안전정책의 목표 및 기본방향
3. 식품안전법령 등의 정비 등 제도개선에 관한 사항
4. 사업자에 대한 지원 등 식품 등의 안전성 확보를 위한 지원방법에 관한 사항
5. 식품 등의 안전에 관한 연구 및 기술개발에 관한 사항
6. 식품 등의 안전을 위한 국제협력에 관한 사항
7. 그밖에 식품 등의 안전성 확보를 위하여 필요한 사항

④ 관계 중앙행정기관의 장 및 지방자치단체의 장은 기본계획을 기초로 하여 매년 식품안전관리시행계획(이하 "시행계획"이라 한다)을 수립·시행하여야 한다.

⑤ 관계 중앙행정기관의 장 및 지방자치단체의 장은 기본계획 및 시행계획을 추진하기 위한 인력과 재원을 우선적으로 확보하도록 노력하여야 한다.

⑥ 제1항부터 제5항까지의 규정으로 정한 것 외에 기본계획 및 시행계획의 수립·시행에 관하여 필요한 사항은 대통령령으로 정한다.

제7조(식품안전정책위원회) ① 식품안전정책을 종합·조정하기 위하여 국무총리 소속으로 식품안전정책위원회(이하 "위원회"라 한다)를 둔다.

② 위원회는 다음 각 호의 사항을 심의·조정한다.
1. 기본계획에 관한 사항
2. 식품 등의 안전 관련 주요 정책에 관한 사항
3. 국민건강에 중대한 영향을 미칠 수 있는 식품안전법령 등 및 식품 등의 안전에 관한 기준·규격의 제정·개정에 관한 사항
4. 국민건강에 중대한 영향을 미칠 수 있는 식품 등에 대한 위해성평가에 관한 사항
5. 중대한 식품 등의 안전사고에 대한 종합대응방안에 관한 사항
6. 그밖에 식품 등의 안전에 관한 중요한 사항으로 위원장이 부의하는 사항

제8조(위원회의 구성 등) ① 위원회는 위원장 1명을 포함한 20명 이내의 위원으로 구성한다.
② 위원회의 위원장은 국무총리가 되고, 위원은 다음 각 호의 자가 된다.
1. 기획재정부장관·교육과학기술부장관·법무부장관·농림수산식품부장관·보건복지가족부장관·환경부장관·식품의약품안전청장 및 국무총리실장
2. 식품 등의 안전에 관한 학식과 경험이 풍부한 자 중에서 국무총리가 위촉하는 자
③ 위원장이 필요하다고 인정하는 때에는 관계행정기관의 장, 관계 공무원 및 전문가 등을 위원회의 회의에 출석시켜 발언하게 할 수 있다.

제9조(위원장의 직무) ① 위원장은 위원회의 회의를 소집하고 그 의장이 된다.
② 위원장이 부득이한 사유로 직무를 수행할 수 없는 때에는 위원장이 미리 지명한 위원이 그 직무를 대행한다.

제10조(위원의 임기와 의무) ① 위원의 임기는 2년으로 하되, 연임할 수 있다. 다만, 공무원인 위원은 그 직위에 재직하는 기간 동안 재임한다.
② 위원은 양심에 따라 공정하게 업무를 수행하여야 하고, 특정 집단의 이익을 대변하여서는 아니 된다.

제11조(위원회의 회의) ① 위원회의 회의는 위원장이 필요하다고 인정하거나 재적위원 3분의 1 이상의 요청이 있는 경우 소집한다.
② 위원회의 회의는 재적위원 과반수의 출석으로 개의하고, 출석위원 과반수의 찬성으로 의결한다.

제12조(전문위원회) ① 위원회는 위원장이 요청하는 사항에 대하여 전문적인 검토를 하기 위하여 전문위원회를 둘 수 있다.

② 전문위원회의 구성·기능·운영에 관하여 필요한 사항은 대통령령으로 정한다.

제13조(위원회의 운영) ① 위원회의 사무를 처리하기 위하여 위원회에 사무기구를 둘 수 있다.

② 위원장은 위원회의 업무수행을 위하여 필요한 경우 관계행정기관·연구기관 또는 단체 등의 장과 협의하여 그 소속 공무원 또는 소속 직원의 파견을 요청할 수 있다.

③ 이 법으로 정한 것 외에 위원회의 조직과 운영에 관하여 필요한 사항은 대통령령으로 정한다.

제14조(자료 및 조사·분석 요청) 위원회 및 전문위원회는 식품 등의 안전을 확보하기 위하여 관계 행정기관에 자료를 요청하거나 제23조에 따른 시험·분석·연구기관에 위해성평가에 필요한 조사·분석·검사를 요청할 수 있다.

제3장 긴급대응 및 추적조사 등

제15조(긴급대응) ① 정부는 식품 등으로 인하여 국민건강에 중대한 위해가 발생하거나 발생할 우려가 있는 경우 국민에 대한 피해를 사전에 예방하거나 최소화하기 위하여 긴급히 대응할 수 있는 체계를 구축·운영하여야 한다.

② 관계 중앙행정기관의 장은 생산·판매 등이 되고 있는 식품 등이 유해물질을 함유한 것으로 알려지거나 그 밖의 사유로 위해우려가 제기되고 그로 인하여 국민 불특정 다수의 건강에 중대한 위해가 발생하거나 발생할 우려가 있다고 판단되는 경우 다음 각 호의 사항이 포함된 긴급 대응방안을 마련하여 위원회의 심의를 거쳐 해당 긴급 대응방안에 따라 필요한 조치를 하여야 한다. 다만, 위원회의 심의를 거치는 것이 긴급대응의 목적을 달성할 수 없다고 판단되는 경우에는 필요한 조치를 한 후에 위원회의 심의를 거칠 수 있다.

1. 해당 식품 등의 종류
2. 해당 식품 등으로 인하여 인체에 미치는 위해의 종류 및 정도
3. 제16조에 따른 생산·판매 등의 금지가 필요한 경우 이에 관한 사항
4. 제18조에 따른 추적조사가 필요한 경우 이에 관한 사항
5. 소비자에 대한 긴급대응 대처요령 등의 교육·홍보에 관한 사항

6. 그밖에 식품 등의 위해방지 및 확산을 막기 위하여 필요한 사항

③ 위원회는 관계 중앙행정기관의 장이 제출한 긴급 대응방안을 지체 없이 심의하고 그 내용과 관련된 다른 관계 행정기관의 장에게 통보하며 일반 국민에게 공표하여야 한다.

④ 관계 중앙행정기관의 장은 제2항에 따라 필요한 조치를 행한 후 그 결과를 지체 없이 위원회에 보고하여야 한다.

⑤ 관계 행정기관의 장, 사업자 및 소비자는 긴급 대응방안의 시행에 협력하여야 한다.

제16조(생산・판매 등의 금지) ① 관계 행정기관의 장은 제15조제2항에 따른 긴급대응이 필요하다고 판단되는 식품 등에 대하여 그 위해 여부가 확인되기 전까지 해당 식품 등의 생산・판매 등을 금지할 수 있다.

② 사업자는 제1항에 따라 생산・판매이 금지된 식품 등의 생산・판매 등을 하여서는 아니 된다.

③ 제1항에 따라 생산・판매 등을 금지하고자 하는 관계 행정기관의 장은 미리 대통령령으로 정하는 이해관계인의 의견을 들어야 한다.

④ 관계 행정기관의 장은 식품 등으로부터 국민건강에 위해가 발생하지 아니하였거나 발생할 우려가 없어졌다고 인정하는 경우 해당 금지의 전부 또는 일부를 지체 없이 해제하여야 한다.

⑤ 사업자는 제1항에 따른 금지조치에 대하여 이의가 있는 경우 대통령령으로 정하는 바에 따라 관계행정기관의 장에게 해당 금지의 전부 또는 일부의 해제를 요청할 수 있다.

제17조(검사명령) ① 관계 행정기관의 장은 다음 각 호의 어느 하나에 해당하는 식품 등의 생산・판매 등을 하는 사업자에 대하여 관계 중앙행정기관의 장이 지정・고시하는 검사기관에서 검사를 받을 것을 명할 수 있다.

1. 제15조제2항에 따른 긴급대응이 필요하다고 판단되는 식품 등
2. 국내외에서 위해발생의 우려가 제기되었거나 제기된 식품 등
3. 그밖에 국민건강에 중대한 위해가 발생하거나 발생할 우려가 있는 식품 등으로서 대통령령으로 정하는 것

② 제1항에 따른 검사명령을 받은 사업자는 대통령령으로 정하는 검사기한 내에 검사를 받아야 하며, 검사기관은 그 검사결과를 사업자 및 관계 행정기관의 장에게 통보하여야 한다.

제18조(추적조사 등) ① 관계 중앙행정기관의 장은 식품 등의 생산·판매 등의 이력(이력)을 추적하기 위한 시책을 수립·시행하여야 한다.

② 관계 행정기관의 장은 국민건강에 중대한 위해가 발생하거나 발생할 우려가 있는 식품 등에 대하여 추적조사를 실시하여야 한다. 이 경우 관련된 관계 행정기관이 있는 때에는 합동조사 등의 방법에 의하여 함께 추적조사를 하여야 한다.

③ 관련된 관계 행정기관의 장은 제2항 후단에 따른 추적조사에 적극 협조하여야 한다.

④ 사업자는 식품 등의 생산·판매 등의 과정을 확인할 수 있도록 필요한 사항을 기록·보관하여야 하고, 관계 행정기관의 장이 그 기록의 열람 또는 제출을 요구하는 경우 이에 응할 수 있도록 관리하여야 한다.

⑤ 제4항에 따라 식품 등의 생산·구입 및 판매과정을 기록·보관하여야 하는 사업자의 범위 등은 대통령령으로 정한다.

제19조(식품 등의 회수) ① 사업자는 생산·판매 등을 한 식품 등이 식품안전법령 등으로 정한 식품 등의 안전에 관한 기준·규격 등에 맞지 아니하여 국민건강에 위해가 발생하거나 발생할 우려가 있는 경우 해당 식품 등을 지체 없이 회수하여야 한다.

② 사업자는 제1항에 따라 식품 등을 회수하는 경우 대통령령으로 정하는 바에 따라 소비자에게 회수사유, 회수계획 및 회수현황 등을 공개하여야 한다.

제4장 식품안전관리의 과학화

제20조(위해성평가) ① 관계 중앙행정기관의 장은 식품 등의 안전에 관한 기준·규격을 제정 또는 개정하거나 식품등이 국민건강에 위해를 발생시키는지의 여부를 판단하고자 하는 경우 사전에 위해성평가를 실시하여야 한다. 다만, 제15조제2항에 따른 긴급대응이 필요한 경우 사후에 위해성평가를 할 수 있다.

② 제1항에도 불구하고 다음 각 호의 어느 하나에 해당하는 경우 위원회의 심의를 거쳐 위해성평가를 하지 아니할 수 있다.

1. 식품 등의 안전에 관한 기준·규격 또는 위해의 내용으로 보아 위해성평가를 실시할 필요가 없는 것이 명확한 경우
2. 국민건강에 위해를 발생시키는 것이 확실한 경우

③ 위해성평가는 현재 활용가능한 과학적 근거에 기초하여 객관적이고 공정·투명하게 실시하여야 한다.

第21조(신종식품의 안전관리) 관계 중앙행정기관의 장은 유전자재조합기술을 활용하여 생산된 농·수·축산물, 그 밖에 식용으로 사용하지 아니하던 것을 새로이 식품으로 생산·판매 등을 하도록 허용하는 경우 국민건강에 위해가 발생하지 아니하도록 안전관리대책을 수립·시행하여야 한다.

第22조(식품위해요소중점관리기준) 관계 중앙행정기관의 장은 식품 등의 생산·판매 등의 과정에서 식품 등의 위해요소를 사전에 방지하기 위하여 중점적으로 관리하도록 하는 제도를 도입·시행하여야 하고, 해당 제도를 적용하는 사업자에 대하여 기술 및 자금 등을 지원할 수 있다.

第23조(시험·분석·연구기관의 운용 등) 관계 행정기관의 장은 식품 등의 안전에 관한 시험·분석 또는 연구를 하는 소속 기관, 정부 출연기관 또는 식품안전법령등에서 지정한 기관(이하 "시험·분석·연구기관"이라 한다)의 전문성과 효율성을 높이기 위하여 노력하여야 한다.

제5장 정보공개 및 상호협력 등

第24조(정보공개 등) ① 정부는 식품 등의 안전정보의 관리와 공개를 위하여 종합적인 식품 등의 안전정보관리체계를 구축·운영하여야 한다.

② 관계 중앙행정기관의 장은 식품안전정책을 수립하는 경우 사업자, 소비자 등 이해당사자에게 해당 정책에 관한 정보를 제공하여야 한다.

③ 관계 행정기관의 장은 사업자가 식품안전법령 등을 위반한 것으로 판명된 경우 해당 식품 등 및 사업자에 대한 정보를 「공공기관의 정보공개에 관한 법률」 제9조 제1항 제6호에도 불구하고 공개할 수 있다.

④ 관계 행정기관의 장은 대통령령으로 정하는 일정 수 이상의 소비자가 정보공개 요청사유, 정보공개 범위 및 소비자의 신분을 확인할 수 있는 증명서 구비 등 대통령령으로 정하는 요건을 갖추어 해당 관계행정기관이 보유·관리하는 식품 등의 안전에 관한 정보를 공개할 것을 요청하는 경우로서 해당 식품 등의 안전에 관한 정보가 국민 불특정 다수의 건강과 관련된 정보인 경우 「공공기관의 정보공개에 관한 법률」 제9조 제1항 제5호에도 불구하고 공개하여야 한다.

⑤ 시험·분석·연구기관은 시험·분석, 연구·개발 및 정보수집 등에 관하여 기관 상호 간에 협력하고 관련 정보를 공유하여야 한다.

제25조(소비자 및 사업자의 의견수렴) ① 관계 중앙행정기관의 장은 소비자 및 사업자의 의견을 수렴하여 식품 등의 안전에 관한 기준·규격을 제정하거나 개정하여야 하고, 제정하거나 개정할 때는 그 사유 및 과학적 근거를 구체적으로 공개하여야 한다.
② 관계 중앙행정기관의 장은 소비자의 선택권 등을 보장하기 위하여 식품 등에 대하여 표시기준을 마련하도록 노력하여야 한다.

제26조(관계 행정기관 간의 상호협력) ① 관계 행정기관의 장은 식품안전정책을 수립·시행할 때 상호 긴밀히 협력하여야 하고, 식품 등의 안전에 관한 기준·규격을 제정하거나 개정하고자 하는 경우 관련된 행정기관의 장과 사전에 협의하여야 한다.
② 관계 행정기관의 장은 외국정부 및 국제기구 등과의 교류·협력을 통하여 취득한 식품 등의 안전에 관한 정보 등 국내외 식품 등의 안전에 관한 정보를 대통령령으로 정하는 바에 따라 상호 간에 공유하도록 하여야 한다.
③ 식품안전법령 등을 위반한 사건을 수사하는 기관의 장은 해당 사건에 관한 내용을 공표하고자 하는 경우 해당 관계 행정기관의 장과 사전에 협의하여야 한다.

제27조(소비자 및 사업자 등에 대한 지원) ① 관계 행정기관의 장은 소비자의 건전하고 자주적이며 책임 있는 식품 등의 안전활동을 지원·육성하기 위한 정책을 마련하여야 한다.
② 관계 행정기관의 장은 사업자에 대하여 공동검사시설 등 대통령령으로 정하는 식품 등의 안전성 확보를 위한 시설투자 등에 소요되는 비용과 생산기술 등을 지원할 수 있다.
③ 관계 행정기관의 장은 국제적 수준의 식품 등의 안전관리기술의 확보와 국민의 식생활 향상을 위하여 식품 등의 관련 연구기관 또는 단체 등에게 식품 등의 관련 연구에 필요한 재정적 지원을 할 수 있다.

제6장 소비자의 참여

제28조(소비자의 참여) ① 관계 행정기관의 장은 식품 등의 안전에 관한 각종 위원회에 소비자를 참여시키도록 노력하여야 한다.
② 관계 행정기관의 장은 대통령령으로 정하는 일정 수 이상의 소비자가 요청사유

· 요청범위 및 소비자의 신분을 확인할 수 있는 증명서 구비 등 대통령령으로 정하는 요건을 갖추어 식품 등에 대한 시험·분석 및 시료채취(이하 "시험·분석등"이라 한다)를 요청하는 경우 다음 각 호의 어느 하나에 해당하는 경우를 제외하고는 이에 응하여야 한다.

1. 시험·분석·연구기관이 소비자가 요청한 수준의 시험·분석 등을 할 수 있는 능력이 없는 경우
2. 시험·분석 등의 요청 건수가 과도하여 해당 시험·분석·연구기관의 업무에 중대한 지장을 초래하는 경우
3. 동일한 소비자가 동일한 목적으로 시험·분석 등을 반복적으로 요청하는 경우
4. 특정한 사업자를 이롭게 할 목적으로 시험·분석 등을 요청하는 경우 등 공익적 목적에 반하는 경우

③ 관계 행정기관의 장은 제2항에 따라 해당 식품 등에 대한 시험·분석 등 요청에 응하는 경우 120일 이내에 시험·분석 등을 실시한 후 그 결과를 대통령령으로 정하는 바에 따라 같은 항의 소비자에게 통보하여야 한다. 이 경우 시험·분석 등의 수수료는 대통령령으로 정하는 바에 따라 시험·분석 등을 요청한 소비자가 부담한다.

제29조(신고인 보호) 사업자는 인체에 유해한 식품 등이나 사업자의 식품안전법령 등 위반행위를 관계 행정기관에 신고하거나 그에 관한 자료를 제출한 신고인 등에 대하여 불이익한 처우를 하여서는 아니 된다.

제30조(포상금 지급) 관계행정기관의 장은 이 법 및 식품안전법령 등의 위반행위를 신고한 자에 대하여 대통령령으로 정하는 기준에 따라 포상금을 지급할 수 있다. 다만, 식품안전법령 등으로 별도로 정하고 있는 경우에는 해당 규정을 적용한다.

부 칙

이 법은 공포 후 6개월이 경과한 날부터 시행한다. 다만, 제2조제5호의 「어린이 식생활안전관리 특별법」에 의해 시행한다.

2. 식품안전기본법 시행령

제1조(목적) 이 영은 「식품안전기본법」에서 위임된 사항과 그 시행에 필요한 사항을 규정함을 목적으로 한다.

제2조(사업자의 범위) 「식품안전기본법」(이하 "법"이라 한다) 제2조 제2호 차목에서 "대통령령으로 정하는 것"이란 다음 각 호에 해당하는 것을 말한다.

1. 「건강기능식품에 관한 법률」에 따른 건강기능식품
2. 「먹는물관리법」에 따른 먹는샘물
3. 「해양심층수의 개발 및 관리에 관한 법률」에 따른 먹는 해양심층수
4. 「염관리법」에 따른 천일염(「식품위생법」 제7조제1항에 따라 식품으로 정해진 염은 제외한다)
5. 「인삼산업법」에 따른 인삼류
6. 「양곡관리법」에 따른 양곡

제3조(안전관리계획의 수립) 법 제2조제2호 각 목에 해당하는 것(이하 "식품 등"이라 한다)을 소관하는 관계 중앙행정기관의 장은 법 제6조 제1항에 따라 소관 식품 등에 관한 안전관리계획을 수립하여 같은 조 제2항에 따른 식품안전관리기본계획(이하 "기본계획"이라 한다)의 시행 전년도 6월 30일까지 국무총리에게 제출하여야 한다.

제4조(시행계획의 수립) ① 시장・군수・구청장(자치구의 구청장을 말한다. 이하 같다)은 법 제6조제4항에 따라 식품안전관리시행계획(이하 "시행계획"이라 한다)을 수립하여 시행 전년도 11월 30일까지 특별시장・광역시장・도지사에게 제출하고, 특별시장・광역시장・도지사는 관할 시・군・구(자치구를 말한다. 이하 같다)의 시행계획과 해당 특별시・광역시・도의 시행계획을 종합하여 시행 전년도 12월 31일까지 관계중앙행정기관의 장에게 제출하여야 한다.
② 특별자치도지사는 시행계획을 수립하여 시행 전년도 12월 31일까지 관계 중앙

행정기관의 장에게 제출하여야 한다.

③ 관계 중앙행정기관의 장은 제1항 및 제2항에 따라 제출받은 특별시·광역시·도·특별자치도(이하 "시·도"라 한다) 및 시·군·구의 시행계획을 종합하여 시행연도 2월 말일까지 국무총리에게 제출하여야 한다.

④ 관계 중앙행정기관의 장과 특별시장·광역시장·도지사·특별자치도지사(이하 "시·도지사"라 한다) 및 시장·군수·구청장은 제1항부터 제3항까지의 규정에 따라 시행계획을 수립하는 때에는 제5조제4항에 따라 통보받은 추진실적의 평가 결과를 반영하여야 한다.

제5조(추진실적의 제출 등) ① 시장·군수·구청장은 제4조제1항에 따른 시행계획의 추진실적을 다음 해 1월 15일까지 특별시장·광역시장·도지사에게 제출하고, 특별시장·광역시장·도지사는 관할 시·군·구의 추진실적과 해당 특별시·광역시·도의 추진실적을 종합하여 다음 해 1월 31일까지 관계 중앙행정기관의 장에게 제출하여야 한다.

② 특별자치도지사는 제4조 제2항에 따른 시행계획의 추진실적을 다음 해 1월 31일까지 관계 중앙행정기관의 장에게 제출하여야 한다.

③ 관계 중앙행정기관의 장은 제1항 및 제2항에 따라 제출받은 시·도 및 시·군·구의 추진실적을 종합하여 다음 해 2월 말일까지 국무총리에게 제출하여야 한다.

④ 국무총리는 제3항에 따라 제출받은 추진실적을 종합하여 법 제7조에 따른 식품안전정책위원회(이하 "위원회"라 한다)의 심의를 거쳐 그 결과를 관계 중앙행정기관의 장과 시·도지사 및 시장·군수·구청장에게 통보하여야 한다.

제6조(전문위원회의 구성 등) ① 법 제12조에 따른 전문위원회는 분야별로 설치할 수 있으며, 각 전문위원회는 위원장 1명을 포함한 15명 이내의 위원으로 구성한다.

② 전문위원회의 위원은 관계 중앙행정기관의 고위 공무원단에 속하는 공무원과 식품 분야에 대한 학식과 경험이 풍부한 자 중에서 위원회의 위원장이 위촉하거나 임명한 자가 된다.

③ 전문위원회의 위원 중 위원회의 위원장이 위촉한 위원의 임기는 2년으로 한다.

④ 전문위원회의 위원장은 위원회의 위원장이 임명하는 자가 된다.

⑤ 전문위원회의 회의는 전문위원회의 위원장이 필요하다고 인정하는 경우 개최하며, 재적위원 과반수의 출석으로 개의(개의)하고 출석위원 과반수의 찬성으로

의결한다.

⑥ 전문위원회의 위원장은 개최된 회의 결과를 위원회의 위원장에게 보고하여야 한다.

제7조(위원회의 간사 등) ① 법 제13조 제3항에 따라 위원회에 그 사무를 처리하게 하기 위하여 간사 1명과 필요한 직원을 둔다.

② 간사는 국무총리실의 고위 공무원단에 속하는 일반직 공무원 중에서 위원회의 위원장이 임명한다.

③ 제1항에 따라 위원회에 두는 직원은 관계 중앙행정기관 또는 지방자치단체에서 파견된 공무원과 계약직 직원으로 충원할 수 있다. 다만, 계약직 직원의 충원에 있어서는 식품 안전에 관한 학식과 경험이 풍부한 자를 우선 채용할 수 있다.

④ 간사는 위원회의 위원장의 명을 받아 위원회의 사무를 처리하고 위원회에 출석하여 발언할 수 있다.

제8조(수당 지급) 위원회 및 전문위원회의 회의에 출석한 위원에게는 예산의 범위에서 수당과 여비를 지급할 수 있다. 다만, 공무원인 위원이 그 소관 업무와 직접적으로 관련되어 위원회 및 전문위원회의 회의에 출석하는 경우에는 그러하지 아니하다.

제9조(운영세칙) 이 영에 규정된 것 외에 위원회 및 전문위원회의 운영 등에 필요한 사항은 위원회의 의결을 거쳐 위원회의 위원장이 정한다.

제10조(이해관계인의 범위) 법 제16조 제3항에서 "대통령령으로 정하는 이해관계인"이란 같은 조 제1항에 따른 식품 등의 생산·채취·제조·가공·수입·운반·저장·조리 또는 판매(이하 "생산·판매 등"이라 한다)의 금지로 인하여 사업상 불이익을 받았거나 받게 되는 사업자와 해당 금지와 직접 관련이 있는 거래의 상대방을 말한다.

제11조(금지 해제 요청) ① 법 제16조 제5항에 따라 생산·판매 등의 금지조치에 대하여 이의가 있는 사업자는 별지 제1호서식의 식품 등의 생산·판매 등의 금지 해제 요청서를 관계행정기관의 장에게 제출하여야 한다.

② 관계 행정기관의 장은 제1항에 따라 생산·판매 등의 금지 해제 요청을 받은 때에는 해당 식품 등을 소관하는 관계 중앙행정기관의 장에게 보고하여야 한다.

③ 제2항에 따라 보고받은 관계 중앙행정기관의 장은 지체 없이 위원회의 위원장에게 보고하여 위원회의 심의를 거치도록 하여야 한다.

④ 관계 중앙행정기관의 장은 제3항에 따른 심의 결과를 관계행정기관의 장에게 통보하고, 관계 행정기관의 장은 그 심의 결과에 따라 생산·판매 등의 금지 해제 여부를 해당 사업자에게 통보하여야 한다.

제12조(검사명령 대상 식품 등) 법 제17조제1항 제3호에 따라 사업자에게 검사명령을 할 수 있는 대상 식품 등은 법 제20조에 따른 위해성평가 결과 유해물질이 검출되어 국민건강에 위해를 발생시킬 수 있다고 판단되는 식품 등으로 한다.

제13조(검사 기한 등) ① 법 제17조 제1항에 따른 검사명령을 받은 사업자는 그 명령을 받은 즉시 관계행정기관의 장이 정하는 검사기관에 검사를 의뢰하여야 한다.

② 제1항에 따라 검사를 의뢰받은 검사기관은 다른 업무에 우선하여 검사를 실시하고 그 결과를 사업자 및 관계행정기관의 장에게 통보하여야 하며, 검사완료일부터 2년 동안 검사에 관한 서류를 보관하여야 한다.

제14조(판매과정을 기록·보관하는 사업자의 범위) 법 제18조 제4항에 따라 식품 등의 생산·구입 및 판매과정을 기록·보관하여야 하는 사업자의 범위는 다음 각 호와 같다.

1. 「식품위생법」에 따른 식품제조·가공업자, 식품첨가물제조업자, 식품 등 수입판매업자
2. 「건강기능식품에 관한 법률」에 따른 건강기능식품제조업자, 건강기능식품 수입업자
3. 「축산물가공처리법」에 따른 도축업자, 집유업자, 식육가공업자, 유가공업자, 알가공업자, 축산물수입판매업자
4. 「농약관리법」에 따른 제조업자, 수입업자
5. 「약사법」에 따른 동물용 의약품 제조업자, 수입업자

제15조(기록·보관 사항) ① 제14조에 따른 사업자는 다음 각 호의 사항을 기록·보관하여야 한다.

1. 제품명

2. 식품 등의 판매 또는 구입일자
3. 제품의 제조·수입일자 또는 유통기한·품질 유지기한
4. 제품 원재료의 명칭 및 원산지(식품 등을 제조하거나 가공하는 사업자만 해당한다)
5. 제조·수입·구입 또는 판매한 식품 등의 수량
6. 제품의 판매처 또는 구입처의 명칭 및 연락처

② 제1항에 따라 식품 등의 생산·구입 및 판매과정에서 기록(전자문서로 기록하는 경우를 포함한다)한 사항은 최종 기재일부터 3년 동안 보관하여야 한다.

제16조(회수계획의 공개) ① 법 제19조 제1항에 따라 식품 등을 회수하여야 하는 사업자는 관계 중앙행정기관, 관계 행정기관 및 사업자의 인터넷 홈페이지(인터넷 홈페이지가 있는 사업자만 해당한다)와 다음 각 호의 어느 하나에 해당하는 방법을 이용하여 지체 없이 회수계획을 공개하여야 한다.

1. 「방송법」 제2조 제1호 가목에 따른 텔레비전방송
2. 「신문 등의 자유와 기능보장에 관한 법률」 제12조 제1항에 따라 전국을 보급지역으로 등록한 일간신문

② 제1항에 따라 회수계획을 공개하는 경우 다음 각 호의 사항이 포함되어야 한다.

1. 식품 등을 회수한다는 내용의 표제
2. 제품명, 회수하는 사업자의 명칭 및 소재지
3. 회수 식품 등의 제조·수입일자 또는 유통기한·품질 유지기한
4. 회수 계획량
5. 회수 사유
6. 회수 방법
7. 회수 기간
8. 그 밖에 회수에 필요한 사항

③ 제1항에 따라 식품 등의 회수계획을 공개한 사업자는 회수 기간 종료 후 2일 이내에 제1항의 방법으로 식품 등의 회수현황을 공개하여야 한다.

제17조(정보공개 요청 요건 등) ① 관계 행정기관의 장은 법 제24조 제4항에 따라 20명 이상의 소비자가 별지 제2호 서식의 식품 등의 안전정보 공개 요청서를 제출한 경우 해당 식품 등의 안전에 관한 정보가 국민 불특정 다수의 건강과 관련된 정보인 경우에는 그 정보를 공개하여야 한다.

② 제1항에 따른 정보공개 요청을 하는 경우 정보공개 청구권자, 정보공개의 청

구방법, 정보공개 여부의 결정 및 비용 부담에 관한 사항은 「공공기관의 정보공개에 관한 법률」 제5조, 제11조 및 제17조를 준용한다.

제18조(안전정보의 상호 공유 등) ① 관계 중앙행정기관 및 관계 행정기관의 소속 공무원 등이 외국정부 및 국제기구 등을 방문하거나 양해각서 또는 협약 등의 체결 등을 통하여 식품 등의 안전에 관한 정보를 취득하였을 때에는 특별한 사유가 있는 경우를 제외하고는 법 제26조 제2항에 따라 관계 중앙행정기관 및 관계 행정기관에 통보하고 공유하여야 한다.

제19조(시설투자 등의 지원) 관계 행정기관의 장은 법 제27조 제2항에 따라 다음 각 호의 어느 하나에 해당하는 기준 등을 준수하기 위하여 필요한 시설투자 등에 사용되는 비용과 생산기술 등을 지원할 수 있다.

1. 「식품위생법」 제32조의 2에 따른 위해요소 중점관리기준
2. 「축산물가공처리법」 제9조에 따른 위해요소 중점관리기준
3. 「수산물품질관리법」 제23조에 따른 위해요소 중점관리기준
4. 「사료관리법」 제15조에 따른 우수제조 관리 및 위해요소 중점관리기준
5. 「건강기능식품에 관한 법률」 제22조에 따른 우수 건강기능식품 제조기준
6. 「농산물품질관리법」 제7조의 2에 따른 우수 농산물관리기준

제20조(시험・분석 등의 요청) ① 관계 행정기관의 장은 법 제28조 제2항에 따라 20명 이상의 소비자가 별지 제3호 서식의 식품 등의 시험・분석 및 시료채취 요청서를 제출하여 식품 등에 대한 시험・분석 및 시료채취(이하 "시험・분석 등"이라 한다)를 요청하는 경우 지체 없이 시험・분석 등을 하여야 한다.

② 제1항에 따라 시험・분석 등의 요청을 받은 관계 행정기관의 장은 시험・분석 등의 결과를 요청한 소비자의 대표자에게 통보하여야 한다. 이 경우 결과통보는 소비자가 요청한 방법으로 하되, 따로 정하지 않은 경우에는 문서로 통보한다.

③ 시험・분석 등에 대한 수수료는 다음 각 호의 기준에 따라 시험・분석 등을 요청한 소비자가 부담한다.

1. 식품안전법령 등에서 시험・분석 등에 대한 수수료를 별도로 정하고 있는 경우 : 그 법령 등에서 정한 수수료 금액
2. 제1호 외의 경우 : 시험・분석 등에 필요한 시약 등의 재료구입비 및 인건비 등을 기준으로 관계 행정기관의 장이 따로 책정한 수수료 금액

④ 제3항에 따른 수수료는 수입인지 또는 수입증지로 납부하여야 한다. 다만, 정보

통신망을 이용하여 전자화폐·전자결제 등의 방법으로 이를 납부할 수 있다.

제21조(포상금 지급기준) ① 법 제30조에 따른 포상금의 지급기준은 다음 각 호와 같다.

1. 법 제16조 제2항 및 제19조 제1항을 위반한 사업자를 신고한 경우 : 50만원 이하
2. 법 제18조 제4항을 위반한 사업자를 신고한 경우 : 20만원 이하

② 제1항에 따른 포상금의 세부적인 지급대상, 지급금액, 지급방법, 지급절차 등은 관계 행정기관의 장이 따로 정한다.

부 칙

제1조(시행일) 이 영은 법 개정 시부터 시행한다.

제2조(경과조치) 제3조부터 제5조까지의 규정에도 불구하고 이 영 시행 후 최초로 수립하는 기본계획 및 시행계획에 대해서는 그 제출기한 및 시행 일자를 국무총리가 따로 정할 수 있다.

찾 아 보 기

ㄱ

ㄴ

ㄷ

Index

N

P

R

S

T

U

W

Y

Z

건강 생리화학

2019년 2월 15일 초판 인쇄
2019년 2월 20일 초판 발행

저 자 : 천병수 · 유진형

펴낸이 : 천 승 배

펴낸곳 : 도서출판 유한문화사

주소 : 경기도 고양시 덕양구 지도로124번길 8-35

전화 : (02) 2668-2055

팩스 : (02) 2668-2565

http://www.yuhansa.com

E-mail : yuhansa@hanmail.net

등록 : 제 5-31호. 1979. 3. 6.

값 22,000 원

ISBN : 978-89-7722-939-6 93590